内科病症诊治

主编　孙立英　耿淑芳　薛志刚

吉林科学技术出版社

图书在版编目（CIP）数据

内科病症诊治 / 孙立英，耿淑芳，薛志刚主编. --
长春 ：吉林科学技术出版社，2021.7
ISBN 978-7-5578-8358-4

Ⅰ. ①内… Ⅱ. ①孙… ②耿… ③薛… Ⅲ. ①内科－
疾病－诊疗 Ⅳ. ①R5

中国版本图书馆 CIP 数据核字(2021)第 125654 号

内科病症诊治

主　　编	孙立英　耿淑芳　薛志刚
出 版 人	宛　霞
责任编辑	刘健民
封面设计	长春美印图文设计有限公司
制　　版	长春美印图文设计有限公司
幅面尺寸	185mm×260mm
字　　数	300 千字
印　　张	13
印　　数	1—1500 册
版　　次	2021 年 7 月第 1 版
印　　次	2022 年 5 月第 2 次印刷

出　　版　吉林科学技术出版社
发　　行　吉林科学技术出版社
地　　址　长春市净月区福祉大路 5788 号
邮　　编　130118
发行部电话/传真　0431-81629529　81629530　81629531
　　　　　　　　　　81629532　81629533　81629534
储运部电话　0431-86059116
编辑部电话　0431-81629518
印　　刷　保定市铭泰达印刷有限公司

书　　号　ISBN 978-7-5578-8358-4
定　　价　60.00 元

编　委　会

主　编　孙立英（临沂市人民医院）

　　　　耿淑芳（聊城市直机关公费医疗门诊部）

　　　　薛志刚（昌乐县人民医院）

前 言

内科学是一门研究内科疾病起因、发生、发展规律，诊断和防治方法的重要学科。随着生活水平的提高，人民对健康的需求越来越高，对医师的要求也越来越高。然而医学的基础及临床研究日新月异，各种新理论、新治疗观念不断出现，且内科疾病病种多，病情复杂，如何全面、准确掌握内科常见病、危重症、多发病诊疗常规是内科医生当下面临的重大挑战。

全书系统阐述了内科常见疾病的常见症状，主要对神经、呼吸、心血管、消化、内分泌和泌尿系统等临床常见疾病的发病机制、临床表现、诊断与鉴别诊断、治疗原则等进行了详细的阐述。并根据临床的发展动态，相应增加了近年来内科治疗领域的新知识、新技能。本书内容简明实用、重点突出，并兼顾知识的系统性及完整性，可供临床各级医师参考阅读。在此，特别感谢编者们做出的巨大努力。

尽管在本书编撰过程中，编者对稿件进行了多次认真的修改，但由于编写经验不足，加之编写时间所限，书中难免存在不足之处，敬请广大读者提出宝贵的修改建议，以期再版时修正完善！

目　　录

第一章　呼吸系统疾病

第一节　慢性阻塞性肺疾病

一、概述

慢性阻塞性肺疾病(COPD)是一种具有气流受限特征的疾病,气流受限不完全可逆,呈进行性发展,与肺部对有害气体或有害颗粒的异常炎症反应有关。COPD主要累及肺部,也可导致肺外多器官损害,其急性加重和并发症影响疾病的进程,随着病情恶化可导致劳动力丧失、生活质量下降,最终发展为呼吸衰竭和肺源性心脏病。

COPD是呼吸系统常见病和多发病,病死率逐年增高。全球约有2.7亿COPD患者,发达国家患病率约为5％～10％。亚太呼吸学会的调查显示,11个亚洲国家COPD的患病率为6.2％。我国40岁以上人群中,COPD患病率约8.2％,其中男性12.4％,女性5.1％,男性高于女性;农村8.8％高于城市的7.8％。目前,COPD死亡率位于心血管疾病、脑血管疾病和急性呼吸道感染性疾病之后,与艾滋病并列为全球第四大死亡原因。COPD是我国城市居民的第四大死亡原因,而在农村则为第一位死亡原因。

本病可归属于中医学"肺胀""喘证""咳嗽"等范畴。

二、中医病因病机

本病多由慢性咳喘病证逐渐加重演变而成,发病缓慢。久病正虚或老年体弱者,更易感受外邪,致使病情加重,故本病的病因涉及内因、外因两个方面。

1.脏腑功能失调

主要与肺、脾、肾关系尤为密切。由于咳嗽、咳痰经久不愈,气喘反复发作,致使肺脏虚损,肺虚则气失所主,以致气短、喘促加重。子盗母气,脾脏受累,运化失职,以致痰饮内生,病久及肾而使肾虚,肾不纳气。《类证治裁》云:"肺为气之主,肾为气之根,肺主出气,肾主纳气,阴阳相交,呼吸乃和。"肾虚则根本不固,摄纳无权,吸入之气不能摄纳于肾,则气逆于肺,呼多吸少,气不得续,气短不足以息,动则喘促尤甚。

2.六淫邪气侵袭

肺居上焦,与皮毛相合,开窍于鼻,且肺为娇脏,易受邪侵。脏腑功能失调,卫外不固,外感六淫之邪更易侵袭肺卫,导致宣降失和,肺气不利,引动伏痰,则易发生咳嗽、喘促等症。

综上所述,本病病位在肺,累及脾肾。平时以本虚为主,复感外邪则虚中夹实。病程日久,肺、脾、肾虚损更趋严重,终致喘脱。

三、临床表现

COPD起病缓慢,病程较长,患者多有慢性支气管炎等病史,每因外邪侵袭而诱发。

(一)症状

1.慢性咳嗽、咳痰

随病程发展可终身不愈。常晨间咳嗽明显,夜间有阵咳或排痰。一般为白色黏液或浆液性泡沫样痰,偶可带血丝,清晨排痰较多。急性发作期痰量增多,可有脓性痰。

2.气短、喘息或呼吸困难

早期在劳力时出现,以后逐渐加重,是COPD的标志性症状。部分患者特别是重度患者或急性加重时可出现喘息胸闷。

3.其他

晚期患者可有体重下降,食欲减退等。

(二)体征

早期体征不明显,随疾病进展,胸廓前后径增大,肋间隙增宽,剑突下胸骨下角增宽,呈桶状胸;呼吸动度减弱,触诊双侧语颤减弱或消失;叩诊肺部呈过清音,心浊音界缩小,肺下界和肝浊音界下降;听诊两肺呼吸音减弱,呼气延长,部分患者可闻及湿性啰音和(或)干性啰音,心率增快,心音遥远,肺动脉瓣第二心音亢进,如剑突下出现收缩期心脏搏动及其心音较心尖部明显增强时,提示并发早期肺心病。

(三)主要并发症

1.自发性气胸

多为肺大泡破裂而成。如有突然加重的呼吸困难,并伴有明显的发绀,患侧肺部叩诊为鼓音,听诊呼吸音减弱或消失,应考虑并发自发性气胸,通过X线检查可以确诊。肺气肿时肺野透亮度增高,气胸体征不够典型,诊断困难,应注意鉴别。

2.慢性呼吸衰竭

常在COPD急性加重时发生,其症状明显加重,发生低氧血症和(或)高碳酸血症,可具有缺氧和二氧化碳潴留的临床表现。

3.慢性肺源性心脏病

COPD引起肺血管床减少及缺氧致肺动脉痉挛、血管重构,导致肺动脉高压、右心室肥厚扩大,最终发生右心功能不全。

四、诊断与鉴别诊断

(一)诊断

1.诊断要点

主要根据吸烟等高危因素史、临床症状、体征及肺功能检查等综合分析而确定。不完全可逆性气流受限是 COPD 诊断的必备条件。不完全可逆性气流受限依据吸入支气管舒张药后 $FEV_1/FVC<70\%$ 及 $FEV_1<80\%$ 预计值可确定。少数无咳嗽、咳痰症状患者,只要肺功能检查时 $FEV_1/FVC<70\%$,而 $FEV_1\geqslant80\%$ 预计值,除外其他疾病后,亦可诊断为 COPD。在临床上早期诊断、早期干预可以改善患者预后。因此必须加强对 COPD 的诊断意识。凡有呼吸困难、慢性咳嗽和(或)咳痰症状,以及危险因素暴露史的患者应怀疑 COPD。

2.严重程度分级

根据 FEV_1/FVC、$FEV_1\%$ 预计值和症状可对 COPD 的严重程度做出分级,见表 1-1。

表 1-1 慢性阻塞性肺疾病的严重程度分级

分级	分级标准	分级	分级标准
Ⅰ级:轻度	$FEV_1/FVC<70\%$	Ⅲ级:重度	$FEV_1/FVC<70\%$
	$FEV_1\geqslant80\%$ 预计值		$30\%\leqslant FEV_1<50\%$ 预计值
	有或无慢性咳嗽、咳痰症状		有或无慢性咳嗽、咳痰症状
Ⅱ级:中度	$FEV_1/FVC<70\%$	Ⅳ级:极重度	$FEV_1/FVC<70\%$
	$50\%\leqslant FEV_1<80\%$ 预计值		$FEV_1<30\%$ 预计值
	有或无慢性咳嗽、咳痰症状		或 $FEV_1<50\%$ 预计值,伴慢性呼吸衰竭

3.病程分期

急性加重期指在疾病过程中,短期内咳嗽、咳痰、气短和(或)喘息加重,痰量增多,呈脓性或黏液脓性,可伴发热等症状。稳定期则指患者咳嗽、咳痰、气短等症状稳定或症状较轻。

4.严重程度的评估

为了降低未来不良健康事件的发生风险,应重视 COPD 给患者造成的长期和短期影响。必须对 COPD 患者的严重程度进行评估。临床上建议结合患者肺功能、症状评分及急性加重风险综合评估。评估的目标在于确定疾病的严重程度,包括气流受限程度、对患者健康状况的影响、未来不良事件的风险(如急性加重,住院或死亡),从而指导治疗。

(二)鉴别诊断

1.支气管扩张

以反复发作咳嗽、咳痰为特点,常表现为咯大量脓性痰或反复咯血。查体常有肺部固定性湿性啰音。部分胸部 X 片显示肺纹理粗乱或呈卷发状或多发蜂窝状影像,高分辨率 CT 可见支气管扩张改变。

2.支气管哮喘

多在儿童或青少年期起病,常有家族或个人过敏史,以发作性喘息为特征,突发突止,发作时两肺布满哮鸣音,应用解痉药症状可明显缓解,也可自行缓解。哮喘的气流受限多为可逆性,其支气管舒张试验阳性。慢性支气管炎合并支气管哮喘时,表现为气流受限不完全可逆,应全面详细分析病史,以明确诊断。

3.肺结核

活动性肺结核可有午后低热、乏力、盗汗等结核中毒症状,痰检可发现抗酸杆菌,胸部 X 线片检查可发现病灶。

4.支气管肺癌

多数患者有长期吸烟病史,近期出现顽固的刺激性咳嗽、咳痰,可有痰中带血或原有慢性咳嗽性质发生改变,胸部 X 线片及 CT 可发现占位性病变。痰细胞学检查、纤维支气管镜检查以至肺活检,有利于明确诊断。

5.弥散性泛细支气管炎

主要见于亚裔患者,多数患者为男性和非吸烟者,几乎所有患者合并慢性鼻窦炎,胸片和 CT 可见弥散性小叶中央结节影,伴充气过度征。

6.闭塞性细支气管炎

起病年龄较轻。非吸烟者,可有风湿性关节炎病史或急性烟雾暴露。发生于肺或骨髓移植后,胸部 CT 呼气相可见低密度影。

7.其他原因所致呼吸气腔扩大

临床上呼吸气腔均匀规则扩大而不伴有肺泡壁的破坏时,也常习惯称为肺气肿,如代偿性肺气肿、老年性肺气肿、Down 综合征中的先天性肺气肿等,临床也可以出现劳力性呼吸困难和肺气肿体征,但肺功能测定没有气流受限的改变,即 $FEV_1/FVC \geqslant 70\%$,与 COPD 不同。

五、中医论治

(一)治疗原则

治疗当根据感邪时偏于邪实,平时偏于正虚的不同,有侧重地分别选用扶正与祛邪的不同治法。应抓住治标、治本两个方面,祛邪与扶正共施,依其标本缓急,有所侧重。标实者,根据病邪的性质,分别采取祛邪宣肺、降气化痰、温阳利水,甚或开窍、息风、止血等法。本虚者,当以补养心肺、益肾健脾为主或气阴兼调或阴阳两顾。正气欲脱时则应扶正固脱,救阴回阳。

(二)分证论治

1.外寒内饮证

证候:咳逆喘满不得卧,气短气急,咯痰稀白,呈泡沫状,胸部膨满,恶寒,周身酸楚,口干不欲饮,面色青暗,喘急胸闷,咳嗽痰多清稀,伴有恶寒发热,头痛等症状,舌苔薄白,脉浮紧。

治法:温肺散寒,内逐水饮。

方药:小青龙汤加减。常用药物:麻黄、桂枝、干姜、细辛、半夏、甘草、五味子、白芍。

加减:若咳而上气,喉中如水鸡声,表寒不著者,可用射干麻黄汤;饮郁化热,烦躁而喘,脉浮,用小青龙加石膏汤兼清郁热。

2.痰浊壅肺证

证候:胸壅满闷,短气喘息,稍劳即著,咳嗽痰多,痰黏或咯吐不爽,色白黏腻或呈泡沫,畏风易汗,脘痞腹胀纳少,倦怠乏力,口腻,口干而渴,喘促气粗,心胸烦闷,可有发热恶风,舌暗,苔薄腻或浊腻,脉小滑。

治法:化痰降气,健脾益肺。

方药:苏子降气汤合三子养亲汤加减。常用药物:紫苏子、前胡、白芥子、半夏、厚朴、陈皮、白术、茯苓、甘草。

加减:痰多,胸满不能平卧,加葶苈子、莱菔子泻肺祛痰平喘;肺脾气虚,易出汗,短气乏力,痰量不多,酌加党参、黄芪、防风健脾益气,补肺固表;若属外感风寒诱发,痰从寒化为饮,喘咳,痰多黏白泡沫,见表寒里饮证者,加麻黄、桂枝、细辛、干姜散寒化饮;饮郁化热,烦躁而喘,脉浮,用小青龙加石膏汤兼清郁热;若痰浊夹瘀,唇甲紫暗,舌苔浊腻者,可用涤痰汤加丹参、地龙、桃仁、红花等。

3.痰热郁肺证

证候:咳逆,喘息气粗,胸满,烦躁,目胀睛突,痰黄或白,黏稠难咯或伴身热,微恶寒,有汗不多,口渴欲饮,溲赤,便干,舌边尖红,苔黄或黄腻,脉数或滑数。

治法:清肺化痰,降逆平喘。

方药:越婢加半夏汤或桑白皮汤加减。常用药物:麻黄、黄芩、石膏、桑白皮、杏仁、半夏、紫苏子、贝母、黄连、山栀子、生姜。

加减:痰热内盛,胸满气逆,痰质黏稠不易咯吐者,加鱼腥草、金荞麦、瓜蒌皮、海蛤粉、风化、芒硝清热化痰利肺;痰鸣喘息,不得平卧,加射干、葶苈子泻肺平喘;痰热伤津,口干舌燥,加天花粉、知母、芦根以生津润燥;痰热壅肺,腑气不通,胸满喘逆,大便秘结者,加大黄、芒硝通腑泄热以降肺平喘;阴伤而痰量已少者,酌减苦寒之味,加沙参、麦冬等养阴。

4.痰蒙神窍证

证候:神志恍惚,表情淡漠,谵妄,烦躁不安,撮空理线,嗜睡,甚则昏迷或伴肢体抽动,咳逆喘促,咳痰不爽,舌质暗红或淡紫,苔白腻或黄腻,脉细滑数。

治法:涤痰,开窍,息风。

方药:涤痰汤加减。常用药物:半夏、茯苓、橘红、胆星、竹茹、枳实、石菖蒲、远志、郁金。

加减:另可配服至宝丹或安宫牛黄丸以清心开窍。若痰热内盛,身热,烦躁,谵语,神昏,苔黄舌红者,加葶苈子、天竺黄、竹沥;肝风内动,抽搐,加钩藤、全蝎,另服羚羊角粉;血瘀明显,唇甲发绀,加丹参、红花、桃仁活血通脉;如皮肤黏膜出血,咯血,便血色鲜者,配清热凉血止血药,如水牛角、生地黄、牡丹皮、紫珠草等。

5.痰瘀阻肺证

证候:咳嗽痰多,色白或呈泡沫,喉间痰鸣,喘息不能平卧,胸部膨满,憋闷如塞,面色灰白而暗,唇甲发绀,舌质紫暗,苔腻,脉滑。

治法:涤痰祛瘀,泻肺平喘。

方药:葶苈大枣泻肺汤合桂枝茯苓丸。常用药物:葶苈子、大枣、桂枝、茯苓、牡丹皮、桃仁、赤芍。

加减:痰多者,加三子养亲汤化痰下气平喘;若腑气不利,大便不畅者,加大黄、厚朴通腑除壅。

6.阳虚水泛证

证候:心悸,喘咳,咳痰清稀,痰多呈泡沫状,面浮,胸满不能平卧,心悸怔忡,尿少肢冷,下肢浮肿,甚则一身悉肿,腹部胀满有水,脘痞,纳差,怕冷,面唇青紫,舌胖质暗,舌苔白滑,脉沉细。

治法:温肾健脾,化饮利水。

方药：真武汤合五苓散加减。常用药物：附子、桂枝、茯苓、白术、猪苓、泽泻、生姜、赤芍。

加减：若水肿势剧，上凌心肺，心悸喘满，倚息不得卧者，加沉香、牵牛子、川椒目、葶苈子、万年青根行气逐水；血瘀甚，发绀明显，加泽兰、红花、丹参、益母草、北五加皮化瘀行水。

7.肺肾气虚证

证候：呼吸浅短难续，声低气怯，气不接续，甚则张口抬肩，倚息不能平卧，咳嗽，痰白如沫，咯吐不利，胸闷，心悸怔忡，形寒汗出或腰膝酸软，小便清长或尿有余沥，唇甲发绀，舌淡或黯紫或舌红苔少，脉沉细数无力或结代。

治法：补肺纳肾，降气平喘。

方药：平喘固本汤合补肺汤加减。常用药物：党参、黄芪、炙甘草、冬虫夏草、熟地黄、胡桃肉、脐带、五味子、灵磁石、沉香、紫菀、款冬花、紫苏子、法半夏、橘红。

加减：肺虚有寒，怕冷，舌质淡，加肉桂、干姜、钟乳石温肺散寒；兼有阴伤，低热，舌红苔少，加麦冬、玉竹、生地黄养阴清热；气虚瘀阻，颈脉动甚，面唇发绀明显，加当归、丹参、苏木活血通脉；如见喘脱危象者，急用参附汤送服蛤蚧粉或黑锡丹补气纳肾，回阳固脱；病情稳定阶段，可常服皱肺丸。

（三）特色治疗

1.专方专药

（1）参七虫草胶囊：由西洋参、参三七、冬虫夏草组成。本品有补肺益肾活血的功效。适用于肺肾气阴两虚兼瘀血之肺胀者。

（2）故芪益肺汤：由补骨脂、炙黄芪、川芎组成。本品有益气补肾活血的功效。适用于气短、便溏、胸闷之脾肾气虚者。

（3）化痰降气胶囊：由白芥子、紫苏子、白前、金沸草等组成。本品有化痰止咳的功效。适用于痰浊阻滞、肺气上逆者。

（4）益气活血方：由法半夏、茯苓、川芎、炒谷芽、炒麦芽、百合、山药、沙参、佛手、山楂、金沸草、浙贝母组成。本品有滋阴化痰止咳，理气消食的功效。适用于阴虚痰阻食滞者。

（5）苇茎宣痹汤：由苇茎、射干、枇杷叶、桃仁、郁金、冬瓜仁、薏苡仁、杏仁、滑石、黄芩、瓜蒌、前胡、葶苈子组成。本品有清热宣肺，化痰止咳的功效。适用于痰热壅肺者。

（6）加减补肺汤：由黄芪、党参、补骨脂、百部、桑白皮、丹参组成。本品有益气补肺肾，止咳化痰，活血的功效。适用于肺肾气虚咳喘者。

（7）益肺健脾方：由黄芪、党参、白术、茯苓、防风、半夏、陈皮、地龙、款冬花、甘草组成。本品有益气化痰止咳的功效。适用于气虚咳喘者。

（8）参元益气活血胶囊：由黄芪、党参、水蛭、丹参、延胡索、地龙等组成。本品有益气活血通络的功效。适用于气虚血瘀者。

（9）愈肺宁丸剂：由人参、黄芪、白术、防风、紫河车、核桃、菟丝子、山茱萸、五味子、瓜蒌、丹参、桃仁等组成。本品有益气补肾纳气，活血的功效。适用于肺肾气虚血瘀者。

（10）参蛤益肺胶囊：由西洋参、蛤蚧、虫草菌丝、紫河车、川贝母、参三七等组成。本品有补益肺肾，化痰活血的功效。适用于肺肾不足者。

（11）扶肺平喘饮：由太子参、黄芪、生地黄、天花粉、白术、茯苓、沙参、麦冬、桔梗、紫菀、桑叶、紫苏子、地龙、丹参、川芎、当归、五味子、甘草、蛤蚧组成。本品有补气滋阴,化痰止咳,活血通络的功效。适用于气阴两虚,痰瘀阻滞者。

(12)复方薤白胶囊:由薤白、瓜蒌、半夏、黄连等组成。本品有理气宽中,化痰除满的功效。适用于痰浊壅盛者。

(13)补肺胶囊:由黄芪、党参、白术、防风、蛤蚧、五味子、桔梗组成。本品有益气固表,纳气平喘的功效。适用于肺肾气虚,易于感冒,气短咳喘者。

(14)保肺定喘汤:由黄芪、党参、丹参、熟地黄、地龙、麦冬、当归、桔梗、淫羊藿、甘草等组成。本品具有益气活血,清热化痰,止咳平喘功效。适用于COPD迁延期和缓解期。

(15)天龙喘咳灵:由青天葵、款冬花、法半夏、熟附子、五味子等组成。本品清热化痰祛瘀,补益肺脾,温肾纳气并举,攻补兼施并用。适用于COPD迁延期。

(16)补肾健脾清肺平喘汤:由桔梗、川贝母、枳壳、五味子、麻黄、白果、天冬、茯苓、沙参、生地黄、山萸肉、冬虫夏草、蛤蚧、葶苈子组成。本品具有补肾健脾,清肺平喘功效。适用于痰湿壅肺,脾肾两虚的喘证患者。

(17)清肺止咳方:由北沙参、炒黄芩、天冬、麦冬、苦杏仁、川贝母、人参、川百合、冬瓜子、瓜蒌皮组成。本品具有清肺热,化痰益气止咳功效。适用于咳嗽痰多,口干自汗者。

(18)补肾定喘方:由熟地黄、炒山药、补骨脂、丝瓜络、五味子、炙黄芪、葶苈子、炙麻黄、炒地龙、代赭石、露蜂、炙款冬花、炙紫菀、金银花、麦冬、天冬组成。本品具有补肾纳气,化痰平喘,止咳活血功效。适用于气短动则尤甚,胸闷气喘,痰白黏不易咳,腰膝酸软,舌质红,苔淡黄白,脉沉涩者。

(19)冬病夏治片:由黄芪、黄精、补骨脂、陈皮、沙棘、百部、赤芍等组成。本品具有益气助阳,健脾补肾,止咳化痰,活血化瘀功效。适用于冬病夏治慢性支气管炎阳气虚痰瘀阻滞者。

(20)肺康方煎剂:由生黄芪、山茱萸、丹参、葶苈子、蛤散、水蛭、白前等组成。本品有补肺益肾,益气填精,纳气定喘,活血化瘀,凉血清心的功效。适用于COPD肺动脉高压患者肺肾气虚、痰瘀互阻者。

2.针灸治疗

(1)针刺疗法

实证主穴:肺俞、膻中、天突、尺泽。

虚证主穴:肺俞、膻中、膏肓、定喘。

配穴:足三里、膈俞、肾俞、太渊、丰隆、关元、列缺。有风寒表证者加大椎、合谷、风门;风热配大椎、曲池;痰浊壅肺者加脾俞、足三里;肺气虚配气海;肾气虚配太溪;肺肾气虚者加肾俞、复溜、太溪;肾阳虚加配命门、足三里;肾阴虚加配太溪、三阴交、阴郄。

操作:以上穴位每次取主穴2~3个,辅穴1~2个,用毫针针刺,进针后行平补平泻手法,得气后留针30分钟,间隔10分钟行针1次,每日1次,6次为1个疗程,共治2个疗程。

(2)艾灸疗法

选穴:大椎、肺俞、膏肓、肾俞、脾俞、膻中、气海、关元。痰浊壅肺:选肺俞、丰隆、天突、膻中、风门、太渊、阴陵泉;痰热郁肺:选丰隆、内关、膻中、鱼际、内庭、尺泽;肺肾气虚:选肺俞、膏肓、肾俞、膻中、气海、太渊、足三里。

操作:每次选 3～5 穴,艾炷如枣核大,用艾炷直接灸或隔药灸(姜或附子饼等)3～5 壮或用麦粒灸,不发疱,以皮肤温热微红为度,每日灸 1～3 次。

(3)耳针疗法

选穴:心、肺、脾、肾、神门、平喘、肾上腺、气管、内分泌、对屏尖。

操作:每次取 2～3 穴,用微针强刺激,留针 5～10 分钟,每日 1 次。或王不留行籽埋穴,每次 2～3 穴,每日自行按压 2～3 次,以耳红热为度。

3.推拿

(1)头面部及项部操作:第一步从头顶部到枕部用五指拿法,从枕部到项部用三指拿法,3～5 遍。第二步推桥弓穴,先推一侧,自上而下 20～30 次,再推另一侧。第三步面部分法,自额至下颌用分法向左右两侧操作两三遍。第四步扫散法,先在一侧头部胆经循行区域从前上方向后下方操作 10 余次,再换一侧。

(2)躯干部操作:第一步横擦前胸部,沿锁骨下缘开始到十二肋,往返两三遍。第二步横擦肩背、腰部。从肩背部到腰骶部,往返两三遍。第三步斜擦两肋。两手掌分别于两肋间隙,沿肋骨向前下方操作,约半分钟。

(3)上肢操作:先操作一侧上肢,再操作另一侧。第一步直擦上肢,手背内外两侧均用掌擦至温热。第二步拿上肢,自肩部拿至腕部。第三步运肩关节,理手指,最后搓抖上肢。第四步重复头面部操作,加震百会、大椎、命门穴。按揉心俞、肺俞、脾俞、肾俞、命门,擦肾俞、命门。每次推拿约 20 分钟,擦法以透热为度,手法力度为中等程度。每周 5 次,共 8 周。

4.外治法

(1)穴位敷贴

选穴:实证贴敷双侧肺俞、天突、尺泽、风门、丰隆、外关、膻中、大椎、脾俞。虚证贴敷双侧膏肓、肾俞、气海、天突、足三里、肺俞、脾俞、百劳、太溪。

贴敷方法:用延胡索 30 克,细辛 30 克,白芥子 30 克,甘遂 15 克共研末,加姜汁、面粉,制成直径 2～2.5cm 的药饼敷于穴位上,贴敷 30～60 分钟。外敷隔膜,局部红晕微痛为度,每天 1 次,每次 4～5 穴,10 天为 1 个疗程。

(2)穴位封闭:选用中成药注射剂,如黄芪注射液、当归注射液、喘可治注射液、鱼腥草注射液、喜炎平注射液等。

主穴:定喘、肺俞;配穴:膻中、天突、尺泽、孔最、足三里、丰隆。每次选 2～4 穴位,根据病情选择适当药物,每穴每次封闭 0.2～2mL 药物。第 1 个月每周封闭 2 次,第 2 个月每周封闭 1 次,第 3 个月每 15 日封闭 1 次,第 4 个月封闭 1 次,4 个月共封闭 15 次为 1 个疗程。

(3)穴位埋线处方

选穴:膻中、喘息、定喘、肺俞、心俞、膈俞、大椎、身柱。

操作:第一次埋线时选 3～6 穴位,选穴位后,常规消毒,用 0.5% 普鲁卡因进行皮内局部麻醉,再以皮肤三角针穿以铬制羊肠线(0 号)穿过皮层(直或横均可)下达腱膜层,用针摩擦几下,获得酸胀感后出针,将线剪断(埋线 1～5cm)再点上碘酒,线头不要露出皮肤表面,否则容易引起疼痛、感染、脱线,每季度 1 次,连续 1～2 次,好发季节前再加强 1 次,如第一次埋线后症状已消失,仍应在好发季节前加强 1 次。

(4)穴位割治处方

选穴:膻中。

操作:常规消毒后,局部麻醉浸润,切开穴位1cm,割去皮下脂肪,缝合,外敷纱布包扎即可,每10~15日做1次,一般1~2次。

(5)皮肤针处方

选穴:取鱼际、前臂的手太阴经循行部、两侧胸锁乳突肌部。每部各叩击15分钟,依次轻叩,以皮肤微红为度。

(6)按压治疗

①痰浊壅肺:肺俞、丰隆、天突、膻中、风门、太渊、阴陵泉。按压穴位用泻法,用力可较大,可逆时针点压揉动穴位,按压时间较短,刺激感要强。

②痰热郁肺:丰隆、内关、膻中、鱼际、内庭、尺泽。每穴按压时间持续5~30秒,可顺时针点压揉动穴位,刺激感要强。

③肺肾气虚:肺俞、膏肓、肾俞、膻中、气海、太渊、足三里。按压手法要求力度逐渐增大,每穴按压时间持续30~60秒,可逆时针点压揉动穴位。

5.食疗

(1)秋梨川贝膏:雪花梨1000克,款冬花、百合、麦冬、川贝母各30克,冰糖50克,蜂蜜200克。将款冬花、百合、麦冬、川贝母切碎,加水煎取浓汁,去渣;将梨去皮、核切碎,加入药浓汁中;再加入冰糖、蜂蜜,文火熬成稠状膏滋。每次食膏15克,每日2次,用温开水冲服。功效:润肺养阴,止咳化痰。适用于肺阴虚痰引起的口咽干燥、咳嗽、痰黏者。

(2)黄精杏肺汤:黄精12克,甜杏仁1克,萝卜250克,猪肺(一也可用羊肺)500克,生姜3片,调料适量。将猪肺洗净,去血水,切块;萝卜洗净去皮切片,同放锅中,加入黄精、甜杏仁、生姜、清水适量煮沸,文火炖至烂熟,加食盐调味食用。功效:补肺止咳,滋阴清热。适用于痰黏难咳出、动则气短的COPD患者。

(3)人参蛤蚧粥:蛤蚧粉2克,人参粉2克,糯米100克。制作与服法:先将糯米煮成稀粥,待粥熟时加入蛤蚧粉、人参粉,搅匀,趁热食用。功效:适用于阳虚畏寒、久咳虚喘的COPD患者。

(4)虫草炖鸡:冬虫夏草5条,鸡1只,火腿25克,姜、绍酒少许,瘦肉500克。将洗净的鸡切成大块,把瘦肉也切成较大的块,同时放入清水、绍酒用文火煲2小时。将冬虫夏草先用水浸泡,将煲熟的鸡肉和汤倒入炖盅内,放入冬虫夏草,盖上盅盖,隔水炖20分钟即可。功效:补肾壮阳,强身健体。适用于肾阳虚体弱者。

(5)石竹杏仁绿豆粥:生石膏40克,鲜竹叶15克,苦杏仁15克,绿豆50克,桔梗10克,陈皮20克,白糖适量,粳米150克。将生石膏加适量水,先煎30分钟后,加入鲜竹叶、苦杏仁、桔梗、陈皮煎煮,煮开后,小火煎煮,约30分钟后,过滤去渣取汁备用。粳米洗净,与绿豆一同置锅中,加入适量清水,置武火烧沸后,再改用文火煎煮,至粥熟后,倒入药汁与白糖,稍煮片刻,即可温热服食。每日1剂,分3次食完。连食3~5日。

(6)桂花核桃冻:鲜桂花15克,核桃仁250克,奶油100克,白糖适量。将核桃仁加水磨成浆汁,锅洗干净,加水适量,烧沸,再加白糖搅匀,然后把核桃仁浆汁、白糖汁混合搅匀,放入奶油和匀后置武火上烧沸,出锅入盒中,待冷后放入冰箱内冻结。食用时,用刀划成小块,装入盘中,撒上桂花即成。每日 1 剂,温服。分 2 次食用,连服 3~5 天。

(7)虫草小米粥:冬虫夏草 10 克,猪瘦肉 50 克,小米 100 克,生姜 5 克,食盐、味精适量。将冬虫夏草用布包好,猪瘦肉去筋膜,洗净切碎小米洗净后加入适量清水,一同放入砂锅中煎煮,用武火烧沸,改用文火煎煮,至粥熟后,加入食盐、味精调味,再稍煮即可食用。每日 1 剂,分 2 次食完,连服 5~7 日。

(8)鱼腥草猪肺汤:鲜鱼腥草 90 克(干品 30 克),猪肺 200 克,食盐、味精各适量。制作:先将猪肺冲洗、沥水切块,再将鱼腥草入砂锅内,加清水适量煎煮,去渣取汁,把药汁入锅与猪肺块,先武火煮沸,再用文火炖猪肺至烂熟时,加入食盐、味精即可。每日 1 剂,饮汤、食猪肺,亦可佐餐食用。

(9)紫河车骨脂汤:紫河车 1 个,补骨脂 15 克,淮山药 30 克,大枣 10 枚,生姜 10 克,料酒 15 克,花椒 3 克,食盐、大蒜、酱油、葱段、胡椒粉、味精各适量。先将紫河车洗净,用盐搓后入开水锅煮烫片刻,再用清水洗净切块入锅,加料酒、生姜、食盐等炒透;再往砂锅加水与药一同煨炖,至熟烂后调味即成。食紫河车、饮汤。趁热食用,1 剂分 2 次食完,每日 1 剂,连服 2~3 剂。

(10)麦冬贝母粥:麦冬、贝母各 10 克,粳米 50 克,冰糖适量。用粳米、冰糖煮粥,等米开汤未稠时,调入寸冬、贝母粉,改文火稍煮片刻(再煮 2~3 沸),粥稠即成。每日早、晚温服。

(11)麻黄附子粥:麻黄 3 克,制附子 3 克,干姜 3 克,粳米 50 克,葱白 2 茎,红糖少许。将麻黄、附子、干姜研为极细粉末。先用粳米煮粥,等粥煮沸后,加入药末及葱白、红糖同煮为稀饭。或用麻黄、附子、干姜煎汁,去渣后下米、葱、糖,一并煮粥。每日 1 剂,分 2 次温热服食。连服 3 天。

(12)狗肉炖附子:狗肉 100 克,熟附子 5 克,生姜 10 克,生抽、盐、米酒、陈皮各适量。将狗肉洗净切块,姜切片。先用锅煮狗肉,熟后。再加入姜、附子、陈皮、生抽、盐、米酒,加清水适量,炖 2~3 小时,至狗肉烂熟即可。每日 1 剂,分 2 次服食,连服 2~3 天。

第二节 支气管哮喘

一、概述

支气管哮喘,相当于中医的哮病,是一种发作性的痰鸣气喘疾患。发时喉中有哮鸣声,呼吸气促困难,甚则喘息不能平卧。哮是指呼吸时喉间发出的喘鸣音。因哮必兼喘,故又称哮喘。西医学认为,支气管哮喘是由多种细胞包括气道的炎症细胞、结构细胞及细胞组分参与的气道慢性炎症性疾病。这种慢性炎症导致气道高反应性,通常出现广泛多变的可逆性气流受限,并引起反复发作性的喘息、气急、胸闷或咳嗽等症状,常在夜间和(或)清晨发作、加剧,多数患者可自行缓解或经治疗缓解。哮喘发病的危险因素包括宿主因素(遗传因素)和环境因素两个方面。

《内经》虽无哮病之名,但在许多篇章里,都有有关哮病症状、病因病机的记载。如《素问·阴阳别论》所说之"阴争于内,阳扰于外,魄汗未藏,四逆而起,起则熏肺,使人喘鸣"即包括哮病症状在内。汉·张仲景《金匮要略·肺痿肺痈咳嗽上气病脉证并治》曰:"咳而上气,喉中水鸡声,射干麻黄汤主之。"明确指出了哮病发作时的特征及治疗,并从病理上将其归属于痰饮病中的"伏饮"证。在《痰饮咳嗽病脉证并治》篇中指出"膈上病痰,满喘咳吐,发则寒热,背痛腰疼,目泣自出,其人振振身瞤剧,必有伏饮"。此后还有呷嗽、哮吼等形象性的命名。元·朱丹溪首创哮喘病名,在《丹溪心法》一书中作为专篇论述,并认为"哮喘必用薄滋味,专主于痰",提出"未发以扶正气为主,既发以攻邪气为急"的治疗原则。明·虞抟《医学正传》则进一步对哮与喘作了明确的区别,指出"哮以声响言,喘以气息言"。后世医家鉴于"哮必兼喘",故一般统称"哮喘",而简名"哮证""哮病"。

本节所论哮病为一种发作性疾病,属于痰饮病的"伏饮"证,包括西医学的支气管哮喘、喘息性支气管炎、嗜酸粒细胞增多症(或其他急性肺部过敏性疾患)引起的哮喘。若因肺系或其他多种疾病引起的痰鸣气喘症状,则属于喘证、肺胀等病证范围,但亦可与本节辨证论治内容联系互参。

哮病是中医内科常见病之一,在我国北方更为多见,发病率约占人口的 2%。中医对本病积累了丰富的经验,方法多样,疗效显著,不仅可以缓解发作时的症状,且通过扶正治疗,达到祛除宿根,控制复发的目的。哮喘是发达国家中发展最快,受累人群最多的医疗问题之一。其患病率和死亡率近年来呈上升趋势。欧美国家发病率为 10%。亚洲国家发病率为 5%。全球哮喘患者超过一亿。我国哮喘发病率也呈逐年增加的趋势。相对于 2000 年的调查结果来看,北京城区人口的哮喘患病率增加了 1 倍,由原来的 0.51% 增加到 1.01%。郊区农村的患病率从 0.49% 增高到 1.04%,农村的患病率增加了 1.5 倍。哮喘患者对疾病的认知程度非常低,很多患者不知道哮喘的本质是什么。在长期控制、长期治疗的目标认识上,也存在着很多模糊的认识,只有 15% 的哮喘患者,认为哮喘可以长期的良好控制。调查结果还显示,哮喘的控制水平偏低,只有 23% 的患者达到了哮喘的控制。这些患者日常的病情监测和管理也做得不好,只有 10% 左右的患者有自我病情的监测。目前患者对哮喘的认知程度低,在今后工作中应该更好地推广哮喘的规范化治疗,改善哮喘患者日常的治疗水平。

二、病因病机

哮病的发生为痰伏于肺,每因外邪侵袭、饮食不当、情志刺激、体虚劳倦等诱因引动而触发,以致痰壅气道,肺气宣降功能失常。

(一)病因

1.外邪侵袭

外感风寒或风热之邪,未能及时表散,邪蕴于肺,壅阻肺气,气不布津,聚液生痰。如《临证指南医案·哮》说:"若夫哮证,亦由初感外邪,失于表散,邪伏于里,留于肺俞。"或因吸入烟尘、花粉、动物毛屑、异味气体等,影响肺气的宣降,津液凝聚,痰浊内生而致哮。

2.饮食不当

过食生冷,寒饮内停或嗜食酸咸甘肥,积痰蒸热或进食海膻发物,以致脾失健运,痰浊内生,上升于肺,壅塞气道,诱发本病。《医碥·哮喘》曰:"哮者……得之食味酸咸太过,渗透气管,痰入结聚,一遇风寒,气郁痰壅即发。"故古又有称为"食哮""鱼腥哮""卤哮""糖哮""醋哮"者。

3.体虚病后

素质不强,则易受邪侵。如幼儿哮病往往由于禀赋不足所致,故有称"幼稚天哮"者。若病后体弱,如幼年患麻疹、顿咳或反复感冒、咳嗽日久等导致肺虚;肺气不足,阳虚阴盛,气不化津,痰饮内生或阴虚阳盛,热蒸液聚,痰热胶固,均可致哮。一般而言,素质不强者多以肾为主,而病后所致者多以肺为主。

(二)病机

本病病理因素以痰为主,如朱丹溪说:"哮喘专主于痰。"痰的产生主要由于人体津液不归正化,凝聚而成,如伏藏于肺,则成为发病的潜在"夙根",因各种诱因如气候、饮食、情志、劳累等诱发,这些诱因每多错杂相关,其中尤以气候变化为主。《景岳全书·喘促》曰:"喘有夙根,遇寒即发或遇劳即发者,亦名哮喘。"《症因脉治·哮病》亦指出"哮病之因,痰饮留伏,结成窠臼,潜伏于内,偶有七情之犯,饮食之伤或外有时令之风寒束其肌表,则哮喘之症作矣"。进而论之,哮喘"夙根"论的实质,主要在于脏腑阴阳失调,素体偏盛偏虚,对津液的运化失常,肺不能布散津液,脾不能输化水精,肾不能蒸化水液,而致凝聚成痰,若痰伏于肺则成为潜在的病理因素。本病发作时的基本病理变化为"伏痰"遇感引触,痰随气升,气因痰阻,相互搏结,壅塞气道,肺管狭窄,通畅不利,肺气宣降失常,引动停积之痰,而致痰鸣如吼,气息喘促。《证治汇补·哮病》说:"哮即痰喘之久而常发者,因内有壅塞之气,外有非时之感,膈有胶固之痰,三者相合,闭拒气道,搏击有声,发为哮病。"若病因于寒,素体阳虚,痰从寒化,属寒痰为患,则发为冷哮;病因于热,素体阳盛,痰从热化,属痰热为患.则发为热哮;如"痰热内郁,风寒外束"引起发作者,可以表现为外寒内热的寒包热哮;痰浊伏肺,肺气壅实,风邪触发者则表现为风痰哮;反复发作,正气耗伤或素体肺肾不足者,可表现为虚哮。若长期反复发作,寒痰伤及脾肾之阳,痰热耗灼肺肾之阴,则可从实转虚,在平时表现肺、脾、肾等脏气虚弱之候。肺虚不能主气,气不化津,则痰浊内蕴,肃降无权,并因卫外不固,而更易受外邪的侵袭诱发;脾虚不能化水谷为精微,上输养肺,反而积湿生痰,上贮于肺,则影响肺气的升降;肾虚精气亏乏,摄纳失常,则阳虚水泛为痰或阴虚虚火灼津成痰,上升于肺,加重肺气之升降失常。由于三脏之间的相互影响,可致同病,表现肺脾气虚或肺肾两虚之象。在平时亦觉短气、疲乏,并有轻度哮喘,难以全部消失。一旦大发作时,每易持续不解,邪实与正虚错综并见。肺肾两虚而痰浊又复壅盛,严重者肺不能治理调节心血的运行,肾虚命门之火不能上济于心,则心阳亦同时受累,甚至发生喘脱危候。

总之,哮病是一种反复发作,缠绵难愈的疾病。部分青少年患者,随着年龄的增长,正气渐充,肾气日盛,再辅以药物治疗,可以终止发作,而中老年及体弱患者,肾气渐衰,发作频繁,则不易根除;或在平时亦有轻度哮鸣气喘,若大发作时持续不已,可出现喘急鼻扇,胸高气促,张口抬肩,汗出肢冷,面色青紫,肢体浮肿,烦躁昏昧等喘脱危候。如长期不愈,反复发作,病由肺脏影响及脾、肾、心,可导致肺气胀满,不能敛降之肺胀重症。

三、临床表现

(一)主要症状

本病呈发作性。典型的支气管哮喘,发作前有先兆症状(打喷嚏、流涕、鼻痒、咳嗽、胸闷等),发作时患者突感胸闷窒息,咳嗽,迅即出现伴有哮鸣音的呼气性呼吸困难,严重者被迫采取坐位或呈端坐呼吸,甚则出现发绀,烦躁汗出。临床症状可持续数分钟或数小时自行或用支气管扩张药治疗后缓解,具有在夜间及凌晨发作或加重的特点。哮喘严重发作,持续 24 小时以上,经治疗不缓解者,称为"哮喘持续状态",患者呼吸困难加重,发绀,大汗淋漓,面色苍白,四肢厥冷,因严重缺氧、二氧化碳潴留而致呼吸衰竭。缓解期无任何症状或异常体征。某些患者在缓解数小时后可再次发作。

(二)体征

哮喘发作时胸部呈过度充气状态,双肺广泛哮鸣音,呼气音延长。轻度哮喘或哮喘发作严重时,肺部可无哮鸣音。哮喘发作严重时出现心率增快、奇脉、胸腹部反常运动和发绀。合并呼吸道感染时,肺部可听到湿啰音。非发作期体检可无阳性体征。

(三)并发症

发作时可并发气胸、纵膈气肿、肺不张;长期反复发作和感染可并发慢性支气管炎、肺气肿、支气管扩张、间质性肺炎、肺纤维化和肺源性心脏病。

四、诊断与鉴别诊断

(一)诊断

1.诊断要点

典型发作者诊断不困难,根据病史及以下临床症状、体征和肺功能检测可诊断。

(1)反复发作喘息、呼吸困难、胸闷或咳嗽,多与接触变应原、冷空气、物理性或化学性刺激、病毒性上呼吸道感染、运动等有关。

(2)发作时在双肺可闻及散在或弥散性以呼气相为主的哮鸣音,呼气相延长。

(3)上述症状可经治疗缓解或自行缓解。

(4)症状不典型者(如无明显喘息或体征)应至少具备以下一项试验阳性:①支气管激发试验或运动试验阳性。②支气管舒张试验阳性。③昼夜 PEF 变异率≥20%。

(5)除外其他疾病所引起的喘息、胸闷和咳嗽。

2.分期及病情严重程度分级

可将支气管哮喘分为急性发作期、慢性持续期和缓解期。

(1)急性发作期:指气促、胸闷、咳嗽等症状突然发生或加重,患者常有呼吸困难,以呼气流量降低为特征,常因接触变应原等刺激物或治疗不当所致。哮喘急性发作时病情轻重不一,病情加重可在数小时或数天内出现,偶尔可在数分钟内危及生命,故应对病情做出正确的评估,有利于及时有效的紧急治疗。

（2）慢性持续期（亦称非急性发作期）：许多哮喘患者即使没有急性发作，但在相当长的时间内总是不同频度和（或）不同程度地出现症状（喘息、咳嗽、胸闷等），因此需要依据就诊前临床表现、肺功能以及为控制其症状所需用药对其病情进行总的估价。

（3）缓解期

指经过治疗或未经过治疗症状、体征消失，肺功能恢复到急性发作前水平，并维持 3 个月以上。

（二）鉴别诊断

1.心源性哮喘

它是由于左心衰竭引起的喘息样呼吸困难，发作时症状与哮喘相似，但患者多有高血压、冠状动脉粥样硬化性心脏病、风湿性心脏病和二尖瓣狭窄等病史和体征。常咳粉红色泡沫痰，左心扩大，心率增快，心尖部可闻及奔马律，双肺可闻及广泛哮鸣音及湿啰音。

2.慢性阻塞性肺疾病（COPD）

患者有慢性咳嗽、喘息史，有加重期。有肺气肿体征，两肺可闻及湿啰音。

3.变态反应性肺浸润

见于热带嗜酸性细胞增多症、多源性变态反应性肺泡炎等疾病。患者可出现哮喘症状，但症状较轻，常有发热，且多有寄生虫、原虫、花粉、化学药品、职业粉尘等接触史。

4.支气管肺癌

肺癌压迫或伴发感染导致支气管阻塞时，可出现类似哮喘样发作，出现呼吸困难，肺部可闻及哮鸣音，但患者发病常无诱因，咳嗽可伴有血痰。胸部 X 线、胸部 CT、痰查脱落细胞、纤维支气管镜或核磁共振等检查，有助于鉴别诊断。

5.其他

还应注意与变态反应性支气管肺曲菌病、支气管内膜结核、弥漫性泛细支气管炎、声带功能障碍等疾病的鉴别。

五、中医药治疗

（一）急性发作期及慢性持续期治疗

哮喘急性发作期的中医病因病机，近年来国内中医界进行了深入而有意义的研究。传统中医学理论认为：本病的发生，常因患者先天不足、肾中阴阳亏虚的基础上兼有伏痰存留，实属一正虚邪盛、虚实夹杂的病理证候。中医学有"急则治其标"，哮喘急性发作"急治其肺"之说，因此，本阶段应当重在"降气化痰，平喘止咳"的原则基础上，兼用扶正固本（补肾为主）之品。

1.辨证论治

（1）冷哮

主症：咳喘、喉中哮鸣如水鸡声，干咳或咳吐稀痰，不能平卧，胸膈满闷如窒，面色苍白或青灰，背冷，口不渴或渴喜热饮；或兼见恶寒、打喷嚏、流清涕、头痛。舌质红苔白滑，脉浮紧。

治法：宣肺散寒，豁痰平喘。

方药：小青龙汤加减。炙麻黄、地龙、桂枝、五味子、干姜各 10g，法半夏 12g，补骨脂、淫羊藿、巴戟天各 15g,细辛 3g,甘草 9g。诸药合用,功可宣肺散寒,化痰平喘兼益肾纳气。喘甚痰多者加苏子、白芥子、莱菔子各 15g;纳差者加白术、砂仁、茯苓各 10g;胸闷甚者加厚朴、枳实各 10g。

（2）热哮

主症:喘促胸闷,喉中哮鸣,声若曳锯,张口抬肩,不能平卧或痰色黄而胶黏浓稠,呛咳不利,胸闷烦躁不安,面赤,口渴喜饮。或大便秘结或伴发热、头痛、有汗。舌质红苔黄腻或滑,脉滑数。

治法:宣肺清热,涤痰降气平喘。

方药:越婢加半夏汤加味。炙麻黄 12g,苇茎、石膏各 24～30g,法半夏、地龙、竹沥、黄芩、生姜各 10g,补骨脂、淫羊藿、桑白皮各 15g,鱼腥草 30g。全方功可宣肺清热,涤痰平喘,兼益肾固本。哮喘剧者加苏子、白芥子、莱菔子各 15g;热痰壅盛,阻塞气道,气急喘甚者,加吞服猴枣粉,1 日 2 次,每次 0.3g。

哮喘主要发病环节在于肾虚的基础上兼有痰浊内伏,"气道不畅",痰液需要排出,而解决气道通气功能是治喘关键所在。因此提出,凡气道痉挛、哮鸣有声音,其治疗原则以通为顺,用疏通方法,肺气开,其气方能降。治喘先开肺,肺开喘自息。宣肺气包含两个含义:一则调节平滑肌收缩与扩张,增强呼吸肌的调节功能从而改善气道通气效应;另则清除管道障碍物,控制炎症细胞浸润,消除水肿,引流痰液,保持管道通畅。在哮喘发作期间,以实证为多见,故不论过敏之故,还是感染之因,治疗原则均应"宣肺",宣肺可使邪气及痰液外达不致郁闭于内。现代药理证实,一些宣肺平喘药物如麻黄、地龙等有调节平滑肌收缩与舒张功能,从而改善气道的通气效应。常用的宣肺方药有麻黄汤、三拗汤、小青龙汤、麻杏石甘汤等方。如见痰黄黏稠者,表明患者肺部感染有炎症、热症,故常配以清热解毒药物,目的在于减轻气道炎症,消除管壁肿胀,减少分泌物渗出,缓解或防止气道狭窄,清除管道障碍物,从而使气道保持通畅,改善通气功能。

（3）哮病危症

主症:哮病发作,喘促气急,不能平卧,肉瞤筋惕,神气怯倦或烦躁不宁,面色青紫,汗出如油,四肢厥冷,舌色青黯,苔白滑,脉微欲绝。

治法:益气回阳救脱。

方药:四逆加人参汤加味。附片 20～30g(先煎 30 分钟以上),干姜 10g,人参 20g,炙甘草 15g。阳气津液两脱者,宜回阳固阴,益气生脉,用回阳急救汤加减:人参 20g,附片 20～30g(先煎半小时),肉桂、干姜、炙甘草、麦冬、五味子各 15g,麝香 1g(另包用汤药冲服)。方中附片回阳救逆为主药,辅以干姜之辛热,使回阳救逆之力更大,加人参以益阴救逆,此属回阳复阴之法,以炙草为佐使,调和诸药,共奏回阳救脱之功。而后方中加入麦冬、五味子,实取"生脉饮"益气复脉之故。

以上方药,水煎服,每日 1 剂。重症每日可连服 2 剂。

2.特色专方

（1）参蛤三七散:人参 100g,蛤蚧 2 对(去头足,焙黄),三七 10g,炙麻黄、苏子各 20g,地龙、补骨脂、巴戟天、钩藤各 30g,研细末,每次 3g,每日 3 次,口服,7 天为 1 疗程。待咳喘缓解,每日服 1 次,长期坚守,以巩固疗效。临床上亦可改为汤剂,随症加味。本散具有补益脾肺,纳气平喘的功效。此方系国医大师朱良春先生治喘名方,适合于久病哮喘正气较虚者。

(2)温阳散寒汤:麻黄、附子、桃仁、地龙各 10g,细辛 3g,虎耳草 30g 等 6 味,共煎汤剂,每毫升含生药 1.15g。每次 20mL,日 3 次口服,可连服用 7~15 天。本方具有温肺散寒平喘的功效,用于急性发作期或慢性持续期中医辨证属寒哮者。

(3)解痉化痰汤:炙麻黄、杏仁、苏叶、百部、黄芩、川贝各 10g,地龙、紫菀各 15g,钩藤 20g、僵蚕 6g,白前 12g,五味子、炙甘草各 9g。日 1 剂,水煎服,可连续服用 7~14 日。

(4)皂角泻肺汤:皂角、麻黄、厚朴各 10g,白芥子、胆南星各 30g,苦杏仁、地龙、槟榔各 15g,冰片(分 3 次冲)0.5g,细辛 3g。加减变化:冷哮加干姜、川椒各 10g;热哮加生石膏、鱼腥草各 30g,桔梗 15g,人工牛黄(分冲)0.5g。每日 1 剂,水煎 3 次取汁,兑匀分 3 次服。本方泻肺逐痰平喘,主治支气管哮喘急性发作期。

(5)平喘抑哮汤:生南星、生半夏、炒川芎、穿山甲、枸杞子、菊花、象贝、南沙参各 9g,石见穿、生牡蛎、炙鳖甲各 30g,夏枯草 12g,蜈蚣、守宫各 2 条,炙甘草 6g,水煎服,每日 1 剂。本方系近代名医时振声先生治哮之效方,功可化痰活血,平喘解痉,用以治疗顽固性哮喘经久不愈者,有较好疗效。

(6)四子克喘汤:炙麻黄、杏仁、苏子、莱菔子、干姜、细辛、川贝各 10g,石膏 30g,甘草 8g,白芥子、五味子、米壳各 6g。水煎服,每日 1 剂。此方乃在麻杏石甘汤、小青龙汤及三子养亲汤基础上加味而成。诸药寒温并用,降气化痰,平喘止咳,用以治疗支气管哮喘急性发作期,只要坚持服药,效果较好。

(7)固本平喘汤:炙麻黄、杏仁、甘草、黄芩、地龙、当归各 10g,苏子、白芥子、莱菔子、淫羊藿、补骨脂、巴戟天、川芎各 15g,北芪 30g。此为基本方,如寒证加细辛、桂枝、附片等;热证加连翘、鱼腥草等;痰多加橘红、法半夏等味。每日 1 剂,煎服。

笔者临床每以此方为主治疗本病急性发作期,疗效颇佳。

3.中药成药

(1)雷公藤多苷片:本片具有抗炎和免疫抑制作用,用于支气管哮喘急性发作期的临床观察治疗,报道较多。如雷公藤多苷(口服每日 40mg 或 60mg 治疗 4 周)治疗支气管哮喘,并研究了对患者 Th1、Th2 细胞因子的影响,结果显示:雷公藤多苷对哮喘患者 Th2 细胞因子的产生具有明显的抑制作用,是治疗哮喘的重要机制;雷公藤多苷对 Th1 细胞因子的产生也有抑制作用,说明雷公藤多苷抑制 Th1、Th2 细胞因子产生的作用无特异性。

(2)广地龙胶囊:原生药粉研制而成。1 日 3 次,每次 3~5g,装胶囊吞服。适用于热哮者。

(3)复方蟾蜍丸:活蟾蜍 10 只,白胡椒 60g,法半夏 20g,蛤蚧 2 条(中等大),田七末 12g。将蟾蜍去及内脏,每只腹内纳入白胡椒 60g,法半夏 5g,陈皮末 20g,用线缝好,外用黄泥包好,置柴火或炭火中煨熟,取出,去黄泥,研末;将蛤蚧 2 条于瓦上焙黄脆为度(勿烤焦),研末;将上两药末与田七末混合和匀,此为 1 料,分为 30 包,装瓶,密封备用,发作时每天早晚各服 1 包。一般服药 1~2 料,小儿用量酌减。适用于肺肾两虚者。

(4)清开灵注射液:含牛黄、郁金、黄连、黄芩、山栀、朱砂等。每次 20~40mL 加入 5%葡萄糖注射液 250~500mL 静滴,每日 1 次。适用于痰瘀阻肺、表寒里热的支气管哮喘患者的辅助治疗。

（5）双黄连注射液：每千克体重用本品 1mL，加入生理盐水或 5％葡萄糖注射液中，静脉滴注，每日 1～2 次；口服，每日 3 次，儿童每次 20mL，成人每次 40mL。适用于伴有感染的哮喘患者，可起到加强抗炎和抗病毒作用。

4.针灸疗法

实证宜针，常用穴位有大椎、身柱、风门、肺俞、丰隆、膻中、合谷、外关、商阳、鱼际等。虚证宜灸，常用穴位有肺俞、璇玑、膻中、天突、气海、关元、膏肓、神阙、三阴交、肾俞、复溜、命门等。每次选穴 8～10 个或针或灸，每日 1 次，10 天为 1 疗程。并配合穴位埋线疗法：选取定喘、大椎、肺俞、厥阴俞、中府、尺泽等穴，埋植羊肠线，20～30 天 1 次，连续数次。

5.其他特色疗法

（1）雾化吸入疗法

①辨证论治方：冷哮用麻黄、桂枝、杏仁、甘草各 10g，苏子、橘红各 5g；热哮用麻黄 5g，杏仁、黄芩各 10g，石膏 30g，桑白皮 15g，金银花 20g。水煎 2 次，混合，再浓煎并反复过滤，沉淀，取液 50mL，瓶装，消毒备用。超声雾化，口腔吸入，每次雾化时间为 30 分钟。5～7 日为 1 疗程。

②三子养亲汤：苏子、白芥子、莱菔子、葶苈子、细辛、麻黄、天竺黄、胆南星、陈皮、丹参、甘草，剂量视证而定。浓煎并反复过滤，沉淀，取液 50mL，瓶装，消毒备用。超声雾化，口腔吸入，日 1 剂，趁热雾化吸入 2 小时，每日 2 次。

（2）穴位注射疗法

临床常用药物有：曲安奈德混悬液、654-2、灭活卡介苗、丙种球蛋白、胸腺肽、转移因子等。根据药物的特点、经络理论和病情取穴，按常规方法进行穴位注射。实施时可根据药物的不同而选用之。该疗法是临床上常被采用的治疗哮喘的有效手段，它是基于中医学"治脏者，治其俞"的原则，将中医学针刺疗法同现代注射疗法有机地结合起来，从而达到一定治疗效果的一种方法。通过穴位施针刺激和所注药物的作用，可使血液中补体、溶菌酶等非特异性机体免疫物质增多，还可以使有过敏性疾病患者的特异性免疫物质 IgA 含量升高，IgE 含量明显降低。当穴位受到综合刺激后，局部组织便产生某些化学介质，通过儿茶酚胺或乙酰胆碱的释放，改变细胞内的 cAMP 和（或）cGMP 水平，从而达到防治哮喘的目的。关于用药剂量，应结合药物常规量而定，疗程一般 4～8 周为佳。

（3）穴位割治疗法：这种疗法是通过用某些特殊刀械或针具在特定穴位上的操作，造成物理性的较强而持久的刺激，以使经络气血正常运行，机体阴阳和脏腑功能得以调整，从而达到治疗目的。临床常用的有针刀割治疗法、奇穴割治疗法、腧穴割治疗法、挑刺疗法等 4 种。

①针刀割治疗法：a.取穴：第一组取定喘、肺俞；第二组取风门、肾俞，两组均取双侧穴位。b.操作方法：穴位表皮常规消毒后，用 2％利多卡因 2mL 加注射用水 4mL，混合后每穴分别注入 1.5mL。局封后用小针刀快速直刺穴位，针刀尖方向斜向脊柱，与表皮成 45°角，深度 1～1.5寸。针刀进入皮下组织作米字形提插切 4 刀，然后拔出针刀，按压针刀口并用创可贴封贴之。两组穴位交替选用。哮喘发作时每星期治疗 1 次，治疗 1 个月为 1 疗程，疗程之间休息 1 周。本法治疗具有易于操作、穴位刺激量大、得气时间维持长等优点，适用于不同年龄、不同病程的

患者。

②奇穴割治疗法:用肥皂水洗净患者双手,两手掌心向上并排放在手术台上。以 2% 碘酊及 75% 酒精消毒掌二穴(约在第 2、3 指间缝后,掌指关节前)或掌五穴(约在大鱼际正中),铺无菌洞巾。术者戴无菌手套以 1% 普鲁卡因 4mL 加 0.1% 肾上腺素 1mL(儿童酌减)局麻穴位。左手绷紧手术部位皮肤,右手持手术刀在穴位上做纵行切口,长约 1cm,深约 0.5cm。用弯剪将溢出的脂肪剪除 1g 左右(根据患者脂肪的多少而定),再用弯止血钳伸入刀口深处,夹二三次深部软组织至患者有酸、麻、胀感觉通往前臂及手指。然后缝合皮肤,敷消毒纱布,胶布固定。同法做另一只手,7 天拆线。西医学认为,割治疗法的机制可能是施术后切断了大脑皮层与肺部兴奋灶的联系,建立大脑皮层与手部兴奋灶的联系,转移了兴奋灶,从而达到平喘作用。

③腧穴割治疗法:第 1 次取膻中穴,第 2 次取肺俞(双)或玉堂穴,第 3 次取华盖或定喘穴(双)。局部常规消毒后,铺无菌洞巾,术者戴无菌手套,以 1% 普鲁卡因作皮内和皮下注射(术前须做皮试)。用手术刀在穴位上做 1cm 左右的纵行切口,后用止血钳分离切口,暴露脂肪组织并用剪刀剪去少许脂肪组织,然后用裹有纱布的镊子柄伸入切口内按摩胸骨,使其产生酸、胀、麻木的感觉,再以丝线缝合皮肤切口 1 针,同时将 1cm 左右的 Ⅱ 号羊肠线一段固定在切口内脂肪组织的下方,最后用无菌纱布敷盖手术部位。1 周拆线,3 周后可行第 2 次割治。

④挑刺疗法:通常取背俞及其附近的阳性反应点,如色素沉着点、皮色变淡的点、小结节、条索状物为挑刺点,亦可取双手内侧第二指关节横纹正中(拇指除外)。局部皮肤常规消毒后,先用三棱针直刺穴位,继而卧针上挑皮肤,背俞穴挑刺深度常为 2~3mm,以能挑出白色纤丝或出血为度;手四横纹穴以能挑拨出白色或黄色黏稠液体及挤压出血滴为宜。挑治当天要注意局部皮肤不接触水并保持清洁,以免发生感染。

(4)穴位结扎疗法:1 号医用羊肠线(需事先在温生理盐水中浸软,根据所选穴位的个数剪成长 15cm 的线段,以 75% 酒精浸泡半小时至 1 小时,用无菌生理盐水冲洗后备用)、弯蚊式止血钳、镊子、持针器、三角皮肤缝合针、手术刀及柄一套、4 号丝线、敷料、固定胶布。临床取穴,主穴:肺俞、定喘、膻中、风门、大椎、大杼。随证配穴:伴咳嗽者加列缺、尺泽、孔最;痰多者加丰隆、足三里、脾俞;气促息短者加关元、太溪、肾俞;瘀象重者加血海、三阴交;胸痛心悸者加心俞、膈俞、厥阴俞。操作方法,通常选取 1 至 2 个主穴和 1 至 2 个配穴。以指甲在所选穴位处掐出"×"或以龙胆紫药液涂点作为标记,对穴区常规消毒,铺无菌洞巾,医者戴无菌胶皮手套,用 1% 普鲁卡因对穴位皮肤行浸润麻醉(术前做皮试);用手术刀切开术区皮肤并深达基层,切口长 1.5cm 为宜,然后用镊子柄端或弯止血钳插入切口对穴位进行按摩,以患者感觉到穴区有酸、麻、重、胀感为度。将穿有备好羊肠线的三角缝合针以持针器夹持,沿切口方向从其一端进针,再从另一端出针,左右手各执两线头拉紧打结后留 5cm 线头并将之埋入切口深层。最后,用 4 号丝线将切口缝合 1 针,无菌敷料包扎,胶布固定。术后注意保持切口处的清洁,择期换药,术后 7 天拆线。根据患者体质可半个月或 1 个月穴位结扎 1 次,连续 3 次为 1 疗程。

(5)穴位激光照射疗法:主穴通常取肺俞、膻中、定喘、天突。寒偏重者加合谷、至阳、关元;热偏重者加大椎、风门、孔最;痰多者加丰隆、足三里、脾俞;有瘀象者加血海、膈俞、三阴交;肺脾气虚者加脾俞、足三里、魄户、膏肓、胸段华佗夹脊、周荣、大包;脾肾两虚加肾俞、关元、脾俞、足三里、灵台、身柱。照射方法用医疗氦-氖激光器或 CO_2 激光器均可,每次选取 1～2 个主穴位和 2～3 个配穴。照射功率可根据激光器型号的不同选用 3～6mw 为宜。照射距离 5cm 左右,光斑直径为 1.5～2mm 左右,单穴照射时间 3～5 分钟,每周连续照射 5 次,休息两天后进行下一周的治疗,4 周为一疗程。

(6)中药穴位导入法:首先根据患者哮喘之临床分型(一般分为外感型、痰湿壅肺型、肺脾两虚型、肺肾两虚型、脾肾两虚型)进行辨证处方遣药。将选择好的处方药物用 600～800mL 水浸泡 30 分钟后先以武火煎开,继以文火再煎 15 分钟,滤出药液 250mL。把两次所煎好的药液充分混合后,平均分开置于两个容器内。然后,将预先制备好的 2 块 10cm×15cm 大小、0.5cm 厚的纱布垫(儿童使用时,垫子尺寸可适当缩小),分别浸入两个有药液的容器内,备用。连接好穴位导入治疗仪,将浸有适宜温度药液的药垫,一个平置于以第四胸椎水平为中心的平面上,使肺俞(双)、魄户(双)、厥阴俞(双)、膏肓(双)各穴均被覆盖;另一个药垫平置于以第一胸椎水平为中心的平面上,使定喘(双)、百劳(双)、大杼(双)各穴位均被覆盖(注意勿使两药垫相接触)。然后,在预置好的两个药垫上,分别放置配备的比药垫尺寸略小的铅板,再在其上压置 500g 重的砂袋或袋装食盐。最后,将阴阳极导线板分别联结到两块铅板的接线柱上(阴阳板与哪块铅板联结没有严格的要求),接通电源,调节电流控制开关,使刺激达到患者感到适宜的强度。治疗时间通常为 30 分钟,治疗结束后让患者静卧 5 分钟后再坐起、行走。每天治疗 1 次,10 次为 1 疗程,疗程之间间隔 3 天。

需要说明的是:穴位注射、穴位割治、激光照射等治疗方法,适宜于急性发作期轻、中度患者的施治;慢性持续期、缓解期亦可实施。

(二)临床缓解期治疗

所谓缓解期,系指经过治疗或未经治疗症状、体征消失,肺功能恢复到急性发作前水平,并维持 4 周以上者。

而当患者处于缓解期,甚至临床根本无症状、体征可辨者,此时是否需要中医药治疗?

我们在临床实践中观察到,本病急性发作时咳逆喘气,哮鸣有声,而黏痰一经咯出,则病情常可迅速缓解。由此说明宿痰停伏于体内,遇某种诱因(如感受风寒或风温、劳倦、食用某些致敏食物等)而触发,是急性发作期的基本病因病理。然宿痰内伏则与病者先天禀赋不足、肾之阳气亏虚密切相关。肾阳乃机体阳气之根,总司气化,又可摄纳肺所吸入之清气。若阳虚则温化失常,脾肺水津不布,继而化痰生饮,伏留于体内,遇感而诱发哮喘。由于先天不足,故大多自幼发病;随着年龄的增长,肾中精气渐充,部分患者可逐渐自行痊愈;反复发病,肾虚更甚,摄纳失常,故时至成年,则较难治愈;病程日久,每致阴阳俱虚。因此可以认为,肾虚是发病之本,临证治疗时,无论是慢性持续期还是急性发作期,即便痰浊内盛,哮喘严重,笔者亦主张适当选用益肾温阳纳气之品,以提高临床疗效。

而当患者处于缓解期或似于常人,无症状体征可辨;或表现为程度轻重不等的肺脾肾虚损之象。肺气虚则每见声低气怯、动则尤甚或自汗、易感冒;脾气虚,运化失常而出现食少便溏,形瘦无华;肾中阳气不足则可见腰膝酸软,畏寒肢冷,脉沉迟无力等候。三脏俱虚为其本,其中肾虚为发病之关键。这是因为久病哮喘,肺脾气虚,日久必穷及肾,致使摄纳无权;或肾阳素亏,无以温补脾肺,势必形成肺脾肾阳气俱虚之证。即便患者无任何临床症状体征可辨,但仍存在有一定的"潜在肾虚",只是没有显现出来罢了。

国内各地中西医结合研究表明,本病肾虚(主要为肾阳虚)常贯穿于发生发展的全过程。大量研究结果证实:"肾虚"本质可从内分泌、细胞和分子水平以及生理生化指标的检测结果等方面得到部分证实,如患者的内环境、神经—内分泌系统异常,表现为下丘脑-垂体-肾上腺皮质功能不全,尿中17-羟皮质类固醇及17-酮类固醇含量低于正常人,周围血液中血浆皮质醇水平低下等,而用补肾阳为主的方药治疗后,可以改变上述有关指标,从而进一步从中西医结合角度支持"肾虚"说。

1.辨证论治

(1)脾肺气虚

主症:咳嗽短气,痰液清稀,面色㿠白,自汗畏风,食少,纳呆,便溏,舌淡边有齿痕,苔白,脉濡弱。

治法:健脾益气,培土生金。

方药:玉屏风散合四君子汤加味。黄芪30g,党参15g,白术、茯苓、补骨脂、淫羊藿、当归、丹参、炙甘草各12g,山药20g,五味子9g。诸药同用,健脾益气,培土生金为主,兼益肾纳气,活血化瘀。若表虚自汗加大枣5枚,浮小麦30g,无效加制附片6~10g,龙骨、牡蛎各30g;食少腹胀、痰多者加半夏、陈皮、前胡各10g。平时可常服六君子丸或资生丸益肺健脾。

(2)肺肾两虚

主症:咳嗽短气,自汗畏风,动则加重,腰膝酸软,脑转耳鸣,盗汗遗精,舌淡脉弱。

治法:益气温阳,肺肾双补。

方药:用四君子汤合固本防喘汤加减。熟地、党参20g,白术、茯苓、补骨脂、巴戟天、淫羊藿、丹参、川芎各15g,当归、半夏各12g,黄芪30g,菟丝子18g。全方同用,补肾为主,兼顾肺脾及活血化瘀。咳嗽气喘者,加白芥子、炙麻黄、苏子、地龙各10g;平时常服金匮肾气丸、六君子丸或补肾防哮丸以培其根本。

以上方药,每日1剂,缓解期可长期服药,以增强体质,预防哮喘复发。

2.特色专方

临床缓解期采用补肾为主的治法,对于预防本病的反复发作或进行性加重更具有重要意义。原则上,选方用药须结合本病病机特点,重在益肾温阳,且又当兼顾补脾益肺、活血化瘀、祛除内伏之痰。以下几首笔者常用经验方剂,各具特色,临证时可酌情选用之。

(1)固本防喘胶囊:本方系近年来总结的一防治支气管哮喘的有效经验方。药由黄芪、雄蜂蛹、淫羊藿(仙灵脾)、太子参、补骨脂、菟丝子、附片、法夏、巴戟天、丹参等药组成,经提取研粉制成胶囊,每粒0.5g,相当于生药3.6g。该方既适用于成人,又尤其适用于儿童(特别是伴有反复呼吸道感染的病儿),2岁以下每次服1粒,随年龄增长逐渐加大剂量,至14岁左右可服5粒,3次/日,连服3~6个月为1个疗程(宜于8、9月份开始服用)。近年已广泛运用于成人,疗效亦好。

本方功可补肾温阳、健脾益肺、化瘀活血,兼祛伏痰,平喘止咳。颇合咳喘诸病病机。临床用于防治支气管哮喘,以及慢性支气管炎、肺气肿、肺心病等。尤适合于缓解期服用;发病期间亦可服之。

若无成药,亦可用固本防喘胶囊加减,即固本防喘汤:北芪、菟丝子各30g,白术、太子参、补骨脂、巴戟天、淫羊藿、丹参、川芎各15g,法夏、黄芩、附片、桂枝各10g。并可随证略做加减,水煎服,每日1剂。疗程视病情而定。一般每年服药2～3个月。连续或间断服药。

(2)补肾防哮丸:补骨脂、淫羊藿、巴戟天、熟地、山萸肉、菟丝子、丹参、白术各30g,黄芪、当归各60g,五味子、附片各15g,法半夏、胆南星各20g,胎盘1具。按比例研粉,炼蜜为丸(或泛水为丸)。每日早晚各服9g(小儿酌减)。本方重在培补先天,温肾壮阳,以增强抗病能力;兼顾补益脾肺之气,培养后天,以杜绝生痰之源;同时选用法半夏、胆南星等祛除内伏之痰;久患者络,故用当归、丹参活血化瘀。综观全方,颇合本病缓解期病机特点。用诸临床,有效率在82%～95%之间(发作次数逐渐减少,发作时症状明显减轻,部分患者逐渐停止发作)。对于季节性发作者,宜于好发季节前2个月左右开始连服3～6个月;常年性发作者,可于喘止后(亦可于立秋后)连服3～6个月。可连服3～5年,以病情稳定不复发为度(发作期间亦可服之)。

补肾防哮丸、固本防喘胶囊是笔者借鉴全国各地经验并经临床观察总结而研制的,该方药具有补肾温阳、益气健脾、敛汗固表、兼祛伏痰、活血化瘀等多种功效,对控制哮喘复发具有良好效果。如前所述,支气管哮喘(包括慢性支气管炎)患者大都存在下丘脑-垂体-肾上腺皮质功能不全,免疫功能失调等。经服固本防喘胶囊等方后,内分泌功能得到改善,免疫功能明显增强(血清免疫球蛋白、补体C3、LTT、E－RFT均较治疗前有显著性提高)。临床发现,儿童长期坚持服用固本防喘胶囊后,体质明显好转,感冒次数明显减少,哮喘发作次数逐渐减少,直至完全消除。

(3)河车大造丸(成药):亦有较好的疗效。每次服10g(小儿酌减),3次/日。服法可参考"补肾防哮丸"。本方适用于"肾中阴阳俱虚者"。

(4)健脾温肾膏:黄芪、党参各300g,茯苓、白术、谷芽、麦芽、白果仁、淮山药各150g,麻黄100g,细辛60g,陈皮90g,菟丝子、仙茅、淫羊藿、补骨脂、女贞子、枸杞子各120g,蛤蚧2对。随症加减。水浸12小时后,取3次滤液,浓缩至2～2.5L,若血虚加阿胶300～400g,气阴两虚加龟板胶100～150g,冰糖0.5～1kg,炼制成膏备用。每年冬至开始,用1匙/次,日2～3次冲服。可连续或间断用1～2年。

(5)补肾防喘片(温阳片):补肾防喘片含附片、生地、熟地各6g,山药、淫羊藿、补骨脂、菟丝子各9g,陈皮1.5g;另滋阴片含生地、熟地、天冬各6g,山药、黄精各9g,女贞子15g,陈皮1.5g。两方均按比例制成浸膏片,每1剂可服用两天(其中补肾防喘片已制成成药)。根据季节性发作患者易于10月左右复发的特点,从8月初就开始服药,至10月底止,共3个月左右,连服3～5年。免疫学研究发现:温阳片能抑制血清IgE的季节性升高,提高抑制性T细胞(TS)功能,同步观察治疗前后TS和血清IgE的相关变化,发现温阳片组IgE与TS治疗前后呈明显负相关(γ-0.440,$P<0.05$),对照组则无明显直线相关。提示温阳片可能通过免疫调节而发挥预防复发作用。临床证实,长期坚持服用,对本病有较显著疗效,患者发作次数明显减少甚至极少再发,发作时症状渐见减轻,且无毒副作用。

(6)固肺益肾丹:胎盘粉、黄芪各3份,淫羊藿、巴戟天、蛇床子、胆南星、半夏、茯苓、白术各2份,防风、桂枝、白芍、陈皮各1份。共研细末,装0号胶囊。每次6粒,每日3次口服。连服3～5个月以防治本病的复发。用于缓解期肺脾肾俱虚,夹有痰湿的哮喘患者。

(7)玉屏风散剂:黄芪 30g,白术 20g,防风 10g,当归 12g,赤芍 18g,陈皮 6g。按上药比例配为散剂,每日服 6～9g,每日 2 次,用适量蜂蜜调服及温开水送服。在发病季节前 2～3 个月开始预防性服药。常年发病者可与其他药物同时服用,服药时间适当延长。有补肺固表、扶正祛邪作用,可有效防治支气管哮喘发作。

在选择上述方药时,临床上尚有如下几个问题需要说明一下:

①可供我们运用的益肾温阳益气之品甚多,而用于哮喘的防治宜选用哪些药物更为适宜,临床上通过反复筛选,发现淫羊藿(仙灵脾)、巴戟天、补骨脂、黄芪、菟丝子等当为首选药物,不仅疗效较好,且无毒副作用;又如雄蜂蛹亦不失为防治本病的有效药物之一,特别对于儿童,疗效显著。支气管哮喘是一种反复发作、寒热并存、虚实夹杂的慢性疾病,若选用过于温燥之品(如附片),久服之必然容易伤津耗气(小儿更是如此),反对病情不利。故附片、干姜之类,一般较少用之;即便使用,量亦应小。

②我们强调,补肾温阳在防治支气管哮喘过程中虽具有积极作用,但并不意味着只是一味地温肾而不配合其他治法。须知机体内阴阳是时刻保持着相对平衡协调状态的,由于阴阳互根的原理,补阳时亦应适当滋阴,以"阴中求阳",即可使"阴平阳秘",故每于方中选用熟地、山萸肉诸药,原因即在于此。另外,缓解期肺脾肾俱虚,只不过是以肾虚最为关键罢了。温肾壮阳固然重要,益气健脾补肺亦不可少。近年来,各地多次报道黄芪、太子参等药对调整机体免疫功能有良好作用,尤其是黄芪一味,大量用之,药专力宏,疗效肯定,且无毒副作用。脾气充足,化生卫气,即可增强抗病能力,减少感冒发生,从而减少哮喘的复发。此即所谓"补后天即所以补先天",自然有利于提高本病的防治效果。

③对于部分激素依赖型患者,由于大都表现为肾中阴阳两虚,故宜阴阳双补,每用六味地黄汤为主,加用补骨脂、淫羊藿、黄芪、女贞子、旱莲草等味,煎汤或炼蜜为丸内服。如能坚持服药,部分患者可减少激素用量乃至逐渐撤除激素。国内近代名医姜春华先生时以本方法防治激素依赖型哮喘,颇有效验。

④由于久病每易"入络",常使血瘀之征显现,故缓解期患者坚持服用活血化瘀之品亦是近年来颇受关注的中医治法之一。常用药物如丹参、当归、川芎、三七、桃仁、红花,以及虫类药如全蝎、蜈蚣、僵蚕等味,临床每常选用。通过活血化瘀之法,使瘀血渐消。实践证明,合理选用活血化瘀法有利于提高临床的疗效。

⑤控制哮喘的反复发作,除了上述药物之外,我们还特别强调:a.做到防早、防小(指幼年阶段一有此病,即应及时综合防治);b.过敏患者应尽可能找出致敏原,避免再次接触。如儿童易对蛋类、牛奶、鱼虾等产生过敏,当少食或禁食之;对药物、花粉、油漆、涂料、工业粉尘等易过敏者,应尽可能减少接触;c.及时治疗过敏性鼻炎、荨麻疹、湿疹、慢性咽炎等病,以消除可能引起哮喘反复发作的隐性病灶;d.平时应注意加强体育锻炼,消除有害气体、烟雾的刺激,及时防治上呼吸道感染。只有这样,才有可能有效地控制本病的反复发作。

3.穴位敷贴

夏季中药穴位敷贴是哮喘缓解期颇具中医特色的防治方法,近 30 余年来临床上广泛受到关注(亦有配合冬季进行敷贴者),实践证明本方法具有较显著的预防复发的效果。

(1)冬病夏治消喘膏:白芥子、延胡索各 21g,甘遂、细辛各 12g,共研末(此为 1 人 1 年的用量),于夏季三伏天开始使用。每次以 1/3 药末,加生姜汁调成稠膏状,分摊于 6 块直径约 5cm 的油纸或塑料布上,贴于背部肺俞、心俞、膈俞(均为双侧)穴上,后用胶布固定;贴 4～6 小时。每隔 10 天贴 1 次,于初伏、中伏、晚伏各 1 次,共 3 次。连贴 3～5 年。宜晴天中午前后贴,阴雨天贴效果欠佳。贴药后不宜过多活动。本法对喘息型慢性支气管炎、支气管哮喘有良好的防发作用,疗效随贴药年限的延长而逐渐提高。敷贴前后的皮泡液巨噬细胞吞噬能力、皮泡液中 IgA、IgG 含量和淋巴细胞转化率等测定表明,本法能增强机体非特异性免疫功能;贴药后血中嗜酸性粒细胞明显减少,说明可降低机体的过敏状态;血浆皮质醇有非常显著的提高,说明本法能使下丘脑-垂体-肾上腺皮质系统功能得到改善。

亦可先在肺俞、心俞、膈俞等穴位上拔罐 5～10 分钟,后将本膏或用参术白芥散(白芥子、细辛、甘遂、吴茱萸、苍术、青木香、川芎、雄黄、丁香、肉桂、皂角各等份,红参 1/10 量,麝香、冰片适量,共研细末,上药每 10g 加海龙 1 条研末。密封备用)于入伏、数九各敷贴 3 次,方法同上方。1 年 6 次为 1 疗程,连续贴穴 3 个疗程以上。

(2)麻芥玄辛膏:麻黄 20g,白芥子 20g,延胡索 18g,细辛 10g,甘草 20g,麝香少许。经过提取有效成分按现代技术精制成膏药类剂型,规格为 3.5cm×3.5cm 每贴,含生药 1.5g,进行敷贴治疗。①取穴:胸及背部两侧对称的心俞、肺俞、膈俞、肾俞、脾俞及风门、大椎、定喘、天突、膻中等穴位交替使用。②贴药时间:夏季组在初、中、末伏的第 1 天各贴 1 次。冬季组在任何时间均可贴治,10 天 1 次,贴 3 次为 1 疗程,每次根据患者耐受程度贴药 3～8 小时,每穴 1 贴。冬季注意保暖,防止治疗期间感冒而使哮喘发作加重。连续治疗 3 个疗程后进行统计,分析疗效。根据中医传统"冬病夏治"的原理,分组观察不同季节与不同证型的支气管哮喘者的防治效果。

(3)菟丝敷贴膏:菟丝子 120g,杜仲 100g,白芥子、僵蚕、延胡索各 30g,甘遂、细辛各 10g。上药以芝麻油、红丹研制成膏,每膏 2cm×2cm 左右,贴于肺俞、膏肓俞、大椎 3 个穴位。若发病季节比较明显,在发作前 1 月开始贴敷,若没有明显的季节性,可贴 2 个月为 1 个疗程。若皮肤对膏药敏感有反应可间歇 3 天再贴,每张贴 3 天。治疗期间禁食一切辛辣油腻物。诸药合用意在补肾阳兼化伏痰解痉。在取穴上,肺俞主治咳嗽、哮喘;膏肓俞主治虚劳、咳嗽、哮喘、咯血;大椎主治咳嗽。本法应用对于预防控制和治疗支气管哮喘有良好的作用。临床应用时,偶有贴敷部位出现充血及痒感,一般无全身症状,于停用贴膏 3 天后症状消失或减轻,仍可继续贴敷。

关于敷贴疗法及药物,各地报道甚多。如杨氏等用白芥子、洋金花、甘遂、细辛为主,另分别加入砒霜、麝香与安息香组方制成泥丸,选患者双侧肺俞、心俞、膈俞针刺后以伤湿止痛膏进行穴位固定,于初、中、末伏第 1 天各贴药 1 次,3 次为 1 疗程。另有学者采用指针配合穴位外敷贴药(白芥子 20g,甘遂、细辛各 15g,延胡索 25g,干姜 10g,研末用鲜姜汁调成梧桐子大药丸),亦取得满意效果。另有人认为贴敷药有寒热之分,寒型用白芥子、地龙、细辛各 20g,延胡索、甘遂各 20g,冰片、樟脑各 10g,麝香 1g,附子 60g 组方;热型用上方去附子加天竺黄 60g。共研细末,鲜姜汁调糊制饼贴穴。

4.针灸疗法

取穴足三里、三阴交、肺俞、脾俞等穴,常规针法或灸法,有增强体质、预防支气管哮喘、

COPD 等病复发的效果。

5.其他特色疗法

(1)穴位按摩:常用砒椒散(白砒 1.5g,白胡椒 9g,研末)用四层纱布包好,酒精适量浸渍散药使之微湿润,取少许作按摩用。取穴:①肺俞(双)、膻中;②大椎、天突。1 天 1 组,交替按摩。上药可供 1 人用 10～15 天。初伏开始,连按 3 个月;每穴不超过 30 秒钟;皮肤出现小水疱,涂龙胆紫数次即愈。

(2)穴位封闭:取天府、足三里穴。用黄芪注射液(每 2mL 相当于生药 4g),每周 1 次。第 1 周注射右天府及左足三里穴,每穴 1mL;第 2 周后左右交替注射,于缓解期连续注射 34～38 针次为 1 疗程,连续 3 年注射 3 个疗程。本方法主要用于小儿支气管哮喘的防治(亦可加大剂量用于成人)。治疗前后的淋巴细胞转换率及血嗜酸性粒细胞绝对值的对比,说明本法确有提高机体细胞免疫功能和降低患儿过敏的作用。同时用本法与 5% 胎盘球蛋白注射液作对照观察(方法相同),结果黄芪注射液优于胎盘球蛋白注射液($P < 0.05$)。

(3)穴位药线植入:治疗方法:将 1 号铬制羊肠线与稀莶草共煮 30 分钟制成药线,冷却后剪成 0.5cm 长供治疗组使用。将 1 号铬制羊肠线用清水煮沸,冷却后剪成 0.5cm 长供对照组使用。取膻中穴常规消毒铺巾后,在穴位上普鲁卡因浸润局麻,用手术刀作大约 1cm 长切口,血管钳剥离周围组织,经过浅筋膜达到肌层敏感区,穴位按摩 1～2 分钟,将适量的药线(治疗组)或羊肠线(对照组)置于切口内,然后缝合 1 针即可,盖上消毒纱布,5～7 天后拆线,每月埋线 1 次,连续 3 个月,共埋线 3 次。

(4)耳针:缓解期可以作耳穴平喘、肺、肾、内分泌、皮质下、交感、神门及敏感点埋针,配合其他治疗,常有较好的疗效。

(5)穴位熏灸:先用七星针在心俞、肺俞、定喘、大椎等穴上敲打后,再以 2 分厚的鲜姜片贴在穴位上,进行隔姜艾条熏灸,每穴 3 壮。疗程可参照"穴位按摩"。

临床上可视情选用上述方法 1～2 种,并配合方药内服及饮食调护等综合疗法,常可获得较好疗效。

第三节　支气管扩张症

一、中医病因病机

本病主因素体正气不足,复感外邪所致或因脾肺气虚,津液不得转运敷布,致使痰湿内蕴,阻遏气道而发病。

(一)外邪侵袭

外邪入侵,以风寒、风热之邪为主。寒邪郁肺,化热生火或风热之邪,均可灼伤肺络,蒸液为痰,痰阻气道,致肺气上逆,而出现咳嗽、咯大量脓痰和(或)咯血。

(二)正气不足

先天禀赋不足或肺脾两虚。脾虚失运,水湿聚而为痰,上升于肺;肺虚卫外不固,易感外邪,肺虚宣发失司,气不布津,又因驱邪无力,致外邪反复入侵,迁延日久而致本病。

(三)痰瘀互结

肺脾亏虚,生成痰湿,加之久患者络,致血脉瘀阻,痰瘀互结,导致本病迁延不愈。在晚期易见变证迭起,出现气喘、虚劳等证。

本病病位在肺,而痰湿、火热、瘀血是主要病理因素。外邪的侵入与机体正气的虚损相关。由于本病常与幼年麻疹、百日咳或体虚之时感受外邪有关,因正气虚损,致痰湿留伏于肺,若再次感受外邪或肝火犯肺,引动内伏之痰湿,致肺气上逆而出现咳嗽、咯吐脓痰;热伤血络,则见痰中带血或大咯血;久病入络或离经之血不散而形成瘀血,又可成为新的致病因素。本病从邪热犯肺到形成肺络损伤,是一个慢性渐进过程,因此,该病的病理性质为本虚标实、虚实夹杂,主要以肺脾两虚为本,外邪侵袭为标。本病初起时病位在肺,继之可渐及肝脾,久之可累及心肾,导致病情反复发作,迁延难愈,使正气日渐耗损,因此晚期易见喘促、虚劳等变证。

二、临床表现

(一)主要症状

1.慢性咳嗽、咳大量脓痰

咳嗽是支气管扩张症最常见的症状($>90\%$),且多伴有咳痰($75\%\sim100\%$),痰液可为黏液性、黏液脓性或脓性。合并感染时咳嗽和咳痰量明显增多,可呈黄绿色脓痰,重症患者痰量可达每日数百毫升。引起感染的常见病原体为铜绿假单胞菌、金黄色葡萄球菌、流感嗜血杆菌、肺炎链球菌和卡他莫拉菌等。

2.呼吸困难

$72\%\sim83\%$患者伴有呼吸困难,这与支管扩张的严重程度相关,且与FEV_1下降及高分辨率CT显示的支气管扩张程度及痰量相关。

3.咯血

$50\%\sim70\%$的患者有反复咯血,咯血量差异大,可仅有痰中带血或有大量咯血,有时咯血量与病情严重程度、病变范围不一致。有部分患者以反复咯血为唯一症状,临床上称为"干性支气管扩张",病变多位于引流良好的上叶支气管,约三分之一的患者可出现非胸膜性胸痛。

4.反复肺部感染

由于扩张的支气管清除分泌物的功能丧失,引流差,易于在同一肺段反复发生肺炎并迁延不愈。患者可出现发热、食欲减退、贫血、乏力、消瘦、焦虑等,严重者可出现气促与发绀。

(二)体征

早期或干性支气管扩张症患者可无异常体征,病变重或继发感染时下胸部、背部可听到固定而持久的局限性粗湿啰音,有时可闻及哮鸣音。随着并发症如支气管肺炎、肺纤维化、胸膜增厚、肺气肿等的发生,可有相应体征。病变严重尤其是有慢性缺氧、肺源性心脏病和右心衰竭的患者可出现杵状指。并发肺气肿、肺心病等有相应的体征。

三、诊断与鉴别诊断

(一)诊断

对有反复、持久性咳嗽,咯大量脓痰,反复咯血,肺部同一部位反复感染等病史,胸部闻及固定而持久的局限性湿啰音及杵状指（趾）等体征，以及儿童时期有诱发支气管扩张的呼吸道感染或全身性疾病病史者，一般临床可做出初步诊断。可进一步通过胸部 X 线、支气管造影和胸部 CT（尤其是 HRCT）明确诊断。

（二）鉴别诊断

主要需与慢性支气管炎、肺脓肿、肺结核、先天性肺囊肿、支气管肺癌和弥散性泛细支气管炎等鉴别，仔细分析病史和临床表现，以及参考胸片、HRCT、纤维支气管镜和支气管造影的特征常可做出明确的鉴别诊断。

1.慢性支气管炎

多发生在中年以上的患者，在气候多变的冬春季节咳嗽、咳痰明显，多为白色黏液痰，感染急性发作时可出现脓性痰，但无反复咯血史。听诊双肺可闻及散在干湿啰音。

2.肺脓肿

起病急，高热，咳嗽，咳大量脓臭痰；X 线检查可见局部浓密炎症阴影，内有空腔液平。急性肺脓肿经有效抗生素治疗后，炎症可完全吸收消退。若为慢性肺脓肿则以往多有急性肺脓肿的病史。

3.肺结核

常有低热、盗汗、乏力、消瘦等结核毒性症状，干湿啰音多位于上肺局部，X 线胸片和痰结核菌检查有助于诊断。

4.先天性肺囊肿

X 线检查可见多个边界纤细的圆形或椭圆形阴影，壁较薄，周围组织无炎症浸润。胸部 CT 检查和支气管造影可助诊断。

5.弥散性泛细支气管炎

慢性咳嗽，咳痰，活动时呼吸困难，常伴有慢性鼻窦炎，胸片和胸部 CT 显示弥漫分布的小结节影，大环内酯类抗生素治疗有效。

另外，支气管扩张症引起的咯血需与吐血鉴别。咯血是血由肺来，经气道随咳嗽而出，血色多为鲜红，常混有痰液，咯血之前多有咳嗽、胸闷、喉痒等症状，大量咯血后，可见痰中带血数天，大便一般不呈黑色。吐血是血自胃而来，经呕吐而出，血色紫暗，常夹有食物残渣，吐血之前多有胃脘不适或胃痛、恶心等症状，吐血之后无痰中带血，但大便多呈黑色。

四、中医治疗

关于肺痈的病因病机，近年来中医界进行了深入而有意义的研究。本病的发生，虽病位在肺，但是不可忽视肺以外因素的影响。如肺系（鼻、咽、喉、鼻窍）、肝、肾、胃等疾病。依临床表现可分为发作期和迁延期两个阶段，急性期以咳大量脓性痰、咯血为主要症状或伴发热、胸痛、喘促等表现。迁延期的主要临床表现为咳嗽，咳脓痰，以及机体正气不足的一系列表现。宜分期进行辨证论治。急性期以祛邪为主，急则治其标，采用清热解毒、化痰排脓，邪去正安。迁延期，正虚邪恋，虚实夹杂，宜清热排脓为主，佐以扶正。

（一）辨证论治

辨证首先区分急性期及迁延期；其次掌握肺、脾、肾、胃的相互关系，掌握肺与肺系的相互影响;再次辨虚实,实证多为痰浊、痰热、痰瘀;虚证多为肺虚、脾虚、肾虚。

1.急性期的治疗

(1)痰热伤肺

主症:咳嗽、咯大量脓样黄白色稠痰,其气味或腥臭;咯血或痰中带血,口干,口渴,可伴发热恶寒,胸痛,大便结,小便黄。

治法:清肺泻火,凉血止血。

方药:清肺止血汤加减。生地黄15g,牡丹皮15g,仙鹤草30g,苇茎15g,鱼腥草30g,桑白皮15g,杏仁12g,桔梗15g。本方以生地黄、牡丹皮、仙鹤草清热凉血止血,佐以苇茎、鱼腥草清肺泻火;桑白皮、杏仁、桔梗宣肺涤痰。全方合用可收清泻肺热,凉血止血之效。热盛加黄连12g、黄芩15g以清肺泄热;痰多加瓜蒌20g,胆南星12g,冬瓜仁20g以清热化痰;大便秘结不通加大黄10g泄热通腑;血色瘀黯、缠绵不止加三七末1.5g止血。

(2)肝火犯肺

主症:咳嗽、咯黄色脓痰、咯血、烦躁易怒、胸胁疼痛、口干、口苦、舌质红、舌苔薄黄干、脉弦数。

治法:清肝泻火止血。

方药:清肝止血汤加减。生地黄15g,牡丹皮15g,龙胆草15g,栀子12g,桑白皮15g,杏仁15g,生蒲黄10g,仙鹤草30g。龙胆草、栀子清肝泻火为主药,生地黄、牡丹皮、生蒲黄、仙鹤草凉血止血,佐以桑白皮、杏仁宣肺化痰。全方合用可收清泻肝火,凉血之效。胸胁痛明显者加柴胡12g、桃仁10g疏肝理气化瘀以止痛;痰多加浙贝母15g、瓜蒌皮15g清热涤痰。

(3)相火灼金

主症:咳嗽咳痰或干咳无痰、痰中带血或反复咯血、口干咽燥、潮热盗汗、面赤颧红、舌质红少苔或无苔、脉细数。

治法:滋阴清热、凉血止血。

方药:滋阴止血汤加减。生地黄15g,牡丹皮15g,玄参15g,黄柏12g,知母12g,仙鹤草30g,川贝末3g(冲服),阿胶12g(烊化)。生地黄、玄参、牡丹皮、仙鹤草,滋养肾阴,凉血止血;佐以知母、黄柏清热养阴;川贝母、阿胶清热养阴并助止血。全方合用可收滋阴泻火,凉血止血之效;痰多加枇杷叶12g、天花粉15g加强清热化痰;反复咯血,加生蒲黄15g、白茅根15g养阴止血;舌润津伤以生藕汁代茶徐徐咽下,有清热生津止血之效。

(4)气不摄血

主症:痰中带血或咳吐纯血。面色无华,神疲乏力,头晕目眩,耳鸣心悸或肢冷畏寒,冷汗淋漓。舌质淡,脉虚细或虚数或芤。

治法:益气温阳摄血。

方药:拯阳理劳汤加减。人参6g(另炖兑服),黄芪20g,白术10g,当归10g,陈皮10g,肉桂3g,仙鹤草30g,白及10g,阿胶珠10g,三七末3g(冲服),甘草6g。人参、黄芪、白术、肉桂、甘草益气温阳;仙鹤草、白及、阿胶珠、三七粉止血;当归、陈皮行气活血,使止血而不留瘀。全方合用可收益气摄血,收敛之效。无寒象者去肉桂。

(5)气阴亏虚

主症:呛咳少痰,痰中带血,气短神倦,自汗,口燥咽干或有潮热,手足心热,脉细数无力。

治法:益气救阴,敛肺止血。

方药:生脉散加减。人参10g(另炖),麦门冬20g,五味子9g。人参大补元气,麦门冬养阴润肺,益气生津,五味子敛肺生津,聚耗散之气。全方合用可收益气养阴之效。若病情急危,应急用生脉注射液30mL加入50%葡萄糖液20mL静脉推注。病情危重者,可加用生脉注射液加入10%葡萄糖注射液中静脉滴注。以敛阴固脱。

(6)血脱亡阳

主症:面色苍白,四肢厥冷,大汗淋漓,甚至昏矇,鼻息微弱,舌质淡,脉数细无力。

治法:益气回阳固脱。

方药:独参汤或参附汤。吉林参30g(另炖)。或加制附子15g。吉林参大补元气,益气固脱,此时可谓"有形之血不能速生,而无形之气所当急固",用于气随血脱之危症;制附子温肾壮阳,祛寒救逆。全方合用可收益气回阳固脱之效。若病情急危,应急用生脉注射液、参附注射液各10~30mL,分别加入50%葡萄糖注射液20mL中静脉推注或加入10%葡萄糖注射液中静滴。

2.迁延期的治疗

(1)痰浊阻肺

主症:长期反复咳嗽、咯大量脓痰、痰色虽黄白黏稠,但易咯出,尤以午间或变换体位后咳痰更多;气促、气紧,痰咯出后咳喘可以减轻,舌质红,苔白厚腻,脉滑。

治法:祛痰止咳平喘。

方药:支扩涤痰汤。鱼腥草30g,前胡12g,杏仁12g,浙贝母12g,冬瓜仁15g,薏苡仁15g,炙麻黄9g,桔梗15g,法半夏12g,瓜蒌仁12g。本方以杏仁、冬瓜仁、薏苡仁、桔梗涤痰宣肺,佐以鱼腥草、前胡、浙贝母清肺化痰;炙麻黄、法半夏宣肺化痰平喘。全方合用可收涤痰平喘之效。若湿痰化热加黄连6g、黄芩15g、青天葵15g以加强清解肺热;痰黄稠难咯出加桑白皮12g、葶苈15g、煅礞石8g宣肺化痰。

(2)肺脾两虚

主症:反复咳嗽,咳痰量多,痰稀白或带泡沫,气短、少气懒言,胃纳不佳,形体消瘦,易患伤风感冒,舌质淡红,舌苔白润,脉细弱。

治法:益气健脾,祛痰止咳。

方药:三六汤。党参30g,茯苓12g,白术12g,黄芪30g,法半夏12g,陈皮9g,白芥子9g,莱菔子12g,紫苏子12g,炙甘草6g。本方以党参、茯苓、白术、加黄芪培土生金,补益肺气,佐以白芥子、莱菔子、苏子蠲除顽痰、顺气降逆。全方合用可收益气健脾,燥湿化痰之效。喘重加厚朴12g、白果10g以宽胸下气;兼伤风感冒,加防风10g、荆芥穗10g、柴胡12g以疏解风邪。

(3)痰伏肺系

主症:反复咳嗽,易感,咳痰黄稠或黄绿,尤以凌晨或卧位时痰多,可伴有鼻塞,鼻后滴流,喉鸣,咽痛或咽部异物感,舌红苔黄或白,脉滑或沉。

治法:清热化痰,宣肺利窍。

方药:清气化痰丸合苍耳子散。黄芩12g,胆南星6g,瓜蒌仁15g,陈皮12g,枳实6g,法半夏12g,茯苓9g,苍耳子6g,辛夷6g,白芷15g。本方以黄芩、胆南星、瓜蒌仁、法半夏清热化痰,陈皮、茯苓、枳实健脾理气,苍耳子、辛夷、白芷通窍排脓。咽痛可加木蝴蝶、玄参以利咽,痰稠可加苇茎、鱼腥草以加强清化痰热。

(二)特色专方

1.支扩稳定方

组成:桔梗10g、麦冬15g、黄芪20g、茯苓15g、薏苡仁30g、金荞麦30g、紫草15g、白及10g等,肺脾气虚证者加用党参、陈皮、白术等,气阴两虚证者加用南沙参、北沙参、生地黄等,痰热重者酌加蒲公英、黄芩、紫花地丁等。

2.益气护卫汤

生黄芪30g、防风10~15g、白术10~15g、桂枝10g、白芍10g、大枣6枚、生姜3片、炙甘草6g、仙茅10g、淫羊藿10~15g等组成,诸药共奏温阳益气、调和营卫、振奋真元之功效。若阳虚明显者,可将仙茅、淫羊藿易为补骨脂10~15g、胡芦巴10~15g,名为温阳护卫汤。本方适用于卫阳(气)虚弱型支气管扩张症,患者常见形寒肢冷、自汗畏风、不耐风寒、易伤风感冒等表现。

3.白鹤汤

白及、生山栀子、生地、杏仁、川贝各10g,黄芩15g,仙鹤草、桑白皮、地骨皮、花蕊石、黛蛤散(布包)各30g,生甘草3g,鲜藕汁30~60mL另服。若烦躁口干者加生石膏60g,知母10g,鲜芦根30g;中脘饱闷,大便秘结者加生大黄或全瓜蒌以通腑泄热,热去血止;若阴虚火旺,手足心烦热,口干不欲饮者加鳖甲、白薇;咯大量脓痰加鱼腥草60g。每日1剂,水煎2次,分三次饭前服,7天为1个疗程,一般治疗3个疗程。

4.支气管扩张咯血方

黄芩20g,栀子15g,生地30g,白茅根30g,三七粉5g(冲服)。每日1剂,水煎早晚分服。疗程一般为2周,最短者1周,视病情而定。辨证加味:燥热伤肺型,酌加桑叶、金银花、沙参、麦门冬、杏仁;痰热郁肺型,酌加桑白皮、生大黄、鱼腥草、川贝、瓜蒌;肝火犯肺型,酌加柴胡、龙胆草、郁金、丹皮;阴虚肺热型,酌加沙参、麦门冬、玄参、阿胶、黄芪、当归。

5.当归补血补络补管汤加味

当归、黄芪、生龙骨、生牡蛎、鱼腥草各30g,三七粉5g(冲服)、生赭石20g,山萸肉、黄芩各10g。每日1剂,水煎分3次服,每次200mL。

6.化瘀益气方

药物组成:茜草60g,丹参60g,桃仁30g,三七25g,党参100g,麦门冬100g,生地黄100g,百合100g,陈皮100g,诃子100g,海蛤壳100g,半夏60g,五味子30g,枸杞子80g,煅花蕊石120g,川贝母50g,青黛30g,阿胶150g,竹沥60mL,冰糖500g,蜂蜜500g。将上方前14味水煎2次混合后浓缩至2500mL,加入川贝母、三七、青黛、阿胶、竹沥,再煎30分钟,加入冰糖和蜂蜜收膏约300mL即成。每次20mL,每日3次徐徐服用,用以治疗支气管扩张症急性发作期,只要坚持服药,效果较好。

7.加味鱼旱蛋方

鲜鱼腥草 200g、旱莲草 100g、鸡蛋 4 个，重度咯血者加仙鹤草 50g、白及、白茅根各 25g、生地 15g；发热者加金银花 15g、黄芩 15g；兼咳嗽者加苏子 15g、百部 15g、尖贝 12g；肝火盛者加丹皮 15g、白芍 12g、郁金 12g。先将鲜鱼腥草、鸡蛋洗净，连根叶和鸡蛋放入锅内煮半小时后，将蛋取出，用筷将蛋壳打破，再放入锅内煮半小时，将药汁到入碗内，每日多次，每次 100mL 加适量红糖同服，1 周为 1 疗程。鸡蛋去壳后分早、晚各服 1 次，每次 2 个。

8.五白汤

白毛夏枯草 20g，白芍 12g，白及 15g，白蔹、白薇各 9g。每天 1 剂，加水 550mL，煎至 250mL，渣加水 350mL，煎至 150mL，分 2 次饱腹服。

9.加味黄连温胆汤

川黄连 6g、法半夏 8g、枳实 10g、陈皮 10g、竹茹 10g、茯苓 15g、金荞麦 20g、白及 10g、生甘草 10g，脓痰为主者加薏苡仁 15g、冬瓜仁 30g、苇茎 30g、桔梗 10g、桃仁 6g；咯血为主者加云南白药 1g(另行冲服)；胸痛者加郁金 10g；伴发热者加黄芩 10g、金银花 10g；每日 1 剂，10 日为 1 个疗程。

10.作者经验方

黄芩 10g，桑白皮 10g，生地 10g，全瓜蒌 10g，薏苡仁 10g，白茅根 20g，麦冬 10g，南沙参 10g，杏仁 10g，枳壳 10g，桔梗 5g，甘草 5g。治疗支气管扩张缓解期，以 1 周为一疗程，治疗 4 个疗程。

11.支扩方

黄芩、桑白皮、杏仁、枳壳、郁金、南沙参、麦冬各 10g，薏苡仁、冬瓜子、全瓜蒌、黛蛤散、丹参各 15g、白茅根 30g，万毅刚等报道此方具有清热化痰、凉血行瘀、养阴润肺之功，不仅有一定抗菌作用，还能抑制气道组织 IL-8、TNF-α 活性，降低炎症细胞数，抑制气道黏膜细胞脂质过氧化，减轻气道炎症反应。

(三)中药成药

1.紫地宁血散

每次 4g，每日 3 次，治疗支扩急性期引起的咯血。

2.化州橘红精

每次 30mL，每日 3 次，治疗支扩迁延期之痰浊阻肺。

3.金水宝胶囊

每次 3 粒，每日 3 次，治疗支扩迁延期之肺脾两虚证。

4.云南白药

每次 1g，每日 3 次，治疗支气管扩张并咯血。

(四)针灸疗法

取穴孔最、尺泽、内关、外关、膈俞、膻中。手法，辨虚实而采用补法或泻法。

(五)其他特色疗法

1.雾化吸入疗法

雾化吸入治疗法，柴氏用白及、五倍子液作雾化吸入治疗 46 例，总有效率为 90%，止血时间最长为 48 小时,陈氏用双麻贝雾化剂治疗支扩的痰阻气道证 100 例有效率达 91.2%。

2.穴位注射疗法

(1)鱼腥草注射液:4mL,双孔最穴注射,每穴 2mL,咯血时每天注射 2 次,3 次为 1 疗程,咯血停止后每天注射 1 次,剂量同上,巩固治疗 2～3 天。

(2)胎盘注射液:4mL,双肺俞穴注射,每穴 2mL,每日 1 次,15 天为 1 疗程。

(3)核酪注射液:主穴取肺俞、肾俞,配太溪、三阴交、尺泽。

(4)黄芪注射液:主穴取肺俞、脾俞,配足三里、大椎;益气健脾,适用于气虚痰湿型。

(5)丹参注射液:主穴取膈俞、肺俞,配血海、太渊。每组均双侧,每次取 2 穴穴注,余针刺,隔日 1 次,10 次为 1 疗程。1 疗程结束后休息 1 周,再进行第 2 疗程,连续治疗 6 个月。适用于气滞血瘀型。

3.自血疗法

选择肺俞、脾俞、丰隆、足三里 4 组穴位,每次选取 2 组穴位,抽取静脉血 4mL,分注于 2 组共 4 个穴位。每周 2 次,疗程 12 周。

4.外敷疗法

咯血贴由肉桂末 3g、冰片 3g、硫磺末 6g、大蒜粉 9g 组成。上药研匀后以蜂蜜适量调成膏状。如无大蒜粉,可用新鲜大蒜瓣去皮,约 9g,捣碎成泥状,兑入上药末,调匀,分成 2 等份置于透气医用胶黏带或医用胶布中间。洗足后,敷贴双侧涌泉穴。成人男性一般贴 6～8 小时,成人女性贴 4～6 小时,儿童贴 3 小时后揭去。该剂 2 次为一疗程,一般使用 1～2 个疗程获效。

5.局部灌注疗法

局部灌注黄芩液治疗操作方法:以利多卡因 20mL 加阿托品 0.5mg 雾化吸入局部麻醉,患者取仰卧位,将支气管镜经鼻腔插入至气管,边入镜边反复抽吸支气管内分泌物后,将插入端固定在支气管扩张处,每次用无菌生理盐水 20mL 注入,随即负压吸净灌洗液,可重复操作 5 次,然后将黄芩液 5mL 注入。对于双侧支气管扩张患者可每侧各注药 5mL,5 天 1 次,2 次为 1 个疗程。两组各行 1 个疗程治疗。

6.鼻腔冲洗法

0.9%氯化钠注射液 500mL,加入双黄连冻干粉针剂 1.8～2.4g,每日一次鼻腔冲洗,2～4 周为一疗程。适用于支气管扩张症同时伴有副鼻窦炎患者。可以有效控制副鼻窦炎,减少下呼吸道感染的机会。对控制气道慢性炎症,减少抗生素的使用也有积极作用。

临床上可视情选用上述方法 1～2 种,并配合方药内服及饮食调护等综合疗法,常可获得较好疗效。

第四节 肺炎

一、概述

肺炎是指终末气道、肺泡和肺间质的炎症,可由病原微生物(如细菌、病毒、真菌、支原体、衣原体、立克次体、寄生虫等)、理化因素(如放射线、化学)、免疫损伤、过敏及药物所致,是一种常见的呼吸道疾病,也是最常见的感染性疾病之一。据 WHO 统计全球人口死因顺序,急性呼吸道感染仅次于心血管疾病高居第二位。细菌性肺炎是最常见的肺炎,约占肺炎的 80%。在抗菌药物应用以前,细菌性肺炎对儿童及老年人的健康威胁极大,抗菌药物的出现及发展曾一度使肺炎病死率明显下降。但近年来,尽管应用强力的抗菌药物和有效的疫苗,肺炎总的病死率不再降低,甚至有所上升。其发病率和病死率高的原因与社会人口老龄化、吸烟、伴有基础疾病和免疫功能低下有关,如慢性阻塞性肺疾病、心力衰竭、肿瘤、糖尿病、尿毒症、神经疾病、药瘾、嗜酒、艾滋病、久病体衰、大型手术、应用免疫抑制剂和器官移植等;此外,亦与病原体变迁、医院获得性肺炎发病率增加、病原学诊断困难、不合理使用抗菌药物导致细菌耐药性增加等有关。

肺炎可按解剖、病因或患病环境加以分类。解剖分类可分为大叶性(肺泡性)肺炎、小叶性(支气管性)肺炎和间质性肺炎;病因分类可分为细菌性肺炎、非典型病原体所致肺炎、病毒性肺炎、真菌性肺炎、其他病原体所致肺炎和理化因素所致的肺炎;患病环境分类可分为社区获得性肺炎和医院获得性肺炎。社区获得性肺炎(CAP)是指在医院外罹患的感染性肺实质(含肺泡壁,即广义上的肺间质)炎症,包括具有明确潜伏期的病原体感染而在入院后潜伏期内发病的肺炎。医院获得性肺炎(HAP)亦称医院内肺炎(NP),是指患者入院时不存在,也不处于感染潜伏期,而于入院 48 小时后在医院(包括老年护理院、康复院)内发生的肺炎。医院获得性肺炎在病原学、流行病学和临床诊治上与社区获得性肺炎有显著不同。

中医学认为本病是由风热之邪引起的一种以肺系病变为中心的外感疾病,是肺热与风湿病的合称。临床以发热、咳嗽、胸痛等为主要临床表现。中医学称之为"风温肺热病",也可归属于"咳嗽""喘证""肺痈"等病证范畴。肺炎可发生于任何年龄阶段,幼儿、老年患者多见。火热之邪是肺炎的常见致病原因。病邪的侵入与机体正气不足相关,因此本病具有本虚标实、虚实夹杂的病性特点。先天禀赋不足,肺脾两虚是发生本病的根源。肺脾两虚,肺卫不固,易感外邪,又祛邪无力,遂致外邪反复入侵,迁延日久而成本病。外邪侵袭也是导致本病的外因。外邪以风寒、风热、疫毒之邪为主,邪蕴于肺,化热生火,灼伤肺络,煎熬肺津,而出现咳嗽、脓痰的症状。肝失调达,情志不和,郁怒伤肝,逆气化火,上逆犯肺,灼伤肺络而成咯血、咳嗽。久病肺弱,伤及肺阴或外邪袭肺,耗伤肺阴,阴虚不能制阳,则虚火内生,灼伤肺络而成本病。

二、中医病因病机

本病多由于劳倦过度,正气虚弱或寒温失调,起居不慎,卫外功能减弱,暴感外邪,病邪犯肺而发。顺传肺胃,逆传心包,变生诸证。邪在卫分、气分,病位多在上焦肺经,病机为邪犯于肺,肺气上逆。邪在营分、血分,病位多在上焦心包或涉及肝肾二脏。本病初期,多以实证为主或邪实正虚;后期多以正虚为主或正虚邪恋或虚实夹杂。

(一)病因

1.外感六淫

多因起居不慎,寒温失宜或过度疲劳,肺的卫外功能减退或失调,以致在天气冷热失常,气候突变的情况下,六淫之邪,从口鼻或皮毛而入,侵袭肺系或因吸入烟尘、异味气体,肺气被郁,肺失宣降。肺居上焦,为五脏之华盖,上连咽喉,开窍于鼻,外合皮毛,而主卫表。风热之邪侵袭人体,从口鼻或皮毛而入,首犯肺卫。邪犯肺卫,外而邪正相争,表现为发热恶寒;内而肺气不清,失于宣肃,则咳嗽、咯痰。故《河间六书·咳嗽论》谓:"寒、暑、燥、湿、风、火六气,皆令人咳。"病势不解,则卫表之邪入里而达气分或寒郁化热或邪热郁肺。肺热郁蒸,见高热烦渴、咳喘胸痛、咯痰带血;热邪蒸迫津液外泄,热盛伤津,而见面赤汗出、烦渴思饮等症,但病变重点始终在肺。

2.内邪干肺

内伤咳嗽总由脏腑功能失调、内邪干肺所致,可分其他脏腑病变涉及于肺和肺脏自病两端。他脏及肺者由于饮食不调,可因嗜烟好酒,烟酒辛温燥烈,熏灼肺胃;或因过食肥甘辛辣炙煿,酿湿生痰;或因平素脾运不健,饮食精微不归正化,变生痰浊,肺脉连胃,痰邪上干,乃生咳嗽;或由情志不遂,郁怒伤肝,肝失条达,气机不畅,日久气郁化火,因肝脉布胁而上注于肺,故气火循经犯肺,发为咳嗽。肺脏自病者,常因肺系疾病迁延不愈,阴伤气耗,肺的主气功能失常,以致肃降无权,肺气上逆作咳。

(二)病机

咳嗽的病变主脏在肺,与肝、脾有关,久则及肾。主要病机为邪犯于肺,肺气上逆。因肺主气,司呼吸,上连气道、喉咙,开窍于鼻,外合皮毛,内为五脏华盖,其气贯百脉而通他脏,不耐寒热,称为"娇脏",易受内外之邪侵袭而致宣肃失司。肺脏为了祛除病邪外达,以致肺气上逆,冲激声门而发为咳嗽。诚如《医学心悟》所说:"肺体属金,譬如钟然,钟非叩不鸣,风、寒、暑、湿、燥、火六淫之邪,自外击之则鸣,劳欲情志,饮食炙煿之火,自内攻之则亦鸣。"《医学三字经·咳嗽》亦说:"肺为脏腑之华盖,呼之则虚,吸之则满,只受得本脏之正气,受不得外来之客气,客气干之则呛而咳矣;只受得脏腑之清气,受不得脏腑之病气,病气干之,亦呛而咳矣",提示咳嗽是内外病邪犯肺,肺脏祛邪外达的一种病理反应,但外感咳嗽与内伤咳嗽的机理各有不同。

外感咳嗽,属于邪实,为六淫外邪犯肺,肺气壅遏不畅所致。因于风寒者,肺气失宣,津液凝滞;因于风热者,肺气不清,热蒸液聚为痰;因于风燥者,燥邪灼津生痰,肺气失于润降,则发为咳嗽。若外邪未能及时解散,还可发生演变转化,如风寒久郁化热、风热灼津化燥、肺热蒸液成痰等。

内伤咳嗽,病理因素主要为"痰"与"火"。而痰有寒热之别,火有虚实之分。痰火可互为因果,痰可郁而化火(热),火能炼液灼津为痰。因其常反复发作,迁延日久,脏气多虚,故病理性质属邪实与正虚并见。虚实之间尚有先后主次的不同。他脏有病而及肺者,多因实致虚。如肝火犯肺者,每见气火炼液为痰,灼伤肺津。痰湿犯肺者,多因湿困中焦,水谷不能化为精微上输以养肺，反而聚生痰浊，上升于肺，久延则肺脾气虚，气不化津，痰浊更易滋生，此即"脾为生痰之源，肺为贮痰之器"的道理，甚则病及于肾，以致肺虚不能主气，肾虚不能纳气，由咳致喘。如痰湿蕴肺，遇外感引触，痰从热化，则易耗伤肺阴。肺脏自病者，多因虚致实。如肺阴不足每致阴虚火炎，灼津为痰；肺气亏虚，气不化津，津聚成痰，甚则痰从寒化为饮。

外感咳嗽与内伤咳嗽可相互为病，外感咳嗽如迁延失治，邪伤肺气，更易反复感邪，而致咳嗽屡作，肺脏益伤，逐渐转为内伤咳嗽。内伤咳嗽，肺脏有病，卫外不强，易受外邪引发或加重，在气候转冷时尤为明显。久则肺脏虚弱，阴伤气耗，由实转虚。于此可知，咳嗽虽有外感、内伤之分，但两者又可互为因果。

三、辨病

（一）症状

细菌性肺炎的症状变化较大，可轻可重，决定于病原体和宿主的状态。发病前常有受凉、淋雨、疲劳、醉酒、病毒感染史，常见症状为起病急，可伴有流涕、鼻塞、咳嗽、咽痛、头痛、寒战、高热、头痛、全身酸痛、关节酸痛，原有呼吸道症状加重，咳嗽、咳痰或咳痰初为白色泡沫痰，渐黏稠，呈黄色、绿色脓性痰、血痰或铁锈色，伴或不伴胸痛。病变范围大者可有呼吸困难，呼吸窘迫。大多数患者有发热。早期肺部体征无明显异常，重症患者可有呼吸频率增快、鼻翼煽动、发绀。部分患者有恶心、呕吐、腹胀、腹痛等消化道症状，体质衰弱，精神萎靡。

（二）体征

1.全身检查

患者呈急性热病容，面颊绯红，鼻翼煽动，皮肤灼热、干燥，口角及鼻周有单纯疱疹；病变广泛时可出现发绀。有败血症者，可出现皮肤、黏膜出血点，巩膜黄染。重症感染时可伴休克、急性呼吸窘迫综合征及神经精神症状，表现为神志模糊、烦躁、呼吸困难、嗜睡、谵妄、昏迷等。肺外表现更为常见，如皮炎（斑丘疹和多形红斑）等。体格检查可见咽部充血，偶见颈淋巴结肿大。

2.四诊

嗅闻：口气可有腥臭异味，全身异臭味，咳嗽阵作，咯痰响鸣，呼吸喘促。视诊：精神不振，严重时面色、口唇、肢端发绀，呼吸急促，甚则张口抬肩，三凹征。触诊：发热时体热，累及脑膜时有颈抵抗及出现病理性反射。叩诊：早期肺部体征无明显异常，仅有胸廓呼吸运动幅度减小，叩诊稍浊，肺实变时有典型的体征，如叩诊浊音、触觉语颤增强。并发胸腔积液者，患侧胸部叩诊浊音，触觉语颤减弱。听诊：可闻及支气管呼吸音等，也可闻及湿啰音。并发胸腔积液者，呼吸音减弱，可有呼吸音减低及胸膜摩擦音。肺实变时叩诊浊音、触觉语颤增强并可闻及支气管呼吸音。消散期可闻及湿啰音。病变较大或融合时可有肺实变体征，气胸或脓气胸则有相应体征。血源性葡萄球菌肺炎应注意肺外病灶，静脉吸毒者多有皮肤针口和三尖瓣赘生物，可闻及心脏杂音。心率增快，有时心律不齐。重症患者有肠胀气，上腹部压痛多与炎症累及隔胸膜有关。

（三）诊断依据

根据病史、症状和体征，结合 X 线检查和痰液、血液检查进行诊断。病原菌检测是确诊各型肺炎的主要依据。

(1)新近出现的咳嗽、咳痰或原有呼吸道疾病症状加重,并出现脓性痰,伴或不伴胸痛。

(2)发热。

(3)肺实变体征和(或)闻及湿啰音。

(4)WBC$>10\times10^9/L$ 或$<4\times10^9/L$,伴或不伴细胞核左移。

(5)胸部 X 线检查显示片状、斑片状浸润性阴影或间质性改变,伴或不伴胸腔积液。

以上(1)~(4)项中任何 1 项加第(5)项,并除外肺结核、肺部肿瘤、非感染性肺间质性疾病、肺水肿、肺不张、肺栓塞、肺嗜酸粒细胞浸润症及肺血管炎等后,可建立临床诊断。

(四)评估严重程度

1.确定严重程度

下列情况提示危险性升高:

(1)脉血气分析:PaO_2 降低,$PaCO_2$ 分压升高,pH 降低。

(2)血象:WBC$<4\times10^9/L$ 或$>20\times10^9/L$。

(3)血液生化:血尿素升高,血钠降低,血白蛋白降低。

2.住院治疗标准

满足下列标准之一,尤其是两种或两种以上条件并存时,建议住院治疗。

(1)年龄>65 岁。

(2)存在以下基础疾病或相关因素之一:①COPD;②糖尿病;③慢性心、肾功能不全;④恶性实体肿瘤或血液病;⑤获得性免疫缺陷综合征(AIDS);⑥吸入性肺炎或存在容易发生吸入的因素;⑦近 1 年内曾因社区获得性肺炎住院;⑧精神状态异常;⑨脾切除术后或长期应用免疫抑制剂;⑩器官移植术后或慢性酗酒、营养不良者。

(3)存在以下异常体征之一:①呼吸频率>30 次/分;②脉搏>120 次/分;③动脉收缩压$<90mmHg(1mmHg=0.133kPa)$;④体温$>40℃$ 或$<35℃$;⑤意识障碍;⑥存在肺外感染病灶如败血症、脑膜炎。

(4)存在以下实验室和影像学异常之一:①WBC$>20\times10^9/L$ 或$<4\times10^9/L$ 或中性粒细胞计数$<1\times10^9/L$;②呼吸空气时 $PaO_2<60mmHg$,氧合指数(PaO_2/FO_2)<300 或$PaCO_2>50mmHg$;③血肌酐(SCr)$>106\mu mol/L$ 或血尿素氮(BUN)$>7.1mmol/L$;④血红蛋白$<90g/L$ 或血细胞比容(HCT)$<30\%$;⑤血浆白蛋白$<25g/L$;⑥有败血症或弥散性血管内凝血(DIC)的证据,如血培养阳性、代谢性酸中毒、凝血酶原时间(PT)和部分凝血活酶时间(APTT)延长、血小板减少;⑦X 线胸片显示病变累及 1 个以上肺叶、出现空洞、病灶迅速扩散或出现胸腔积液。

3.重症肺炎诊断标准

肺炎严重性决定于三个主要因素:局部炎症程度、肺部炎症播散和全身炎症反应程度。重症肺炎目前还没有普遍认同的诊断标准,如果肺炎患者需要通气支持(急性呼吸衰竭、气体交换严重障碍伴高碳酸血症或持续低氧血症)、循环支持(血流动力学障碍、外周低灌注)和需要加强监护与治疗(肺炎引起的脓毒症或基础疾病所致的其他器官功能障碍)可认为重症肺炎。重症肺炎诊断的主要标准:①需要有创机械通气;②感染性休克需要血管收缩剂治疗。次要标准：①呼吸频率≥30次/分；②PaO_2/FO_2≤250；③多肺叶浸润；④意识障碍或定向障碍；⑤氮质血症（BUN≥20mmol/L）；⑥白细胞减少（WBC＜$4.0×10^9$/L）；⑦血小板减少（血小板＜$10.0×10^9$/L）；⑧低体温（T＜36℃）；⑨低血压，需要强力的液体复苏。符合1项主要标准或3项次要标准以上者可诊断为重症肺炎，考虑收入ICU治疗。

四、类病辨别

首先必须把肺炎与上呼吸道感染和下呼吸道感染区别开来。呼吸道感染虽然有咳嗽、咳痰和发热等症状，但上、下呼吸道感染无肺实质浸润，胸部X线检查可鉴别。其次，应把肺炎与其他类似肺炎的疾病区别开来。肺炎常须与下列疾病鉴别。

（一）肺结核

急性肺结核肺炎的临床表现与肺炎球菌肺炎相似，X线亦有肺实变。肺结核多发病缓慢，一般毒性症状较轻，肺结核多有全身中毒症状，如午后低热、盗汗、疲乏无力、体重减轻、失眠、心悸，女性患者可有月经失调或闭经等。X线显示病灶多在肺尖上叶后段或锁骨上下及下叶背段，密度不均匀，久不消散，可形成空洞和肺内播散。痰中可找到结核杆菌。结核试验阳性有助于诊断。

（二）急性肺脓肿

急性肺脓肿早期的临床表现与肺炎球菌肺炎相似。随病程进展，以咳出大量脓臭痰为肺脓肿的特征，多有疲劳、酗酒及受凉史，大量脓痰排出后X线显示脓腔和液平。

（三）肺癌

少数周围型肺癌的X线影像与肺炎相似，多无急性感染中毒症状，有时痰中带血丝。血白细胞计数不高，若痰中发现癌细胞可以确诊。肺癌可伴发阻塞性肺炎，经抗菌药物治疗后炎症消退，肿瘤阴影渐趋明显或可见肺门淋巴结肿大，有时出现肺不张。若经过抗菌药物治疗后肺部炎症不消散或暂时消散后于同一部位再出现肺炎，有吸烟史及年龄较大的患者，应高度警惕肺癌，必要时进一步作CT、MR、纤维支气管镜和痰脱落细胞等检查，以免贻误诊断。

（四）肺血栓

栓塞症多有静脉血栓的危险因素，如血栓性静脉炎、心肺疾病、创伤、手术和肿瘤等病史，发病前无上呼吸道感染史，很少出现口角疱疹，可突发剧烈的胸痛、发热（多为中度或低热）、明显的呼吸困难、气短、发绀、咯血、血压下降、晕厥、呼吸困难，甚至休克等症状，在大块梗死区叩诊呈浊音，心率增快，心界扩大，发生咯血、较明显颈静脉充盈。X线胸片示区域性肺血管纹理减少，有时可见尖端指向肺门的三角形或楔形阴影，肺门动脉扩张及右心扩大症，肺扫描示血流受阻。动脉血气分析常见低氧血症及低碳酸血症。心电图可见肺梗死特征性表现，D-二聚体、CT肺动脉造影（CTPA）、放射性核素肺通气/灌注扫描和MR等检查可帮助鉴别。

（五）慢性支气管炎

慢性支气管炎合并感染时，其症状、体征与肺炎相类似，但慢性支气管炎患者的病史较长，1周内咳、痰、喘等症状中任一项加重明显，X线示肺纹理增多、增粗、模糊，呈条索状或网状，以两中下肺野较为明显。慢性支气管炎合并感染时，表现为不规则斑片状阴影，两者可结合胸片加以鉴别。

（六）非感染性肺部浸润

肺炎的鉴别还需排除非感染性肺部疾病,如肺间质纤维化、肺水肿、肺不张、肺嗜酸粒细胞增多症和肺血管炎等。

（七）其他

肺炎伴剧烈胸痛时,应与渗出性胸膜炎、肺梗死相鉴别。另外,下叶肺炎可能出现腹部症状,应通过 X 线、B 超等与急性胆囊炎、膈下脓肿、阑尾炎等相鉴别。

（八）其他疾病肺炎表现

有胸痛或胸腔积液时,须与肺梗死、结核性渗出性胸膜炎鉴别。结核性胸膜炎一般血常规不增高,结核菌素试验阳性,胸腔积液核细胞以单核细胞为主,而肺炎累及胸膜腔,胸腔积液中以多核细胞为主。膈胸膜受累时,须通过 X 线、腹部 B 超及其他相关检查与膈下脓肿等鉴别。

五、治疗

（一）一般措施

1.加强体育锻炼,增强抗病能力,可坚持打太极拳、做八段锦、床上八段锦等;适时增添衣被,防止六淫之邪侵入。

2.要及时治疗可能诱发本病的隐性疾病,如鼻后滴流综合征、慢性咽喉炎、慢性扁桃体炎等。

3.积极预防感冒等病的发生;预防本病的复发,要防早、防小(指幼年阶段已有此病,应及时综合防治)。

4.戒除烟、酒等不良嗜好。饮食宜清淡,忌食辛辣、煎炒、酸咸、甜腻及海腥发物。

（二）中医药治疗

肺炎的中医病因病机,近年来国内中医界进行了深入而有意义的研究。传统中医学理论认为:本病的发生,常属体质虚弱,感受六淫之邪或患病者相互染疫所致。也有外邪伏肺择机发病者。属于正虚邪盛或邪气亢盛的病理状态。中医学有"急则治其标,缓则治其本"之说。肺炎急发先去邪,后期若素体虚弱者可治本。因此,本阶段应当采用"祛邪化痰,止咳平喘"的治疗原则。

1.辨证论治

(1)风热犯肺

主症:发热畏寒,头痛咽干,咳声重浊,咳痰黄黏,痰居胸中,胸闷不适或咽痛或便干或大便稀薄或痰中带血,舌边尖红,苔黄,脉浮数。

治法:清热利咽、化痰止咳。

方药:曲氏肺咳方。炙麻黄、杏仁、法半夏、橘红、茯苓、瓜蒌皮、浙贝、木蝴蝶、蝉蜕、金荞麦、生石膏、甘草各10g。全方功可清热利咽、宣肺化痰。咽痛者加射干10g;便干者去瓜蒌皮,加瓜蒌仁30g;大便稀薄者加葛根30g;痰中带血者加仙鹤草30g;高热不退者加柴胡、黄芩各10g。

（2）痰湿蕴肺

主症：发热咳嗽，咳声重浊，痰白黄脓，痰稠易咳，痰居胸中，时胸闷痛，涕多略口干或痰稠黄绿或发热或咽痛或口干苦、便干。舌体偏胖，质淡略黯，舌苔白腻，脉滑。

治法：清热祛湿、宣肺化痰。

方药：曲氏湿邪肺咳方。辛夷、紫苏叶、法夏、杏仁、苏子、枳壳、五味子、柴胡、白芍、三七（冲服）、甘草各10g，瓜蒌皮20g，鱼腥草、金荞麦各30g，黄芩15g。全方功可清热祛湿、宣肺化痰。痰稠黄绿者加败酱草、浙贝各10g；发热者柴胡加至20g；咽痛者加射干10g；口干苦、便干者加桑白皮10g。

（3）痰热壅肺

主症：高热不退，汗出而不解，咳嗽气急，鼻煽气粗，咳痰黄稠或咯铁锈色痰，胸痛，口渴烦躁，小便黄赤，大便干燥。舌红，苔黄，脉滑数或洪数。

治法：清宣肺热，化痰降逆。

方药：高氏清气化毒饮合三拗汤加减。前胡、桔梗、玄参、黄连、黄芩、桑白皮、杏仁、瓜蒌皮、连翘、法半夏、炙麻黄、甘草各10g。诸药合用，功可清宣肺热，化痰降逆。痰热甚者加金荞麦30g；高热不退者加生石膏15g，知母10g。

（4）热毒内陷

主症：高热不退，咳嗽气促，痰中带血，烦躁不安，神昏谵语，口渴。舌质红绛，苔焦黄而干，脉细数。

治法：清营开窍，解毒化痰。

方药：清营汤加减。水牛角40g，生地20g，玄参、麦冬、丹参、金银花、连翘、竹叶各10g，黄连5g。全方功可清营开窍，解毒化痰。烦躁谵语者加服紫雪丹；昏迷者加服安宫牛黄丸鼻饲。

（5）阳气欲脱

主症：体温骤降，冷汗如油，面色苍白，肢冷唇青，气急鼻煽。舌质黯，脉微细欲绝。

治法：回阳救逆，益气敛阴。

方药：参附汤合生脉散加减。附子（先煎）、人参、麦冬、五味子各10g，龙骨、牡蛎各15g。诸药合用，功可回阳救逆，益气敛阴。惊厥抽搐者加羚羊角粉0.6g，钩藤10g。

2.特色专方

（1）加减柴胡枳桔汤：柴胡12g，黄芩15g，炒枳壳10g，桔梗10g，连翘10g，荆芥10g，浙贝母15g，川芎20g，焦神曲15g。每日1剂，加水400mL，浸泡40分钟，头煎煮沸8分钟，二煎煮沸10分钟，两煎相混，分3次温服。疗程为7天。柴胡枳桔汤出自《重订通俗伤寒论》，是小柴胡汤的变方。原书谓"邪郁腠理，逆于上焦，少阳经病偏于半表证也，法当和解兼表，柴胡枳桔汤主之"。临床上，我们对柴胡枳桔汤进行了加减，仍以柴胡、黄芩为主药，两药一清一散，疏解少阳之邪，燮理枢机之变。桔梗宣利肺气、开发上焦，炒枳壳下气除痞、宽胸行气，二者一升一降，配合柴胡、黄芩疏利枢机，使气机得以升降自如。佐以连翘散郁火、消壅结，荆芥"善治皮里膜外之风邪"，两味一温一凉共行清热透邪之功；浙贝母凉润，消痰散结，对肺经燥痰疗效尤佳；川芎活血祛风，配柴胡助清阳之气，配浙贝母行活血化痰之力。使以焦神曲健脾和中，一助浙贝母化痰，二助荆芥发散，三助炒枳壳下气消积。诸药合用，共行和解疏表、化痰利咽、宽胸畅膈之功,可使枢机运转正常,肺气肃降得当,上逆之气得平,咳嗽自止。

(2)川麦冬花雪梨膏:取川贝母、细百合、款冬花各 15g,麦门冬 25g,雪梨 1000g,冰糖适量。将雪梨去核,用榨汁机榨成汁备用。将川贝母、细百合、款冬花、麦门冬一起入锅加适量的清水煎煮两个小时,滤出药汁。然后,在锅中再加入适量的清水,继续煎煮两个小时,去渣取汁。将两次所得的药汁和梨汁、冰糖合在一起,用小火加热煎至呈膏状即成,可每次服 15g,每日服 2 次,用温开水冲服或调入稀粥中服用。此方具有清肺润喉、生津利咽的功效,适合有口干、唇干、鼻干、咽干、大便干、皮肤干、乏力、头晕、失眠、长痤疮等肺燥症状的干咳患者使用。

(3)加味杏苏饮:半夏 15g、橘红 15g、茯苓 15g、甘草 12g、葛根 12g、紫苏 12g、前胡 15g、杏仁 15g、枳壳 15g、桔梗 15g、百合 20g、北五味 12g、紫菀 20g、款冬花 20g、冰糖 30g(后溶入)。用法:水煎 2 次,取汁 400mL,溶入冰糖,分 2 次早晚服,一日一剂。处方为成人量,儿童要酌减为成人量的 1/2~1/6 即可。加减法:干咳无痰半夏减为 10g,加桑叶 15g,贝母 15g,喉痒加牛蒡子 20g,蝉蜕 15g,痰清稀流涕加麻黄 9g,痰黄或白而黏稠不易咳出加黄芩 20g,桑皮 20g。服药 7 天结束判定疗效。

(4)仿宣白承气汤:生石膏(先煎)30g,生大黄(后下)10g,杏仁 10g,全瓜蒌 12g,黄芩 12g,桃仁泥 10g,枳壳 8g,枳实 9g,生甘草 6g,水煎服,分 2 次早晚服,一日一剂。本方功效清热通腑,宣肺化痰,主治热壅肺,腑中热结的风温型肺炎。

(5)甘露消毒丹加减方:本方组成生石膏(先煎)30g,杏仁 10g,茵陈 15g,虎杖 15g,白豆蔻 6g,滑石 20g,法半夏 10g,僵蚕 10g,蝉蜕 6g,苍术 6g,姜黄 10g,石菖蒲 10g,柴胡 12g,黄芩 10g,水煎服,分 2 次早晚服,一日一剂。本方功效清化湿热、宣畅气机,主治湿热蕴毒、邪伏膜原、邪阻少阳的传染性非典型肺炎。

(6)麻杏石甘加味方:本方组成麻黄 9g,杏仁 12g,生石膏(先煎)30g,生甘草 6g,黄芩 12g,生地黄 24g,板蓝根 15g,忍冬藤 12g,水煎服,分 2 次,一日一剂。功效宣肺清热、止嗽养阴,主治病毒性肺炎。痰多去生地,加川贝、黛蛤散;便燥结,加大黄、瓜蒌仁;咽痛加玄参、桔梗;胸痛加枳壳、橘络。

(7)清气汤:本方组成淡豆豉 9g,连翘 9g,生石膏(先煎)30g,杏仁 9g,金荞麦 9g,甘草 3g,水煎服,分 2 次,日 1 剂。本方解表清气,主治邪热在卫分的大叶性肺炎。邪热偏于卫分加用桑叶、荆芥,偏重气分加用金银花、竹叶,咳甚加用桔梗、牛蒡子,痰中带血加白茅根、藕节,气分热炽者重用石膏。

3.中药成药

(1)通宣理肺丸:功效:解表散寒,宣肺止嗽,用于风寒袭肺证。主要成分半夏、陈皮、茯苓、甘草、黄芩、桔梗、麻黄、前胡、枳壳、紫苏叶、麻黄碱。大蜜丸,每丸重 6g,10 丸/盒。口服,一次 6g,一日 2~3 次。

(2)羚羊清肺丸:此药是由羚羊角粉、浙贝母、大青叶、桑白皮、金银花、杏仁、枇杷叶、黄芩、前胡共 9 味中药组成,具有疏风清热、宣肺止咳的功效,可用于治疗风热咳嗽。风热咳嗽是由于风热之邪侵犯人的肺脏,使肺失肃降所致。此类咳嗽患者可出现咳嗽痰多、咳声粗亢、痰稠色黄、咳痰不爽、流黄涕、发热怕风、头痛出汗、咽干口渴、面红唇赤、烦躁纳呆、大便秘结、小便色黄、舌红苔薄黄、脉浮数等症状。羚羊清肺丸的用法是:每日服 3 次,每次服 1 丸,用温开水送服。

(3)蜜炼川贝枇杷膏:此药是由北沙参、薄荷脑、陈皮、川贝母、桔梗、款冬花、枇杷叶、水半夏、五味子、杏仁共 10 味中药组成,具有清热润肺、止咳平喘、理气化痰的功效,可用于治疗肺燥咳嗽。肺燥咳嗽是由于风燥伤及人的肺脏,使肺失清润所致。此类咳嗽患者可出现连声呛咳、痰少而黏或痰中带血、咽痒、咽痛、鼻唇干燥、鼻塞、恶寒或发热、舌红少津、苔黄、脉数等症状。蜜炼川贝枇杷膏的用法是:每日服 2 次,每次服 5~10mL。

(4)急支糖浆:此药是由鱼腥草、金荞麦、四季青、麻黄、前胡、枳壳、甘草共 7 味中药组成,具有清热化痰,宣肺止咳的功效,可用于治疗肺热咳嗽。肺热咳嗽是由于热毒侵犯人的肺脏,使肺脏受到热毒灼烧所致。此类咳嗽患者可出现反复咳嗽、咳黄痰或伴有喘息、口干、咽痛、便秘、尿赤、身热、舌质红、苔薄黄或黄腻、脉滑数或细数等症状。急支糖浆的用法是:每日服 3次,每次服 10~20mL。

(5)二陈丸:此药是由陈皮、半夏、茯苓、甘草共 4 味中药组成,具有燥湿化痰、理气和胃的功效,可用于治疗痰湿咳嗽。痰湿咳嗽是由于痰浊内生、痰湿渍肺,使肺失宣肃所致。此类咳嗽患者可出现咳声重浊、痰多、色白、黏稠、头晕身重、困倦乏力、胸闷纳呆、便溏、舌淡、苔白腻、脉滑等症状。二陈丸的用法是:每日服 2 次,每次服 1 丸。

(6)橘红丸:此药是由化橘红、陈皮、半夏、茯苓、甘草、桔梗、苦杏仁、紫苏、紫菀、款冬花、瓜蒌皮、浙贝母、地黄、麦冬、石膏共 15 味中药组成,具有清肺、化痰、止咳的功效,可用于治疗痰热咳嗽。痰热咳嗽是由于痰热蕴肺,使肺失宣降所致。此类咳嗽患者可出现咳嗽痰多或喉有痰声、痰黏厚或稠黄且伴有腥臭味、难咯出、面红身热、胸闷口苦、咽痛、口渴频饮、舌红苔黄、脉滑数等症状。橘红丸的用法是:每日服 3 次,每次服 3~4 丸。

(7)川贝雪梨糖浆:此药是由川贝母、南沙参、雪梨清膏共三味中药组成,具有养阴润肺的功效,可用于治疗阴虚咳嗽。阴虚咳嗽是由于阴虚内热伤肺,使肺失宣肃所致。此类咳嗽患者可出现干咳、咳声短促、痰少黏稠、口干舌燥、痰中带血、面色潮红、手足心热、盗汗、舌红少苔、脉细数等症状。川贝雪梨糖浆的用法是:每日服 3 次,每次服 10mL。

(8)玉屏风散:此药是由防风、黄芪、白术 3 味中药组成,具有补脾实卫、益气固表的功效,可用于治疗气虚咳嗽。气虚咳嗽是由于患者平素体弱或劳累过度,使肺气不足或肺气受损所致。此类咳嗽患者可出现咳喘气短、痰多清稀、面色苍白、乏力、自汗、畏寒肢冷、舌苔淡白、脉细弱等症状。玉屏风散的用法是:每日服 3 次,每次服 9g,用开水冲服。

4.针灸治疗

(1)体针:取肺俞、膈俞、尺泽、鱼际、太渊、内关。配穴为大椎、曲池、合谷、孔最、委中、太溪、三阴交、十二井、膏肓俞。病情进展期,每日针 2 次,泻法,留针 30 分钟。恢复期,每日针 1次,平补平泻。

(2)灸法:主穴:大椎、肺俞、定喘、膻中、合谷、曲池;配穴:早期:风寒加列缺、外关;风热加尺泽、孔最;湿热加丰隆、阴陵泉。中期:阳明腑实加上巨虚、陷谷;高热惊厥加人中、十宣。后期:气虚加足三里、百会;胃阴虚加章门、三阴交。雀啄灸,每次选 3~5 穴,每穴灸 10~15 分钟,每日 1~2 次。

5.其他特色疗法

(1)鼻腔冲洗疗法。用双黄连冻干粉针1.8g加入0.9%氯化钠注射液500mL鼻腔冲洗，每日1次，30～90天为1疗程。治疗急、慢性鼻窦炎效果佳。主症：鼻涕倒流，痰色白黏，日十口以上或打呼噜或张口睡或口干鼻臭，舌淡红，苔白腻，脉滑。

(2)穴位注射。主穴：肺俞、风门；配穴：大椎、肺热、曲池、肺热穴(第三胸椎棘突旁开0.5寸)。青霉素注射液和注射用水任选其中一种。如用青霉素应先做过敏试验，证明皮试是阴性者，先取主穴，每次选一穴。以5号注射针头刺入穴位，得气后(肺俞、风门等背部穴位切忌过深)两侧各注入0.5mL青霉素水剂(内含青霉素2万～4万单位)或1mL注射用水。过1小时后，再选一备用穴，两侧各注入与上述同等量的青霉素水剂或2mL注射用水(如为大椎穴，则注入1mL注射用水)。每日2次，连续治疗。待体温正常，症状改善后，改为每日1次，直至痊愈。

(3)穴位激光照射。主穴：肺俞、天突、膻中；配穴：咳喘加定喘，虚弱加身柱、痰多加丰隆。以主穴为主，每次据病情选2～5穴。以氦氖激光器治疗，波长623.8nm，功率1.5mw，以光导纤维直接作用于穴位，纤维光束治疗处功率≥1m。每穴照射3分钟，每日1～2次，8～10日为一疗程。

(4)针罐。主穴：中府、巨骨、肺俞、风门；配穴：高热加大椎、曲池；胸痛加内关；腹胀加足三里。主穴先以1寸毫针，平补平泻施捻转手法约1分钟，再用大号火罐在双侧肺俞、风门两穴拔罐，将针罩在罐内，停留10～15分钟，以皮肤高肿、红紫或针眼渗出少量水液为佳。配穴仅针刺，用泻法。一般每日针1次，重者每日2次。

(5)拔罐法。取风门、肺俞、膏肓、肺部湿啰音处，按拔火罐常规操作法，每日治疗1次，用于肺炎恢复期病灶吸收不良者。

(6)雾化吸入疗法。通过超声雾化器将中药药液雾化吸入呼吸道而达到治疗目的，分别有鱼腥草注射液8mL＋生理盐水10mL或双黄连冻干粉针600mg＋生理盐水10mL雾化吸入，每日2～3次，适用于各期肺炎。

(7)灌肠疗法

①麻杏石甘汤灌肠液：麻黄10g，石膏50g，杏仁5g，甘草5g。水煎取汁灌肠，药温30℃左右，每日1～3次。

②肺炎1号灌肠液：石膏、白芍、金银花各20g，黄芩、连翘、牡丹皮、赤芍各15g，桔梗10g，荆芥12g，鱼腥草40g，大黄5g，水煎取汁灌肠，每日1～3次。

临床上还可结合辨证分别选用麻杏苡甘汤、射干麻黄汤、沙参麦冬汤等保留灌肠。尤其适用于中药口服困难者。

第二章　循环系统疾病

第一节　急性心力衰竭

一、概述

急性心力衰竭是指急性心脏病变引起心肌收缩力明显降低和(或)心脏负荷明显增加,导致心排血量显著、急剧地降低,组织灌注不足和急性瘀血的综合征。临床上以急性左心衰竭较常见,急性右心衰竭较少见,常见病因有风心病、冠心病、高血压性心脏病、心肌病、肺心病、心肌炎、先心病等。本病可归属于中医学"心悸""喘证""水肿""痰饮"等范畴。

祖国医学无心力衰竭之病名,根据心衰的临床症状分属于中医所述的"心悸""怔忡""水肿""喘症""痰饮""心痹"等范畴。《素问·藏气法时论》记载:"腹大胫肿、喘咳身重。"《素问·逆调论》说:"夫不得卧,卧则喘者,是水气之客也。""诸有水病者,不得卧,夫心属火,水在心是以不得卧而烦躁也。""水在心,心下坚筑,短气,是以身重少气也。"又如《素问·痹论》说:"心病者,肿不消,烦则心下鼓,暴上气而喘。"这些论述均与心力衰竭的临床表现相似。祖国医学对其病位和治疗的认识也有大量的论述,如《素问·水热穴论》说:"水病下为跗肿大腹,上为喘呼不得卧者,标本俱病。"《金匮要略》有"心水者,其身重少气,不得卧,烦而躁,其人阴肿","支饮不得息,葶苈大枣泻肺汤治之","水在心,心下坚筑、短气、恶水不欲饮","水在肺,吐涎沫,欲饮水","水在肝、胁下支满","水在肾,心下悸","心下坚、大如盘,边如旋杯,水饮所作"等记载。

二、中医病因病机

(一)病因

(1)心主血脉,气为血帅,气行则血行,心气不足则气血运行不畅或气滞血瘀,而见面色、舌唇、爪甲青紫,血不养心则心悸,气不摄血则血妄行而咯血。

(2)心肾同属少阴,肾主真阴真阳,心主血主君火。肾脉上络于心,又为水火既济之脏,阴阳相通,君火衰则命火微,故心衰一病往往心肾同病。而久患肾脏之疾,肾体受损,肾阳受伤,命火不足,相火不发,不能蒸精化液生髓,髓虚不能生血,血少不能上奉于心,则心体失养,心阳亏乏,心气内脱,心动无力,血行不畅,瘀结在心,心体胀大而成心衰之患。

(3)心肺同居上焦,肺者相傅之官,治节而朝百脉,脉络于心,正常血运有赖于心气与宗气推动,心肺之气互相补充,心气衰则肺气弱。若久患肺心同病或肺脏感受六淫之邪或湿热之气

42

损伤肺体,引起肺失肃降之力,水气上犯于肺则咳嗽气喘。肺失治节之功,不能通调水道则水津内蓄于上焦,停留于肺则生肺水,水气内结,血循不畅而为瘀,水瘀互结则呼气不得出,吸气不得入,浊气内积,致使心失清气之养,病邪内陷于心则心气内痹而成心衰。

(4)脾为心之子,母病及子,脾胃常易受累。脾胃之脉络于心。诸血皆属于心,心气之源受之于脾,脾又为统血之脏。久患脾胃之疾或思虑伤脾或饮食不节,伤胃损脾,致使中气虚衰,水谷精微不能上荣于心,则心体失养,脉道不利而成心衰。肺虚不能通调水道,脾虚不能运化水湿,肾虚则气化不利以致水湿停留,形成水肿。

(5)心主血,肝藏血,对全身血行起调节作用,心血运行障碍则肝血最易瘀阻。若久患肝脏之疾或暴怒伤肝,则肝失疏泄之机、条达之性,血结于内,则肝之络脉不能受血于肝,引起肝气滞、心气乏。乏则心气脱,无力推动血循,血病于心而成心衰之候。

(6)若久患心痹病,真心痛或先天心脏之疾,日久不愈,引起心体肿胀,心气内虚,适逢六淫之邪乘虚内犯于心或暴喜、大惊复伤心体,侵蚀心阳,阳伤气欲脱,则血行乏力,瘀滞在心,血脉不通,机体气血不充,血少不润,清气不足,浊气内蓄,迫使血中水津外渗而生心衰之疾。

(二)病机

心衰虽是局部之病,却是全身之疾。心气不足,血行不畅而留于心则心烦、心悸,动即气短汗出。心与五脏之气相连,一脉相承,心脉瘀则肺瘀水结而呼吸短促不能平卧,口唇发绀,爪甲青紫;瘀血在肝,则肝肿大;瘀血在肾或肾病及心,则水道不利而成水肿;瘀血在脾胃,则胃脘饱闷不舒,腹胀纳呆,恶心便溏等。心衰的性质总为本虚标实,心气虚、心阳虚为本,血瘀、痰浊、水湿为标,病程长,易反复,常呈虚实错杂之象。

三、临床表现

(一)左心衰竭

心力衰竭开始发生于左侧心脏并以肺循环瘀血为主要表现。

1.呼吸困难

是左心衰竭最主要的症状。

(1)劳力性呼吸困难:开始时,在体力劳动或活动剧烈时出现,其后呼吸困难逐渐加重,以致轻度体力劳动亦呼吸困难,最后,在休息时也发生呼吸困难。呼吸困难严重时常采用半坐半卧位或坐位,甚至两腿下垂,即"端坐呼吸",以使回心血量减少,肺部充血减少而使呼吸困难减轻。

(2)夜间阵发性呼吸困难:又称心源性哮喘,是左心室衰竭早期的典型表现,常在夜间熟睡时突发胸闷、气急、呼吸困难、有窒息感而需立即坐起,可伴阵咳;或咳泡沫样痰,轻者数分钟至1小时左右呼吸困难,重者可持续发作,甚至发展成急性肺水肿。

2.急性肺水肿

发生时见极度呼吸困难,焦虑不安,端坐呼吸,阵阵咳嗽,口唇青紫;大汗淋漓,咳粉红色泡沫痰,心率脉搏增快,血压正常或下降,如不及时抢救可迅速发生厥脱昏迷而死亡。

3.咳嗽、咯血

咳嗽是左心衰竭的常见症状,常在活动后或夜间加重,肺部充血较严重的可痰中带血或咯血。

4.倦怠乏力

由于心气虚,肺气不足,心排血量低下所致。

(二)右心衰竭

心力衰竭发生于右侧心脏并以体循环瘀血为主要临床表现。

1.水肿

是右心衰竭最主要的症状,最初在身体下垂部位,如足背、踝、胫等部位发生。卧床患者在腰背部卧床的一面,严重时可于全身,出现浮肿以及胸水、腹水,同时伴有尿量少,夜尿多,甚至昼夜均尿少。

2.颈静脉怒张

颈静脉怒张是右心衰竭的早期表现,压迫肝脏时可出现肝-颈静脉回流征阳性,同时伴有舌下脉络,手背及眼底静脉充盈扭曲。

3.肝脏肿大、压痛

肝脏肿大、压痛也是右心衰竭的早期表现,持续的肝瘀血可发展为心源性肝硬化,发生轻度黄疸,肝功能受损,腹水等。

4.发绀

长期右心衰竭者多有发绀,口唇爪甲青紫,舌质紫暗。

5.胃肠道症状

如恶心、呕吐、腹胀、腹痛、大便溏泻、纳呆等。

四、中医辨证要点

(一)辨邪正虚实

本病为本虚标实,应辨别本虚是以心气(阳)虚为主还是以阴虚为主,标实是以痰浊、水湿泛滥为主还是以瘀血为主。本虚的气(阳)虚,可见气短乏力,倦怠息微,畏寒肢冷,腰膝酸软,小便清长,舌淡苔白,脉沉细微等;阴虚可见头昏疲乏,盗汗颧红,心烦失眠,五心烦热,口干欲饮冷,舌红少津,脉细微。标实的瘀血阻滞可见面色晦暗,唇口爪甲青紫,颈静脉及舌下脉络充盈,肝肿大,舌质紫暗,脉涩;水湿泛滥可见下肢或全身浮肿,胸、腹水或痰浊壅盛等。

(二)辨病变脏腑

病在心,见心悸怔忡,脉结代;病及肺,见咳嗽痰多,咯血,喘促不能平卧;病及脾,见恶心纳呆,腹胀便溏;病及肾,见尿少水肿,四肢浮肿,腰膝酸软;病及肝,见头晕目眩,胸胁胀满,胁下痞块,压痛。

(三)辨喘促

本病的喘促为右心衰竭的主要表现,属虚喘,往往由轻逐渐转重,甚至倚息不得卧,并伴有心悸怔忡。有时亦可虚中夹实,出现咳泡沫样痰或粉红色痰;而劳力性气促也可由阻塞性肺气肿、肺功能不全、肥胖或身体虚弱引起,此类的喘促必有相关的症状和体征;夜间阵发性呼吸困难可由哮喘引起,但应有长期咳嗽哮喘史,反复发作于秋冬二季,发作时喉中如水鸡声,咳喘胸闷有壅塞感,但无心悸,虚里穴跳而应衣等。而肺部疾病引起的喘促尚有咳嗽气短、盗汗、消瘦、咯血、发热等症候。

(四)辨水肿

本病的水肿为右心衰竭的主要表现,多属阴水,起病缓慢,常从下肢浮肿开始,长期卧床者,可以先从腰臀部出现浮肿,最后波及胸腹而产生胸水及腹水,并伴尿少。而由下肢静脉曲张、静脉炎、肝、肾疾病、淋巴水肿、妊娠及营养不良所致的下肢浮肿,以及胸膜结核、肿瘤引起的胸水,肝硬化、腹膜结核或肿瘤引起的腹水,均应有相关的病史,体征及实验室检查可以鉴别,而无心悸、发绀、喘不得卧等症状。

(五)辨瘀血

唇口爪甲青紫,舌质紫暗,颈部及舌下脉络怒张,右胁下痞块等系列体征,为右心衰竭的主要表现。而其他瘀血多有外伤史及固定疼痛史,且瘀血的表现多为局限性。

五、辨证论治

(一)肺脾肾虚证

1.抓主症:胸闷气短,咳逆喘促,咳痰,纳呆,下肢浮肿。

2.察次症:心悸眩晕,胸脘痞满,畏寒肢冷,小便短少或有腹水,腹胀,腰酸,肢体乏力,面色晦暗。

3.审舌脉:舌淡白或紫暗,苔黄腻,脉沉细数或脉微欲绝。

4.择治法:清热化痰,活血利水。

5.选方用药思路:肺脾肾虚,肺不布津,脾不运化水湿,肾不纳水,水湿内阻,痰阻气道,瘀热内阻,症见心悸眩晕,胸闷气短,咳逆喘促,故用葶苈大枣泻肺汤合泻白散以清热化痰、活血利水。葶苈子、大枣泄肺利水、降气平喘;桂枝温阳;桑白皮清泻肺热、止咳平喘;地骨皮清降肺中伏火;粳米、炙甘草养胃和中。

6.据兼症化裁:痰黄色稠,加石膏、知母清泻肺热;腰膝酸软、五心烦热等阴虚内热之象明显,可加知母、黄柏。

(二)心肾阳虚证

1.抓主症:喘憋气促,不能平卧,咳痰清稀或咳出痰血。

2.察次症:心悸怔忡,气短,神疲乏力,形寒肢冷,面色白,下肢浮肿或重度水肿,大便溏薄,小便不利或夜尿频数,眼睑、腰以下或全身浮肿,少尿或无尿。

3.审舌脉:舌紫暗,脉沉弦。

4.择治法:温阳利水,降逆平喘。

5.选方用药思路方药:心脾肾阳虚,饮凌心肺,心阳不振,肺不布津,症见心悸怔忡、气短、喘憋,故选用真武汤合苏子降气汤或葶苈大枣泻肺汤以温阳利水、降逆平喘。附子、桂枝振奋心阳;白术、茯苓、泽泻、车前子利水消肿;生姜温阳;苏子降气平喘;半夏、前胡、陈皮燥湿化痰;肉桂纳气平喘;甘草、大枣和药调中;葶苈子、大枣降气平喘、泄肺清热。

6.据兼症化裁:气促明显,咳嗽咳痰或咳血痰者,加桑白皮、芦根、白茅根;纳差、恶心加大腹皮、茯苓、泽泻;汗出肢冷、喘促欲脱,脉虚浮者,加人参、五味子、牡蛎。

六、中成药

参附注射液

1.药物组成

人参、附子。

2.功能作用

益气助阳,强心利水。用于慢性心力衰竭而引起的心悸、气短、胸闷喘促、面部肢体水肿等症,属于心肾阳衰者。

3.用法用量

注射液,每支2mL。肌内注射,每次2~4mL,每日1次或每日2次。静脉滴注,每次20~100mL,用5%或10%葡萄糖注射液250~500mL稀释后使用。静脉注射,每次5~20mL,用5%或10%葡萄糖注射液20mL稀释后使用。

七、单方验方

1.活络除痹汤:当归、赤芍、枳实、桃仁、水蛭、穿山甲,水煎服,每日2次,用于阳虚血瘀型心力衰竭。

2.茯苓参芪汤:茯苓、太子参、黄芪、桂枝、丹参、葶苈子、泽泻、五加皮、益母草、车前子、白术、生姜皮,水煎服,每日2次,用于气虚水停型心力衰竭。

3.强心通脉丸:黄芪、丹参、人参、红花、益母草、三七粉,蜜和为丸,每日2次,用于气虚血瘀型心力衰竭。

4.扶正强心汤:人参、檀香、黄芪、麦冬、五味子、丹参、泽兰、石菖蒲、葶苈子、枳壳、薤白、瓜蒌,水煎服,每日2次,用于气阳虚型心力衰竭。

5.黄芪葶苈子汤:黄芪、葶苈子、红参、泽泻、附子、丹参、茯苓、白芍、红花,水煎服,每日2次,用于气虚水停型心力衰竭。

6.益气活血化瘀汤:黄芪、人参、赤芍、丹参、川芎、当归、红花、牛膝、三七粉(单包冲服),水煎服,每日2次,用于气虚血瘀型心力衰竭。

7.强心生脉饮:西洋参(另煎)、黄芪、益母草、香加皮、丹参、麦冬、茯苓、五味子、炙甘草,水煎服,每日2次,用于阴虚阳衰型心力衰竭。

8.芪苓强心汤:黄芪、茯苓、人参、附子、丹参、白术、泽泻、车前子、红花、桂枝,水煎服,每日2次,用于气阳两虚型心力衰竭。

八、中医特色技术

(一)针刺疗法

治法:调理心气,安神定悸。以手厥阴、手少阴经穴为主。主穴:内关、郄门、神门、厥阴俞、巨阙。配穴:心胆虚怯者,加胆俞;心脾两虚者,加脾俞、足三里;阴虚火旺者,加肾俞、太溪;水气凌心者,加膻中、气海;心脉瘀阻者,加膻中、膈俞;浮肿者,加水分、中极。操作:毫针平补平泻法。

(二)刮痧疗法

患者取坐位,疼痛剧者先取仰卧位,术者首先在刮治部位涂以活血化瘀作用的刮痧介质,然后以中等力度刮胸部穴位 3～5 分钟,刮至局部出现痧痕为好。继刮手部穴位,刮至局部潮红。然后患者转侧卧位,术者以较重力度刮背部穴位,刮至局部痧痕显现。具体穴位如下所述。背部:肺俞、心俞、肾俞。胸腹部:天突、膻中、天枢、中脘、水分、气海。

(三)贴敷疗法

处方:生天南星、川乌各 30g。用法:两药研为细末,用黄醋融化摊于手心、足心,每日一次,晚敷晨取。

第二节　慢性心力衰竭

一、病因病机

(一)病因

1.外邪侵袭
寒性收引、凝滞,阻碍阳气运行,心之血脉失于温养而致本病。

2.饮食不节
过食肥甘厚味,致脾失健运,酿生痰湿,阻碍气血运行,血脉不畅,发为心衰病。

3.情志失调
过喜、过于忧思等五志七情过极均可伤及于心,致心气、心血亏虚,而发病。

4.劳逸失度
过劳致心之气血亏虚可发为本病;过逸易致气血运行不畅,血脉瘀滞,亦可发为本病。

5.其他
年老久病、禀赋异常、妊娠分娩导致心之气血阴阳虚衰,亦可发为心衰病。

此外,心脏自病或他脏之病累及心均可先损心体,后伤心用而发为心衰病。心衰病发病之后,由于个体所涉脏腑及气血阴阳虚损情况的不同,可以表现为多种病理变化及不同证候,为此,必须辨证论治。

(二)病机

1.病理变化
病理变化主要为心之气血阴阳虚损,脏腑功能失调,心体失养,心血不运,血脉瘀阻。

无论何种因素致心体受损,心之气血阴阳皆伤,心失所养,而成衰竭之象。心衰之人,心主血,运血功能下降,不能鼓动血液流行。血行失畅,引起肺、脾、肾、肝诸脏功能失调。瘀血在肺,则肺气不降,不能平卧,呼吸短促。肝藏血,若心病及肝,肝失疏泄之机,血结于内则见右胁下癥块。心主火,肾主水,阴阳互根,肾为血之源,水火既济之脏。心病及肾,水不化气,气滞而为水肿。脾为统血之脏,火不生土,则脾失运化而腹胀、纳呆、呕恶及水湿泛溢肌肤等证。因此,心病日久可影响肺、肾、肝、脾诸脏,正所谓"主不明则十二官危"。另一方面,病因部分已经提及,肺、肾、肝、脾诸病日久亦可累及于心,加重病情。由此可见,心衰病临床常见多脏同病,交相为患,故主病之脏在心,与肺、肾、肝、脾互为因果。从本病的病理发展来看,心衰病初起以心气虚为主,进而可发展成气阴两虚或气阳两虚,病情进一步加重可见心肾阳衰、心阳暴脱等危重症候。

审证求因,慢性心衰表现以心系证候为主,但因内脏之间的整体关系,往往与肺、肾、肝、脾因果相关,其中,尤以心肺、心肾关系密切。心气虚是本病的病理基础,阳虚是疾病发展的标志,阴虚是本病常见的兼症。

2.病理因素

心衰病的病理因素为瘀血、水饮,瘀血是本病病理的中心环节,水饮是本病的主要病理产物。

心衰病的病理性质总属本虚标实,本虚可引起标实,而标实又可加重本虚,从而形成虚实夹杂,气、血、水相互为患的病理特点。气虚、血瘀和水饮三者在心衰中的病理关系,可以从"血不利则为水""水化于气,亦能病气""水病则累血,血病则累气"的理论得到进一步的认识。具体而言,心之阳气亏虚,营运无力,血脉不利而成瘀。关于水的形成,《血证论》云:"血积既久,其水乃成","瘀血化水,亦发水肿"。此外阳气不足,气化不利,输布失职,亦可致水饮潴留。瘀阻络脉,脏腑失养,则心气更虚。水为阴邪,水饮内停,凌于心,则心阳(气)被戕;射于肺,则肺气不利;困于脾,则化源不足;泛于肾,则命火益虚。气、血、水在生理上相互依存、相互为用,病理上则相互影响、互为因果、相兼为病。

总之,心衰病的病理性质为本虚标实,气血阴阳亏虚为本,瘀血水饮为标。气、血、水三者相互作用,瘀从气虚来,水自阳虚生,血不利为水,而瘀水又可阻遏心之气阳。长此以往,形成因虚致实,因实更虚的恶性病理循环,使病情反复迁延。

3.病理转归

本病病位在心,初起以心气虚为主,心气虚则心主血脉功能失常,产生气虚血瘀的表现;随着疾病的进展或气虚及阴,进一步发展成心脏气阴两虚之证;或气虚及阳,则心脏气阳两虚,鼓动无力;进一步则因心阳衰微,不能归藏、温养于肾,致肾阳不足,主水无权,水液泛滥而外溢肌肤、上凌心肺,则肿、喘、悸三证并见,成心肾阳虚,甚者引起暴喘而心阳欲脱;

总之,在心衰病的发病中,心气虚是病理基础,随着疾病的发展,中间常夹有气阴两虚或阴阳两虚的情况,最终出现亡阴亡阳,阴阳离决。

二、诊断依据

慢性左心衰竭的诊断依据原有心脏病的体征和肺循环充血的表现。右心衰竭的诊断依据为原有心脏病的体征和体循环瘀血的表现,且患者大多有左心衰竭的病史。除了病史、症状、体征外,BNP(B型脑利钠肽)或 NT-proBNP(N—末端脑利钠肽前体)、心电图、动态心电图、超声心动图、心脏 ECT(心肌灌注显像)及心导管等客观检查有助于本病的诊断。临床慢性心力衰竭的诊断多采用 Framingham 诊断要点。

(一)心力衰竭诊断标准(Framingham 诊断标准)

1.主要标准:夜间阵发性呼吸困难或端坐呼吸,颈静脉怒张,肺部啰音,胸片显示心脏增大,急性肺水肿,第三心音奔马律,静脉压增高$>16cmH_2O$,循环时间延长≥25秒,肝颈回流征阳性。

2.次要标准:双侧踝部水肿,夜间咳嗽,日常劳动时发生呼吸困难,肝脏增大,胸腔积液,肺活量较既往最大测值降低 1/3,心动过速(心率≥120次/分)。

3.主要或次要标准:治疗 5 日以上时间,体重减轻$\geq4.5kg$。

4.判断方法:同时存在以上 2 项主要指标或 1 项主要指标加 2 项次要指标;次要指标只有在不能用其他疾病解释时才可作为心力衰竭的诊断要点。

(二)心力衰竭诊断要点

1.左心衰竭:有劳力性呼吸困难,咳嗽,端坐呼吸,阵发性夜间呼吸困难,心脏扩大,肺底湿啰音,奔马律和肺静脉瘀血。

2.右心衰竭:静脉压升高,肝脏肿大,体位性水肿。

三、辨证论治

(一)水凌心肺证

1.证候:喘咳倚息不得卧,水肿。咳痰清稀或咳出痰血,心悸,怔忡,尿少,烦躁出汗。舌质紫黯,苔滑,脉数、疾。

2.治法:泄肺利水。

3.方药:水邪上犯,上凌心肺,症见喘咳、心悸,故选用葶苈大枣泻肺汤合五苓散以泄肺利水。葶苈子、大枣泄肺利水、降气平喘;桂枝温阳;茯苓、车前子、猪苓、泽泻益母草利水消肿;丹参、红花活血化瘀;牛膝、益肾引血下行。阳气欲脱、大汗、厥逆者,加人参、附子;兼咳出痰血,加三七;兼痰热者,加黄芩、鱼腥草、瓜蒌。

(二)气滞血瘀证

1.证候:胸胁满闷,唇甲青紫。心悸怔忡,胁下积块,疼痛不移,颈部青筋暴露,下肢水肿或面白神疲。舌质紫黯,脉沉涩或结代。

2.治法:益气活血,化瘀利水。

3.方药:肝郁气滞,气滞血瘀,心阳痹阻,症见胸胁满闷、胁下积块,故用血府逐瘀汤以活血化瘀、行气止痛。桃仁破血行滞而润燥,红花活血祛瘀以止痛;赤芍、川芎助上药活血祛瘀;牛膝活血通经,祛瘀止痛,引血下行。生地黄、当归养血益阴、清热活血;桔梗、枳壳,一升一降,宽胸行气;柴胡舒肝散肝解郁、升达清阳,与桔梗、枳壳同用,尤善理气行滞,使气行则血行;桔梗载药上行;甘草调和诸药。合而用之,使血活瘀化气行,则诸症可愈。气虚甚者,加人参;阳气虚衰者,加桂枝、附子;血瘀日久、积块坚实者,加三棱、莪术、水蛭、土鳖虫、桃仁。

(三)阳虚水泛证

1.证候:心悸气喘或不得卧,畏寒肢冷,尿少,下肢水肿。水肿多由下而上,朝轻暮重,甚则全身水肿、腹水、胸腔积液。舌质淡胖或淡黯,脉沉细无力或结代或雀啄脉。

2.治法:温阳利水。

3.方药:阳虚者心阳不振、水津不布,症见水肿、心悸气喘,故用真武汤合五苓散以温阳利水。附子、桂枝振奋心阳;白术、茯苓、泽泻、车前子利水消肿;生姜温阳。气虚者,加人参、黄芪;血瘀者,加活血化瘀之品,如丹参、桃仁、牛膝等;肾不纳气者,加人参、蛤蚧、胡桃以固肾纳气。

(四)阳虚气脱证

1.证候:胸闷痛,喘促不得卧,甚则气不得接续。额汗如珠,颜面唇甲青紫,形寒肢厥,尿少或无尿,神志恍惚或昏不知人。脉微欲绝或结代。

2.治法:回阳固脱。

3.方药:阳虚日久,损气耗气,而见气脱,症见喘促不得卧,甚则气不得接续,故以参附龙牡汤救逆汤加减,以回阳固脱。人参益气固脱;附子振奋心阳;龙骨、牡蛎安神定志;丹参、红花、川芎活血;白芍、甘草和营护阴。诸药合用,有回阳救逆,潜阳护阴之功。脾气大虚,泄泻不止者,加炮姜、赤石脂;阴阳俱虚者,可加麦冬、五味子。

(五)心脾两虚证

1.证候:心悸怔忡,气短乏力。面色㿠白,食少纳呆,心悸怔忡。舌红少苔,脉细数无力。

2.治法:益气补血,健脾养心。

3.方药:心力衰竭日久,气阴两虚,而见心悸怔忡,气短乏力,故用归脾汤以益气补血、健脾养心。黄芪、人参、白术、甘草补气健脾;龙眼肉、酸枣仁、当归补血养心;茯神、远志宁心安神;木香行气醒脾,以使本方补不碍胃、补而不滞;少配生姜、大枣以和中调药。下肢水肿者,加茯苓。

(六)阴阳两虚证

1.证候:心悸怔忡,口干舌燥,恶风畏寒,下肢水肿。头晕目眩,耳鸣耳聋,腰膝酸软,气短乏力,失眠盗汗,肌肤甲错,咳逆气喘。舌淡或红,苔薄白,脉细弱或细数、结代。

2.治法:滋肾阴,补肾阳。

3.方药:心力衰竭日久,阴损及阳,阳损及阴,而见阴阳两虚证,症见心悸怔忡,头晕目眩,气短乏力,故用地黄饮子以滋肾阴、补肾阳。熟地黄、山茱萸滋补肾阴;肉苁蓉、巴戟天温壮肾阳;附子、肉桂辛热,以助温养下元、摄纳浮阳、引火归原;石斛、麦冬、五味子滋养肺肾,金水相生;石菖蒲、远志与茯苓合用,以开窍化痰、交通心肾;生姜、大枣以调和诸药。若咳逆倚息不得卧者,加葶苈子、大枣;胁痛积块者,加山楂、丹参。

(七)痰热壅肺证

1.证候:咳嗽喘促,不能平卧,痰多色黄而稠。小便短赤,下肢浮肿或身热口渴,大便秘结。苔黄腻,脉滑数。

2.治法:清化痰热,利水消肿。

3.方药:痰热壅盛,阻塞气道,症见咳嗽喘促,不能平卧,痰多色黄而稠,故用清金化痰汤加减以清化痰热、利水消肿。黄芩、知母、桑白皮、贝母清热化痰,瓜蒌、桔梗清热涤痰、宽胸开结;泽泻、车前子以利水消肿。痰热甚者,加鱼腥草;下肢水肿者,加泽泻、车前子;舌红者,加沙参、玉竹、麦冬；神志不清者，加石菖蒲、郁金。

四、中成药选用

(一)参附强心丸

1.药物组成

人参、附子(制)、桑白皮、猪苓、葶苈子、大黄。

2.功能作用

益气助阳，强心利水。用于慢性心力衰竭而引起的心悸、气短、胸闷喘促、面部肢体水肿等症属心肾阳衰者。

3.用法用量

口服。每次 2 丸，每日 2～3 次，每丸 3 克。

(二)芪参益气滴丸

1.药物组成

黄芪、丹参、三七、降香油。

2.功能作用

益气通脉，活血止痛。用于气虚血瘀型胸痹，症见胸闷、胸痛、气短乏力、心悸、自汗、面色少华、舌体胖大有齿痕、舌质紫暗或有瘀斑、脉沉或沉弦。冠心病、心绞痛见上述证候者。

3.用法用量

餐后半小时服用。一次 1 袋，每日 3 次，4 周为一个疗程或遵医嘱。

(三)芪力强心胶囊

1.药物组成

黄芪、人参、附子、丹参、葶苈子、泽泻、玉竹、桂枝、红花、香加皮、陈皮。

2.功能作用

益气温阳，活血通络，利水消肿。用于冠心病，原发性高血压所致轻、中度心力衰竭证属阳气虚乏、络瘀水停者。其症见心慌气短，动则加剧，夜间不能平卧，下肢浮肿倦怠乏力，小便短少，口唇青紫，畏寒肢冷，咳吐稀白痰等。

3.用法用量

口服。一次 4 粒，每日 3 次。

(四)补益强心片

1.药物组成

人参、黄芪、香加皮、丹参、麦冬、葶苈子。

2.功能作用

益气养阴，活血利水。用于冠心病、高血压性心脏病所致慢性充血性心力衰竭(心功能分级Ⅱ～Ⅲ级)，中医辨证属气阴两虚兼血瘀水停证者。其症见心悸、气短、乏力、胸闷、胸痛、面色苍白、汗出、口干、浮肿、口唇青紫等。

3.用法用量

口服。每次 4 片，一日 3 次，2 周为一个疗程。

(五)参脉胶囊

1.药物组成

人参、麦冬、五味子。

2.功能作用

益气复脉,养阴生津。用于气阴两亏证,症见心悸气短、脉微自汗等。

3.用法用量

口服。一次3粒,一日3次。

五、单方验方

1.人参、黄芪、当归、川芎、玉竹、桂枝、附子、白术、葶苈子(布包)、猪苓、泽泻。水煎服,每日2次。用于阳虚水停型心力衰竭。

2.人参、附子、黄芪、炙甘草、桂枝、五加皮、葶苈子、红花、丹参、川芎、白果、桑白皮。水煎服,每日2次。用于气阴两虚型心力衰竭。

3.消水圣愈汤:桂枝、甘草、干姜、大枣、麻黄、杏仁、附子、知母、防己。水煎服,每日2次。用于阴阳两虚,血瘀水停型心力衰竭。

4.心痹汤:黄芪、党参、白术、茯苓、当归、丹参、桃仁、红花、水蛭、虻虫、炙甘草。水煎服,每日2次。用于阳虚血瘀水停型心力衰竭。

5.银翘白虎汤:连翘、金银花、防己、木瓜、知母、粳米、石膏、甘草。水煎服,每日2次。用于外邪侵袭型心力衰竭。

六、中医特色技术

(一)冬病夏治穴位贴

方药组成:太子参、桂枝、商陆、白芥子,辅料为姜汁。

功效:益气温阳、活血利水。

组方分析:太子参性平,味甘,微苦,入脾、肺经。其功能为益气健脾、生津润肺,用于脾虚体倦、食欲缺乏、病后虚弱、气阴不足、自汗口渴、肺燥干咳等。现代药理研究证实其主要成分为太子参多糖,可改善心肌供血,增强心肌收缩力。桂枝辛、甘、温,入肺、心、膀胱经。其功能为温经通脉、助阳化气,有助心阳温化水饮。现代药理研究证实其有效成分桂皮油可扩张冠状动脉,调节血液循环,改善心脏功能。商陆苦、寒,入脾、膀胱经。其功善利水消肿、祛痰平喘,主治水肿、胀满。白芥子性温,味辛。其功善温肺豁痰利气、散结通络消肿,主痰饮咳喘、胸满胁痛、肢体麻木、关节肿痛、湿痰流注、阴疽肿痛等。

(二)针灸

1.常用穴位

主穴:心俞、厥阴俞、内关。

配穴:神门、通里、三阴交、期门、膻中、胃俞、脾俞、肺俞、足三里、下侠白。

心动过速:配内关、间使;心动过缓:配内关、通里;肝大、肝痛:配肝俞、期门、太冲;水肿:配肾俞、脾俞、三焦俞、膀胱俞、维道、水分、三阴交、中极、阴陵泉;腹胀:配足三里、天枢、气海;咳喘:配肺俞、孔最、丰隆、少府、合谷、膻中;失眠:配内关、间使、郄门、曲池、三阴交、膈俞;食欲缺乏(调节胃肠功能):配足三里、脾俞。

心俞、厥阴俞为足太阳膀胱经在背部的腧穴,心俞与心相关,厥阴俞与膀胱相关,针刺此二穴可壮心阳;内关为手厥阴经络穴,别走少阳,针此穴能安心神,并善于调理脾胃以治本,故以此三穴为主穴。神门为手少阳心经的原穴,通里为手少阴经之络穴,三阴交为足三阴之交会穴,针此三穴皆有清心安神的作用,并能滋养心血;郄门为手厥阴经郄穴,膻中为宗气之所聚,针此二穴者能理气以治心痛。又因心脏常出现脾肺肾等症状,针肾俞,补肾纳气以壮真阳;针脾俞、足三里以健脾胃而治本;肺俞是肺气所输之处,可针肺俞、下侠白能宽胸理肺,并能清肃肺热。故取此诸穴为配穴。主穴与配穴可适当编组,用 30～32 号毫针,每组 3～4 个穴,交替使用,如此以调整气血,强壮机体,调节机体与内外环境的统一,达到治疗的目的。

2.背俞穴针刺手法和针感

背俞穴针刺选用 28 号的毫针,选准穴位后外旁开 3～5 分,针柄向外 45°,快速刺到皮下,然后不变角度慢慢地进针 1.5～2 寸,针尖遇有抵触感为止(触及横突根部),再将针提起 1～2分,患者出现感应时,即可刺激。

针感特点:针刺时患者产生由背向胸前传导的麻胀感、闷压感及揪心感。

3.常用手法和疗程

手法:根据患者敏感情况,使用不同手法中等刺激,留针 10～20 分钟,配合使用提插、捻转、刮针和抖针等手法。

疗程:通常每日针 1 组穴位,10～20 次为一个疗程,2 个疗程间隔 3～5 日。如病情重者可每日针二次。

4.耳针辅助治疗

主穴:心、肺、内分泌、肾上腺。

配穴:脑干、皮质下、脾、肾、小肠、神门。

穴位按摩:对于少数针感不好、经常晕针或不能接受针刺的老年人和小儿,采用穴位按摩,用右手拇指顶端压住穴位,逐渐加压,按照经络上下移动,使患者出现类似针刺酸麻胀的感觉。

第三节　心律失常

一、概述

心律失常是指心脏冲动的频率、节律、起源部位、传导速度或激动次序的异常。按其发生原理,区分为冲动形成异常和冲动传导异常两大类。按照心律失常发生时心率的快慢,可将其分为快速性心律失常与缓慢性心律失常两大类。

心律失常是临床最常见的疾病之一。在正常成人所进行的 24 小时动态心电图检查显示,有 60％的被检测者发现有房性期前收缩发生。据统计,我国 30 岁以上人群,心房颤动患病率为 0.77％,并随年龄而增加,男性高于女性。

该病属中医"心悸"、"心动悸"、"心下悸"、"怔忡"等病证范畴。

二、病因病机

心悸的发生多因体质虚弱、饮食劳倦、七情所伤、感受外邪及药食不当等,以致气血阴阳亏损,心神失养,心主不安或痰、饮、火、瘀阻滞心脉,扰乱心神。

三、辨病

(一)症状

室性期前收缩常无与之直接相关的症状;每一患者是否有症状或症状的轻重程度与期前收缩的频发程度不直接相关。患者可感到心悸,类似电梯快速升降的失重感或代偿间歇后有力的心脏搏动。

室性心动过速的临床症状轻重因发作时心室率、持续时间、基础心脏病变和心功能状况不同而异。非持续性室速的患者通常无症状。持续性室速常伴有明显血流动力学障碍与心肌缺血。临床症状包括低血压、少尿、晕厥、气促、心绞痛等。

第一度房室房室阻滞患者通常无症状。第二度房室阻滞可引起心搏脱落,可有心悸症状,也可无症状。第三度房室阻滞的症状取决于心室率的快慢与伴随病变,症状包括疲倦、乏力、头晕、晕厥、心绞痛、心力衰竭,如合并室性心律失常,患者可感到心悸不适。当第一、第二度房室阻滞突然进展为完全性房室传导阻滞,因心室率过慢导致脑缺血,患者可出现暂时性意识丧失,甚至抽搐,严重者可致猝死。

(二)体征

室性期前收缩听诊时,期前收缩后出现较长的停歇,室性期前收缩之第二心音强度减弱,仅能听到第一心音。桡动脉搏动减弱或消失。颈静脉可见正常或巨大大 a 波。

室性心动过速听诊心律轻度不规则,第一、二心音分裂,收缩期血压可随心搏变化。若发生完全性房室分离,第一心音轻度经常变化,颈静脉间歇出现巨大 a 波。当心室搏动逆传并持续夺获心房,心房与心室几乎同时发生收缩,颈静脉呈现规律而巨大的 a 波。

第一度房室阻滞听诊时,因 PR 间期延长,第一心音强度减弱。第二度 I 型房室阻滞的第一心音强度逐渐减弱并有心搏脱落。第二度 II 型房室阻滞亦有间歇性心搏脱落,但第一心音强度恒定。第三度房室阻滞的第一心音强度经常变化。第二心音可呈正常或反常分裂。间或听到响亮亢进的第一心音。凡遇心房与心室收缩同时发生,颈静脉出现巨大的 a 波。

四、类病辨别

一旦诊为心律失常,还需鉴别具体是哪一种类型的心律失常。

(一)窦性心律失常

正常窦性心律的冲动起源于窦房结,频率为 60～100 次/分。心电图显示窦性心律的 P 波在 I、II、aVF 导联直立,aVR 倒置。PR 间期 0.12～0.20 秒。

1.窦性心动过速:心电图符合窦性心律的特征,成人窦性心律的频率超过 100 次/分,为窦性心动过速。

2.窦性心动过缓：成人窦性心律的频率低于 60 次/分，成为窦性心动过缓。

3.病态窦房结综合征：持续而显著的窦性心动过缓（50 次/分以下），且并非由于药物引起；窦性停搏与窦房传导阻滞；窦房传导阻滞与房室传导阻滞同时并存；心动过缓-心动过速综合征，这是指心动过缓与房性快速性心律失常交替发作。

（二）房性期前收缩

房性期前收缩的 P 波提前发生，与窦性 P 波形态不同。

（三）心房颤动

①P 波消失，代之以小而不规则的基线波动，形态与振幅均变化不定，称为 f 波；频率为 350～600 次/分；②心室率极不规则，心房颤动未接受药物治疗、房室传导正常者，心室率通常在 100～160 次/分，药物、运动、发热、甲状腺功能亢进等均可缩短房室结不应期，使心室率加快；相反，洋地黄延长房室结不应期，减慢心室率；③ORS 波群形态通常正常，当心室率过快，发生室内差异性传导，QRS 波群增宽变形。

（四）预激综合征

房室旁路典型预激表现为：①窦性心搏的 PR 间期短于 0.12 秒；②某些导联之 QRS 波群超过 0.12 秒，QRS 波群起始部分粗钝，终末部分正常；③ST-T 波呈继发性改变，与 QRS 波群主波方向相反。

（五）室性期前收缩

室性期前收缩为提早出现的室性搏动。

（六）房室阻滞

①第一度房室阻滞：每个心房冲动都能传导至心室，但 PR 间期超过 0.20 秒。房室传导束的任何部位发生传导缓慢，均可导致 PR 间期延长。②第二度房室阻滞：通常将第二度房室阻滞分为Ⅰ型和Ⅱ型。第二度Ⅰ型房室传导阻滞：是最常见的第二度房室阻滞类型。表现为：PR 间期进行性延长、直至一个 P 波受阻不能下传心室；相邻 PR 闻期进行性缩短，直至一个 P 波不能下传心室；包含受阻 P 波在内的 RR 间期小于正常窦性 PP 间期的两倍。第二度Ⅱ型房室传导阻滞：心房冲动传导突然阻滞，但 PR 间期恒定不变。下传搏动的 PR 间期大多正常。当 QRS 波形增宽，形态异常时，阻滞位于希氏束-蒲肯野系统。若 QRS 波群正常，阻滞可能位于房室结内。③此时，全部心房冲动均不能传到至心室。其特征为：心房与心室活动各自独立、互不相关；心房率快于心室率，心房冲动来自窦房结或异位心房节律；心室起搏点通常在阻滞部位稍下方。

五、辨证论治

（一）辨证要点

1.辨惊悸与怔忡

一般认为，惊悸较轻，怔忡较重；怔忡可由惊悸发展而来。惊悸常因外界刺激而发病，发时心悸阵作，甚至有欲厥之状，而发后除倦息、乏力外，无特殊不适。怔忡则无惊自悸，经常自觉惕惕悸动不安,稍劳则甚,多有脏腑气血亏损之象,时有痰饮、血瘀夹杂。

2.辨病变的虚实兼夹

心悸的病变特点多为虚实相兼,所谓虚系指五脏气血或阴阳的亏虚,实则多指痰饮、血瘀、火邪夹杂。痰饮、血瘀、火邪既属病理产物,在一定情况下又可成为惊悸、怔忡的直接病因。在辨证时不仅要辨虚实,还要分清其虚实之程度。其正虚程度与脏腑虚损的多寡有关,一脏虚损者轻,多脏亏损者重。其邪实方面,一般说来,单见一种夹杂者轻,多种夹杂者重。

3.辨脏腑的虚损程度

由于本病以虚为主,而其本虚的程度又常与脏腑虚损的多寡有关,故应详辨。脏腑之间相互联系,互相影响。心脏病变可以导致其他脏腑功能失调或亏损,同样他脏病变亦可以直接或间接影响于心。如肾水不足可致心肾失交,肝血亏虚不能养心致心血虚,脾肾阳虚致心气虚弱等。在一般情况下,仅心脏本身虚损而致病者病情较轻,夹杂证少,其临床表现仅以心悸、心慌、胸闷、少寐为主。而与他脏并病,兼见肾虚、脾虚、肝火或肝阴不足证候者,病较重。且初发多轻,以单脏病变为主;病久则重,多为数脏同病。

4.辨脉象

心律失常者脉象变化较大,有快、慢及三五不调之异,观察脉象变化是心律失常辨证中的重要依据。脉细数者,为心阴不足之征;脉迟者,多由心肾阳虚,无力鼓动心脉所致;其脉三五不调者,常为气血两亏,阴阳俱虚之候。

5.辨预后

素体强健,无宿疾者预后良好,而气血不足,阴阳虚损者预后不良。心律失常发作表现为悸动不安者多属气血无大伤,而发为厥脱者往往预后不良。持续不已者,每易导致气虚阳脱,预后不良;如表现为心悸且为发作性,持续时间短暂者,往往是气血尚实,预后尚良。

(二)治疗原则

1.心律失常的处理

主要是采取辨证论治的方法,区别心气阴不足、心肾阳虚、心阳欲脱、心血瘀阻、水气凌心等不同病机,分别采用益气养阴、温补心肾、回阳固脱、活血化瘀、化气行水等治法。在此基础上.可结合辨病和现代药理研究加用具有抗心律失常作用的药物。此外,部分心律失常并不存在明显的虚实偏盛,而主要是气血失调,因此调和气血应是其有效治法。

2.中药治疗

心律失常的治疗力求做到整体调节与针对性强化的最大统一,凡临床症状多、证候典型者当以整体调节为主,酌加具有抗心律失常作用的中药;无症状或证候不典型者可以经验治疗为主。由于复方与单味、单体、总提取物等药理的差异、毒副作用的不同,应用复方治疗时应遵循中医药传统理论,辨证论治,重视整体配伍,须防一味堆砌,苦寒伤胃,并防止过量中毒。

(三)分证治疗

1.心血瘀阻证

证候:心悸,心痛或胸闷间发,面唇晦暗。舌质暗紫或有瘀点、瘀斑,脉涩或结代。

治法:活血化瘀,宁心安神。

方药:血府逐瘀汤加减。此方活血祛瘀,行气止痛。主治心悸怔忡,胸痛或夜寐不安。

常用药:桃仁、红花、川芎、赤芍、当归、柴胡、枳壳、牛膝、桔梗、延胡索、炒酸枣仁、甘草。

加减:若伴有气短、乏力、倦怠者,加黄芪、党参补中益气;兼有阳虚,见畏寒肢冷者,加桂枝温经通络;兼见胸闷泛恶,苔黄腻者,为痰瘀互结,加瓜蒌、薤白、半夏、茯苓化痰宣痹;因情绪紧张,善恐易惊者,加琥珀粉、珍珠母镇心安神。

2.痰热上扰证

证候:心悸眩晕,胸闷脘胀,纳呆恶心,心烦口苦,失眠。舌红,苔黄腻,脉滑数或结代。

治法:化痰降浊,养心安神。

方药:黄连温胆汤加减。此方清热化痰,开窍醒神。主治头眩心悸,呕恶呃逆。

常用药:黄连、半夏、陈皮、茯苓、竹茹、枳实、酸枣仁、远志、党参、郁金、甘草。

加减:兼有心胸闷痛,舌暗有瘀斑者,为痰瘀互结,加丹参、川芎、郁金活血化瘀;兼见水肿,加泽泻、汉防己、车前子利水消肿;火郁伤阴者,加麦冬、沙参、五味子养阴清热。

3.水饮凌心证

证候:心悸怔忡,眩晕恶心或吐痰涎,咳喘动则尤甚,胸脘痞满,渴不欲饮,尿少浮肿,形寒肢冷。苔白滑,舌淡红,脉象沉细或弦或滑或结代。

治法:化饮利水,振奋心阳。

方药:苓桂术甘汤加减。此方温化痰饮,健脾利湿。主治胸胁支满,目眩心悸或短气而咳。

常用药:茯苓、桂枝、白术、炙甘草、泽泻、半夏、陈皮。

加减:兼见肺气不宣,肺有水湿者,加杏仁、前胡、桔梗以宣肺;葶苈子、五加皮、防己以泻肺利水;兼见恶心呕吐,加半夏、陈皮、生姜以和胃降逆。如肾阳虚衰,不能制水,水气凌心,症见心悸喘促,不能平卧,小便不利,浮肿较甚者,宜用真武汤温阳利水;若心脾阳气虚弱,水饮停聚,水气凌心,症见心悸水肿,倦怠乏力者,可用春泽汤健脾利水。

4.心气不足证

证候:心悸气短,动则尤甚,乏力自汗,胸闷,失眠多梦。舌淡胖,苔白,脉弱。

治法:补益心气。

方药:养心汤加减。此方补益心气,安神定志。主治心气亏虚引起的心神不宁或体质素虚引起的心虚惊悸不眠。

常用药:黄芪、人参、茯苓、半夏、五味子、当归、川芎、远志、柏子仁、酸枣仁、炙甘草、肉桂。

加减:若兼有水饮内停,怔忡心悸者,加车前子、泽泻利水渗湿;损及心阴者,可加麦冬、生地黄养阴益气。

5.心脾两虚证

证候:心悸头晕,面色少华,气短乏力,健忘失眠,纳呆腹胀或有便溏。舌质淡红,苔薄,脉细弱或有结代。

治法:补血养心,益气安神。

方药:归脾汤加减。此方益气补血,健脾养心。主治心悸怔忡,健忘不眠,食少体倦,面色萎黄等。

常用药:人参、黄芪、白术、当归、茯神、远志、炒酸枣仁、龙眼肉、木香、炙甘草。

加减:若食少便溏,脾气虚甚,去当归,加炒薏苡仁健脾止泻;血虚甚者加阿胶、地黄滋阴养血;善惊易恐者,加生龙骨、生牡蛎重镇安神;食欲缺乏、饭后胃脘饱胀者,加焦山楂消食健胃。

6.心阴亏虚证

证候:心悸怔忡,五心烦热,失眠健忘,咽干口渴,眩晕耳鸣。舌红少苔,脉细数。

治法:养心安神,滋阴清热。

方药:天王补心丹加减。此方滋阴养血,补心安神。主治虚烦少寐,心悸神疲,梦遗健忘。

常用药:生地黄、玄参、五味子、麦冬、柏子仁、酸枣仁、远志、桔梗、茯苓、苦参、丹参、当归。

加减:若心悸怔忡明显者,可加龙眼肉、夜交藤,以增加强养心安神之功;兼见心烦不寐,梦遗腰酸者,可加知母、黄柏滋阴降火。

7.心阳不振证

证候:心悸怔忡,形寒肢冷,胸闷气短,乏力,面色㿠白或有浮肿。苔薄舌淡胖嫩,脉沉细或迟或结代。

治法:温补心阳。

方药:桂枝甘草龙骨牡蛎汤加减。此方温补心阳,宁心安神。主治心悸怔忡,多梦失眠等症。

常用药:桂枝、炙甘草、生龙齿、生牡蛎、生晒参、黄芪、白术。

加减:若腰膝冷痛,加杜仲、补骨脂补肾强腰;若胸痛、舌质紫暗,加细辛、当归、红花活血通络,祛瘀止痛;若见浮肿者,加益母草、泽兰利尿消肿;以心动过缓为著者酌加炙麻黄、炮附子,并重用桂枝,补助心阳,通血脉,止悸动。温补心阳同时宜兼顾心阴,加麦冬、五味子,以免耗损心阴,致心阴心阳平衡失调。

8.气阴两虚证

证候:胸闷气短,心悸乏力,遇劳加重,头晕目眩,面色无华,自汗盗汗。舌淡红或暗红,苔白,脉细或结代。

治法:益气养阴,宁心安神。

方药:炙甘草汤加减。此方益气滋阴,补血复脉。主治心动悸,体羸气短,虚烦眠差,脉结或代。

常用药:炙甘草、党参、桂枝、生地黄、麦冬、阿胶、麻仁、生姜、大枣。

加减:兼有手足心热、口干舌燥等阴虚内热表现者,去桂枝,加玄参、白芍,可滋阴润燥,清热生津。

9.心肾阳虚证

证候:心慌胸闷,心前区隐痛,动则气喘,眩晕耳鸣,面色无华,形寒肢冷,腰膝酸软,小便清长或下肢水肿,甚至突然昏仆。舌淡苔白,脉迟或结代。

治法:温补心肾。

方药:右归丸加减。此方温补肾阳,填精补血。主治肾阳不足,命门火衰。

常用药:附子、熟地黄、山药、山茱萸、枸杞子、鹿角胶、补骨脂、杜仲、当归、肉桂。

加减:心肾阳虚,水湿泛滥,水肿较甚者,可加茯苓皮、大腹皮、椒目等健脾利水,消肿;胸闷痛,舌紫暗,可加川芎、丹参、当归、赤芍、郁金行气活血;心阳不振,胸阳痹阻而见胸闷憋气者,加瓜蒌薤白半夏汤宣痹通阳。

（四）单方、验方

1.稳心律合剂：由桂枝、丹参、麦冬、全瓜蒌、生龙骨、黄连、牡蛎、炙甘草、苦参组成。功擅通心阳，益心气，补阴血，安神定悸。用于心悸胸闷、房颤、室上性心动过速、窦性心律失常等。每日1剂。

2.羌活：30g水煎服，每日1剂。治疗室性期前收缩。

3.除颤汤：丹参20g，苦参15g，炙甘草15g，五味子15g，柏子仁15g，三七15g。治疗快速性心房纤颤。每日1剂。

4.拯心汤：由制附子、肉桂、黄芪、黄精、炙甘草、当归、麦冬、川芎、三七、枳实组成，治疗缓慢性心律失常。每日1剂。

5.三参汤：由党参、丹参、苦参、大枣、甘草组成，治疗室性心律失常。每日1剂。

6.快律宁：生地黄30g，黄连12g，当归15g，苦参15g，酸枣仁30g，柏子仁15g。适用于快速性心律失常（房性和室性期前收缩、阵发性室上性心动过速、阵发性心房扑动和心房颤动），辨证属心阴虚型、心火旺盛型或阴虚火旺型患者。每日1剂。

7.升律汤：附子20g（先煎），红参20g，麻黄9～12g，当归15g，麦冬15g，细辛3g，丹参25g，郁金12g。主治缓慢性心律失常，常伴有头晕，心悸，乏力，失眠，甚至胸闷胸痛，四肢厥逆等。水煎服，每日1剂。

（五）中成药

1.参松养心胶囊：由人参、麦冬、山茱萸、丹参、酸枣仁（炒）、桑寄生、赤芍、土鳖虫、甘松、黄连、南五味子、龙骨组成。具有益气养阴、活血通络、清心安神的功效。用于治疗冠心病室性期前收缩属气阴两虚，心络瘀阻证，症见心悸不安，气短乏力，动则加剧，胸部闷痛，失眠多梦，盗汗，神倦懒言。口服，1次2～4粒，每日3次。

2.步长稳心颗粒：由党参、黄精、三七、琥珀、甘松组成，具有益气养阴、定悸复脉、活血化瘀的功效。主治气阴两虚兼心脉瘀阻所致的心悸不宁，气短乏力，头晕心悸，胸闷胸痛，适用于心律失常、室性期前收缩、房性期前收缩等有上述症状者。开水冲服，每日3次，1次1袋。

3.心悸宁丸：由水蛭、羌活、莱菔子、石菖蒲、甘松等药物组成。具有化痰祛瘀、宁心定悸之效，治疗快速性心律失常。1次6g，每日3次。

4.心宝丸：由洋金花、人参、肉桂、附子、鹿茸、冰片、人工麝香、三七、蟾酥组成。具有温补心肾、益气助阳、活血通脉的功效。用于治疗心肾阳虚、心脉瘀阻引起的慢性心功能不全，窦房结功能不全引起的心动过缓，病窦综合征及缺血性心脏病引起的心绞痛和心电图缺血性改变。病窦综合征病情严重者1次300～600mg，每日3次，疗程为3～6个月。其他心律失常（期外收缩）及房颤、心肌缺血或心绞痛1次120～240mg，每日3次，1个疗程为1～2个月。

（六）食疗

在药物治疗的同时，适当的食疗可促进康复。嗜食肥甘厚味、恣饮烈酒、吸烟等是导致心律失常的基础病如冠心病、高血压、心肌病等的重要病因，而且烟酒、浓茶、咖啡等刺激之物本身也易直接导致心律失常的发生。因此饮食宜多样、清淡，富有营养，富含维生素，多食水果、蔬菜，可适当增加一些有益的无机盐如钾、镁、锌等，并限制钠的摄入。一般原则是宜少食多餐，忌食过饱；痰湿甚或有蕴热者，宜食清淡而有营养的食物，忌烟、酒、浓茶、咖啡及肥甘油腻厚味;适当进食含镁的食物,如黄豆、赤豆、油豆腐、芹菜、白菜、萝卜、鲢鱼等;适当进食含钾的食物,如菠菜、黄鳝、豆腐、土豆、山药、香蕉、苹果、梨等。此外,按中医辨证择膳更佳。

1.白鸽参芪汤:白鸽1只,黄芪30g,党参30g。将白鸽去毛及内脏,洗净,同黄芪、党参一起放锅内煮汤,吃鸽肉饮汤。适用于心脾两虚型心律失常。

2.百合莲子羹:鲜百合50g,莲子50g,加蜂蜜适量,宜常服,可治阴虚火旺,心神不宁型心悸。

3.茯苓红枣粥:茯苓30g,红枣10个,粳米50～100g。将茯苓研末与红枣、粳米共煮成粥,可治心血不足型心悸。

第四节　心绞痛

心绞痛是因冠状动脉供血不足,心肌发生急剧的、暂时的缺血与缺氧所引起的临床综合征,可伴有心功能障碍,但无心肌坏死。其特点为阵发性的前胸压榨性或窒息样疼痛感觉,主要位于胸骨后,可放射至心前区与左上肢尺侧面,持续数分钟,往往休息或舌下含化硝酸甘油后迅速消失。本病多见于男性,多数患者在40岁以上,劳累、情绪激动、饱食、受寒、阴雨天气、急性循环衰竭等为常见的诱因。

一、病机病因

(一)病因

1.寒邪内侵,凝滞心脉

如寒邪内袭,痹阻心阳,致使胸阳不振,血行不畅,心脉瘀滞,不通则痛。若素体阳虚,阴寒内盛,心阳不足,胸阳不振,血脉失于温运而痹阻不畅,亦可致心痛诸症发生。

2.情志失调,气血瘀滞

郁怒伤肝,肝失疏泄,肝郁气滞,甚则气郁化火,灼津成痰。忧思伤脾,脾失健运,津液不布,遂聚为痰。无论气滞或痰阻,均可使血行失畅,脉络不利,而致气血瘀滞,心脉痹阻,不通则痛,而发胸痹。总之,情志刺激可损伤心脏,是胸痹心痛的病因,又能加重病情。

3.饮食失调,痰浊内蕴

饮食不节是导致冠心病发生的重要致病因素之一。经常恣食肥甘厚味,可损伤脾胃,使脾失健运,聚湿成痰,上犯心胸,气机不畅,痹阻心脉而发为胸痹心痛;或痰浊久留,痰瘀交阻,阻滞心脉而发病;或因饱餐伤气,气行无力,气血运行不畅而发病。

4.劳逸不节,气血失调

劳倦伤脾,脾虚转输失能,气血生化乏源,无以濡养心脉,拘急而痛。积劳伤阳,心肾阳微,鼓动无力,胸阳失展,阴寒内侵,血行涩滞,而发胸痹。过度安逸,少动多坐,胸阳不振,气机不畅而致胸痹。过劳则气阴两伤,久病者气血虚损,心气不足,血不养心,则心痛作矣。

5.年老体弱,肾脏虚衰

年老脏腑气血自然虚损,肾气渐亏。肾阳虚衰则不能鼓动五脏之阳,引起心阳不振或心气不足，血脉失于温煦，鼓动无力而致血脉瘀阻不通；或因肾阴亏虚，则不能润养五脏之阴，肾水不能上济于心，使心阴失养，心阴亏虚，脉道失润而发心痛。

6.脏腑亏虚，他脏及心

本病的病变部位虽在心脉，因脏腑彼此相关，病虽在心，但与其各脏腑之间都有密切关系。《证治准绳》谓："心痛有心脏本病而痛，有他脏干之而痛。"脾、肝、肾、肺等脏腑病变，在一定条件下，均可累及心脏而引发胸痹心痛。

（二）病机

1.病理变化

病理变化主要为心脉瘀阻，乃本虚标实之证。

冠心病心绞痛的病机关键在于外感或内伤引起心脉瘀阻，其病位在心，与肝、脾、肺、肾等脏腑功能的失调有密切的联系。心主血脉，肺主治节，两者相互协调，气血运行自畅。心病不能推动血脉，肺气治节失司，则血行瘀滞；肝病疏泄失职，气郁血滞；脾失健运，聚生痰浊，气血乏源；肾阴亏损，心血失荣，肾阳虚衰，君火失用，均可引致心脉瘀阻，胸阳失旷而发胸痹心痛。

2.病理因素

病理因素为虚、痰浊、瘀血、寒凝、气滞、郁热。

心阳虚与心阴虚是本病的始发病机。心为君主之官，通过供给全身血液以濡养脏腑、经络、四肢百骸，而其血液的正常运行"上下贯通，如环无端"，"流行不止，环周不休"，均需以心的阳气为动力。其温煦、推动功能正常，则心的机能旺盛。心阳不足，温煦推动功能失职，可生痰致瘀，发为胸痹。心阴不足，脉失所养；阴虚火旺，灼津生痰；脉失所充，停而为瘀，常可发为胸痹。临床中亦有作为兼症出现者，多由心阳虚日久伤阴或过用辛燥药物伤及阴血而成。因而心阳虚与心阴虚是本病的始发病机，是第一位的病理因素。

痰浊、血瘀既是病理产物又是致病因素，为演变的必然过程。在胸痹的发病过程中，痰、瘀一经形成，往往缠绵难愈，贯穿疾病的始终，相互转化。津血同源为痰瘀互化的生理基础。津血互化、运行正常以发挥营养和滋润脏腑经络的生理功能。若津液停聚，积水成饮，饮凝成痰，痰阻脉络，血滞则瘀，痰夹瘀血，窠囊遂生；若血瘀脉中或溢脉外，停而为瘀，阻滞气机，水湿亦停，聚而成痰，痰瘀互结。而心阳为推动津血运行之动力，心阳虚衰，推动无力，痰瘀易生，亦常互化；心阴内耗，阴虚火旺，煎熬津液成痰，燔灼血液为瘀，痰瘀同生。

寒凝、气滞、郁热是病机演变日渐复杂与急性发病的主要病理因素。寒邪内袭，痹阻心阳或素体阳虚，阴寒内盛，心阳不足，胸阳不振，血脉失于温运而痹阻不畅。气是构成人体和维持人体生命活动的基本物质，气机阻滞，推动无力，气不行津运血，而加重痰阻血瘀，则可引起病情的恶化与急性发病。胸痹者，心阳虚为主要病理基础，阳虚生寒，寒极则郁而为热；阳损及阴，心阴亏少，虚火自生；痰、瘀为有形之邪，皆阻碍气机，郁而生热。如遇诱因或情志失调或嗜酒过度或过食辛热或过服芳香温热药物皆可生郁热。郁热一经形成，既可煎熬津液，加重痰阻，又可燔灼血液，加重血瘀，亦可伤阴耗气，加重本虚；重则郁热日久化火，火邪痹阻心脉而厥。因而寒凝、气滞、郁热是病机演变日渐复杂与急性发病的主要病理因素。

3.病理转归

病机转化可有先虚后实，亦可因虚致实。心气不足，鼓动无力，易致气滞血瘀；心肾阴虚，水亏火炎，炼液为痰；心阳虚衰，阳虚外寒，寒痰凝络。此三者皆由虚而致实。痰踞心胸，胸阳痹阻，病延日久，每可耗气伤阳，向心气不足或阴阳并损证转化；阴寒凝结，气失温运，日久寒邪伤人阳气，亦可向心阳虚衰转化；瘀阻脉络，血行滞涩，瘀血不去，新血不生，留瘀日久，心气痹阻，心阳不振。此三者皆因实致虚。但临床表现多是虚实夹杂或实证为主或以虚证为主。

本病多在中年以后发生，如治疗及时得当，可获较长时间稳定缓解，如反复发作，则病情较为顽固。病情进一步进展，可见心胸猝然大痛，出现真心痛证候，甚则可"旦发夕死，夕发旦死"。

二、诊断依据

（一）主要症状

突发胸骨上中段之后压榨性或窒息性疼痛，常向左肩、左上肢放射，部分患者向颈部、下颌部放射，偶伴濒死的恐怖感，不敢活动，汗出。常因劳累、情绪激动、遇寒、饱餐、吸烟、心动过速、休克等而诱发。发作频率随病情而异，历时 2～5 分钟，一般不超过 15 分钟。经休息或舌下含服硝酸甘油多能缓解。多见于中老年患者。

（二）体征

平时一般无异常体征。心绞痛发作时常见心率增快、血压升高、表情焦虑、皮肤冷或出汗，有时出现第四或第三心音奔马律。

（三）实验室检查

1.心电图检查是发现心肌缺血，诊断心绞痛最常用的检查方法。

2.心电图负荷试验是一种对疑有冠心病的患者增加心脏负荷而激发心肌缺血的心电图检查。

3.动态心电图：连续记录 24 小时或 24 小时以上的心电图，可从中发现 ST-T 改变和各种心律失常，有助于心绞痛的诊断。

4.放射性核素心肌显像：对早期明确心肌缺血性改变有较大帮助。

5.选择性冠状动脉造影：为评估心肌缺血的金标准，可明确冠状动脉病变和程度。

三、辨证论治

（一）寒凝心脉证

1.证候：猝然心痛如绞或心痛彻背，背痛彻心或感寒痛甚，心悸气短。形寒肢冷，面色苍白，冷汗自出。其多因气候骤冷或感寒而发病或加重。舌苔薄白，脉沉紧或促。

2.治法：温经散寒，活血通痹。

3.方药：本证因心阳亏虚，阳不制阴，阴寒内生；或心气内虚，又外感阴寒之邪，寒主收引，脉络拘急，血液凝瘀，心脉涩而不行而发，方选用瓜蒌薤白白酒汤（《金匮要略》）合当归四逆汤（《伤寒论》）。方用瓜蒌、薤白通阳开痹；桂枝、细辛温散寒邪，通阳止痛；当归、芍药养血活血；芍药、甘草缓急止痛；通草通利血脉；大枣健脾益气。全方共奏温经散寒、活血通痹之效。若疼痛剧烈，心痛彻背，背痛彻心，痛无休止，伴有身寒肢冷，气短喘息，脉沉紧或沉微者，为阴寒极盛,胸痹心痛重症,治以温阳逐寒止痛,方用乌头赤石脂丸(《金匮要略》)加荜茇、高良姜、细辛;若剧痛四肢不温,冷汗自出,即舌下含化苏合香丸(《太平惠民和剂局方》),芳香化浊,理气温通开窍。

(二)气滞心胸证

1.证候:心胸满闷不适,隐痛阵发。痛无定处,时欲太息,遇情志不遂时容易诱发或加重或兼有脘腹胀闷,得嗳气或矢气则舒。苔薄或薄腻,脉细弦。

2.治法:疏调气机,和血舒脉。

3.方药:本证多因情志不遂,郁怒伤肝,肝失疏泄,肝郁气滞,使血行失畅,心脉痹阻而发,方用柴胡舒肝散(《医学统旨》)。方用柴胡与枳壳相配可升降气机,白芍与甘草同用可缓急舒脉止痛,加香附、陈皮以增强理气解郁之功,香附又为气中血药,川芎为血中气药,故可活血且能调畅气机。全方共奏疏调气机,和血舒脉功效。若兼有脘胀、嗳气、纳少等脾虚气滞的表现,可用逍遥散(《太平惠民和剂局方》)疏肝行气、理脾和血。若气郁日久化热、心烦易怒、口干、便秘、舌红苔黄、脉数者,用丹栀逍遥散(《太平惠民和剂局方》)疏肝清热。如胸闷心痛明显,为气滞血瘀之象,可合用失笑散(《太平惠民和剂局方》),以增强活血行瘀、散结止痛之作用。如气滞兼见阴虚者可选用佛手、香橼等理气而不伤阴。

(三)痰浊闭阻证

1.证候:胸闷重而心痛轻,形体肥胖,痰多气短。遇阴雨天而易发作或加重,伴有倦怠乏力、纳呆便溏、口黏、恶心、咳吐痰涎。苔白腻或白滑,脉滑。

2.治法:通阳泄浊,豁痰开结。

3.方药::本证因饮食不当,恣食肥甘厚味或经常饱餐过度,日久损伤脾胃,运化失司,酿湿生痰,上犯心胸,清阳不展,气机不畅,心脉痹阻而发,方用瓜蒌薤白半夏汤(《金匮要略》)加味。方用瓜蒌、薤白化痰通阳,行气止痛;半夏理气化痰。常加枳实、陈皮行气滞,破痰结;加石菖蒲化浊开窍;加桂枝温阳化气通脉;加干姜、细辛温阳化饮,散寒止痛。全方加味后共奏通阳化饮、泄浊化痰、散结止痛之效。若患者痰黏稠、色黄、大便干、苔黄腻、脉滑数,为痰浊郁而化热之象,用黄连温胆汤(《六因条辨》)清热化痰,因痰阻气机,可引起气滞血瘀,另外,痰热与瘀血往往互结为患,故要考虑到血脉滞涩的可能,常配伍郁金、川芎理气活血,化瘀通脉。若痰浊闭塞心脉,卒然剧痛,可用苏合香丸(《太平惠民和剂局方》)芳香温通止痛;因痰热闭塞心脉者,用猴枣散(《药物出产辨》)清热化痰、开窍镇惊止痛。

(四)瘀血痹阻证

1.证候:心胸疼痛剧烈,如刺如绞,甚则心痛彻背,背痛彻心或痛引肩背。痛有定处,有胸闷,日久不愈,可因暴怒而加重。舌质暗红或紫暗,有瘀斑,舌下瘀筋,苔薄,脉涩或结、代、促。

2.治法:活血化瘀,通脉止痛。

3.方药:本证因久病体虚,思虑劳心过度或痰湿内阻或失血过多等,使脉不充盈,心之阳气不足,无力推动血液运行,血行瘀滞,胸阳痹阻,心脉不畅而发,方用血府逐瘀汤(《医林改错》)。方用桃仁、红花、川芎、赤芍、牛膝活血祛瘀而通血脉;柴胡、桔梗、枳壳、甘草调气疏肝;当归、生地补血调肝,活血而不耗血,理气而不伤阴。兼寒者,可加细辛、桂枝等温通散寒之品;兼气滞者,可加沉香、檀香辛香理气止痛之品;兼气虚者,加黄芪、党参、白术等补中益气之品。若瘀血痹阻重症,表现胸痛剧烈,可加乳香、没药、郁金、延胡索、降香、丹参等加强活血理气止痛的作用。

(五)心气不足证

1.证候:心胸阵阵隐痛,胸闷气短,动则益甚,心中动悸。倦怠乏力,神疲懒言,面色㿠白或易出汗。舌质淡红,舌体胖且边有齿痕,苔薄白,脉细缓或结代。

2.治法:补养心气,鼓动心脉。

3.方药:本证因年老体虚,肾气、肾阳虚衰,不能鼓动五脏之阳,引起心气不足,血脉失于气之鼓动,导致气血运行滞涩不畅而发,方用保元汤(《博爱心监》)。方以人参、黄芪大补元气,扶助心气;甘草炙用,甘温益气,通经利脉,行血气;肉桂辛热补阳,温通血脉;或以桂枝易肉桂,有通阳、行瘀之功;生姜温中。可加丹参或当归,养血活血。若兼见心悸气短、头昏乏力、胸闷隐痛、口干咽干、心烦失眠、舌红或有齿痕者,为气阴两虚,可用养心汤(《仁斋直指》)养心宁神,方中当归、生地黄、熟地黄、麦冬滋阴补血;人参、五味子、炙甘草补益心气;酸枣仁、柏子仁、茯神养心安神。

(六)心阴亏损证

1.证候:心胸疼痛时作或灼痛或隐痛,心悸怔忡。五心烦热,口燥咽干,潮热盗汗。舌红少津,苔薄或剥,脉细数或结代。

2.治法:滋阴清热,养心安神。

3.方药:本证因肾阴亏虚,不能滋养五脏之阴,阴亏则火旺,灼津为痰,痰热上犯于心,心脉痹阻而发,方用天王补心丹(《世医得效方》)。本方以生地黄、玄参、天冬、麦冬、丹参、当归滋阴养血而泻虚火;人参、茯苓、柏子仁、酸枣仁、五味子、远志补心气,养心神;朱砂重镇安神;桔梗载药上行,直达病所为引。若阴不敛阳,虚火内扰心神,心烦不寐,舌尖红少津者,可用酸枣仁汤(《金匮要略》)清热除烦安神;如不效者,再予黄连阿胶汤滋阴清火、宁心安神。若阴虚导致阴阳气血失和,心悸、怔忡症状明显,脉结代者,用炙甘草汤(《伤寒论》),方中重用生地黄,配以阿胶、麦冬、麻仁滋阴补血,以养心阴;人参、大枣补气益胃,资脉之本源;桂枝、生姜以行心阳。诸药同用,使阴血得充,阴阳调和,心脉通畅。若心肾阴虚,兼见头晕、耳鸣、口干、烦热、心悸不宁、腰膝酸软,用左归饮补益肾阴或河车大造丸滋肾养阴清热。若阴虚阳亢,风阳上扰,加珍珠母、磁石、石决明等重镇潜阳之品或用羚羊钩藤汤加减。如心肾真阴欲竭,当用大剂量西洋参、鲜生地黄、石斛、麦冬、山萸肉等急救真阴,并佐用生牡蛎、乌梅肉、五味子、甘草等酸甘化阴且敛其阴。

(七)心阳不振证

1.证候:胸闷或心痛较著,气短,心悸怔忡。自汗,动则更甚,神倦怯寒,面色㿠白,四肢欠温或肿胀。舌质淡胖,苔白腻,脉沉细迟。

2.治法:补益阳气,温振心阳。

3.方药:本证因年老、体虚、久病,脾肾阳气亏虚,不能鼓动五脏之阳,引起心阳不振,血脉失于阳之温煦、气之鼓动,导致气血运行滞涩不畅而发,方用参附汤(《正体类要》)合桂枝甘草汤(《伤寒论》)。方中人参、附子大补元气、温补真阳;桂枝、甘草温阳化气、振奋心阳,两方共奏补益阳气、温振心阳之功。若阳虚寒凝心脉,心痛较剧者,可酌加鹿角片、蜀椒、吴茱萸、荜茇、高良姜、细辛、川乌、赤石脂。若阳虚寒凝而兼气滞血瘀者,可选用薤白、沉香、降香、檀香、焦延胡索、乳香、没药等偏于温性的理气活血药物。

四、中成药选用

(一)血塞通分散片

1.药物组成

五加科人参属植物三七提取的有效成分三七总苷,主要为人参皂苷 Rg_1、人参皂苷 Rb_1、三七皂苷 R_1。

2.功能作用

活血祛瘀,通脉活络,抑制血小板聚集和增加脑血流量。用于脑络瘀阻,中风偏瘫,心脉瘀阻,胸痹心痛;脑血管后遗症、冠心病、心绞痛属上述证候者。

3.用法用量

口服:一次 $50\sim100mg$($1\sim2$ 片),每日 3 次。

(二)救心丸

1.药物组成

人参茎叶总皂苷、牛胆膏粉、麝香、珍珠、牛黄、冰片、蟾酥、三七膏粉。

2.功能作用

益气活血,化痰通络。用于痰浊瘀血阻心脉而致的胸心痛、胸闷、短气、心悸、怔忡等。

3.用法用量

舌下含服或口服,一次 $1\sim2$ 粒,每日 2 次。

(三)灯盏生脉胶囊

1.药物组成

灯盏细辛、人参、五味子、麦冬。

2.功能作用

益气养阴,活血健脑。用于气阴两虚,瘀阻脑络引起的胸痹心痛、中风后遗症,以及手足麻木、冠心病心绞痛、缺血性心脑血管疾病、高脂血症。

3.用法用量

口服,一次 2 粒,每日 3 次,饭后 30 分钟服用。2 个月为一个疗程,2 个疗程可连续。巩固疗效或预防复发,一次 1 粒,每日 3 次。

(四)复方丹参片

1.药物组成

丹参、三七、冰片。

2.功能作用

活血化瘀,理气止痛。用于气滞血瘀所致的胸痹及冠心病心绞痛,症见胸闷、心前区刺痛。

3.用法用量

口服,一次 3 片,每日 3 次。

（五）补心气口服液

1.药物组成

黄芪、人参、石菖蒲、薤白。

2.功能作用

补益心气，理气止痛。用于气短、心悸、乏力、头晕等心气虚损型胸痹心痛。

3.用法用量

口服，一次10mL，每日3次。

（六）香菊活血丸

药物组成：沉香、丁香、菊花、肉豆蔻、木香、白芸香、珍珠、广枣、马钱子。

五、单方验方

1.三七磨成粉，生粉服用，早晚各服一次，每次2～4克，温开水送服。可用于瘀血痹阻型胸痹心痛。

2.补中益气汤（《脾胃论》）：黄芪15克，白术10克，党参15克，当归6克，陈皮6克，柴胡5克，升麻5克，炙甘草5克。升阳补中，可用于气虚血瘀型胸痹心痛。

3.化浊祛湿通心方：藿香12克，苏梗12克，厚朴12克，杏仁9克，白蔻仁5克，石菖蒲10克，郁金12克。可用于湿浊痹阻之胸痹心痛。

4.附子3～6克先煎，党参15～30克，石菖蒲10～15克，蒲黄10～15克，生地黄15～30克，酸枣仁15～30克，炙甘草3～6克。本方有温阳化瘀、补心安神作用，可用于阳气虚衰型胸痹心痛。

5.三棱、莪术粉各1克，温开水送服，每日2～3次。可用于气滞血瘀型胸痹心痛。

六、中医特色技术

（一）冬病夏治穴位贴敷

方药组成：丹参20克，延胡索20克，薤白20克，瓜蒌20克，黄芪30克，川芎15克，檀香15克，党参15克，五味子10克，炙甘草10克，冰片5克。

取穴：膻中、虚里、内关、三阴交。

功效：宽胸止痛，益气化瘀。

组方分析：方中重用黄芪和丹参，以其为君药，黄芪可发挥补气益血之效，丹参可发挥活血化瘀之效，两者联用，可起到显著的益气化瘀作用。党参可发挥明显的益气强心功效，可使机体心气得以大补，从而促使机体血脉能够保持畅通。川芎可发挥行气活血祛瘀之功效；延胡索可发挥行气活血之效，同时兼备止痛之功；此两味药可和党参起到协同作用，从而使得补气不留滞，行气却不伤正气，共同达到益气化瘀的目的。薤白可理气宽胸，瓜蒌可化痰散结，此两味中药联用，可对胸痹起到有效的治疗作用。上述五味中药均为臣药。檀香可发挥行气温中止痛之功效，五味子可发挥益气敛气之功效，冰片可发挥通窍止痛之功效，此三味中药为佐药。甘草可发挥止痛之效，同时可对上述诸药进行调和，为使药。上述药物联合应用，可发挥宽胸止痛,益气化瘀之效。同时取穴膻中、虚里、内关、三阴交,穴药配合,互为协调,使得药物的作用得到有效发挥,达到理想的治疗效果。

(二)耳穴治疗

主穴:心、小肠、心血管系统皮质下、交感。

配穴:肝、心脏点。

方义:心主血脉,刺激心区改善心肌缺血,调整心肌功能;心与肠相表里,取小肠有利于循环功能改善;取交感、心血管系统皮质下以调节血量;心脏点于心律失常时取之,以调节心律及心率。

(三)中药足浴

中药熏蒸是中医重要的外治法之一,将其应用于足疗中,能借助水蒸气扩张足部的毛细血管,使中药的有效成分充分地通过毛细血管循环至全身经络,再循经络运行到五脏六腑,从而达到内病外治,上病下治的作用。

处方:丹参、赤芍、生地黄各 12 克,广郁金、当归各 10 克,川芎、红花各 9 克。气短乏力加党参、黄芪。心神不宁,失眠多梦,加柏子仁、酸枣仁、磁石、生龙骨。形寒肢冷加桂枝、淫羊藿。每日 1 剂,水煎,先熏后泡脚,至头部(或周身)微汗,每次 30 分钟,再按摩足底部 5~10 分钟。每日 1 次。

治法:活血通脉,养心安神。

第三章 消化系统疾病

第一节 功能性消化不良

一、概述

胃痞指胃脘部痞闷胀满不舒的一种自觉症状,触之无形,按之柔软,压之无痛,又称痞、痞满、满、痞塞,是脾胃肠疾病中的常见病症。现代医学的慢性胃炎(浅表性、萎缩性)、功能性消化不良、胃肠神经症、胃下垂等疾病,表现胃脘痞满闷胀为主要表现时,参照胃痞辨证论治。

该病起病缓,早期症状轻,间歇性加重,易反复发作。历代医家论述由外邪内陷、饮食不化、情志失调、脾胃虚弱所导致中焦气机输转不利,气机滞塞,升降失常,表现胃脘痞满闷胀,而脾胃虚弱是基本病机。近代医家大多认为,痞满与外感邪气、饮食内伤、脏腑功能失调、情志失和密切相关,尤其情志因素是导致胃痞发生发展的重要因素,近年来受到广泛的关注,另外近年对 Hp 的深入研究,拓展了中医学"邪气"的范畴,中医辨病辨证结合,清热解毒、健脾益气、疏肝理气、活血化瘀,扶正祛邪,增强自身免疫力、抗病力,清除或根治 Hp,治疗效果较好。

二、病因病机

胃痞发病原因可有感受外邪、食滞中焦、痰湿阻滞、情志失调。脾胃同居中焦,表里相互络属,脾主升清,胃主降浊,清升浊降,中焦气机条畅,若感邪或脾胃虚弱,健运失职,气机升降失调、气机滞塞中焦而发为痞满。肝主疏泄,中焦气机升降有赖于肝气条达,肝气郁滞,克犯脾胃,也可导致痞满。该病病位在胃脘,涉及肝脾。感受外邪:风寒暑湿之邪或秽浊之气袭表,治不得法,滥用攻里泻下,伤及胃腑,外邪内陷,结于心下胃脘,中焦气机阻塞,升降失常,发为胃痞;食滞中焦:暴饮暴食或嗜食生冷肥甘或食谷不化,阻滞胃脘,痞塞不通发为痞满;痰湿阻滞:脾胃健运失调,酿生痰浊,痰气交阻,中焦气机阻塞,升降失常,发为胃痞;情志失调:忧思恼怒,五志过极,气机逆乱,升降失职,肝气横逆犯脾,肝脾不和,气机郁滞,发为痞满;禀赋不足,脾胃虚弱:素体脾胃虚弱,中气不足或饮食不节,损伤脾胃,脾失健运,气机不利发为痞满。临床有实痞与虚痞之分。

(一)实证

胃脘痞满,病势急迫,按之满甚,食后加重。兼见咽干口苦,渴喜冷饮,身热汗出,大便干结,小便短赤,舌红苔黄,脉滑数,属邪热内陷;伴见恶心呕吐,嗳腐吞酸,厌食,大便不调,舌淡,苔白腻,属饮食停滞;若胸膈满闷,头重身体困倦,头晕目眩,咳嗽痰多,恶心呕吐,不思饮食,口淡不渴,小便不利,舌质淡胖,苔白腻,脉沉滑,属痰湿内阻;兼胁肋胀满,心烦易怒,喜叹息,情绪不调加重,舌质淡红,苔薄白,脉弦,属肝郁气滞。

(二)虚证

胃脘痞满闷胀,病势缓或时缓时急,喜温喜按,不欲进食。多见乏力纳差、便溏。如胃脘冷甚,手足不温属脾阳不振。

三、辨病

(一)症状

该病常见自觉胃脘部痞满不舒,闷塞不痛为主的症状,触之无形,按之柔软,压之无痛,望无胀大,伴胸膈满闷,得食则胀,嗳气则舒。

(二)体征

患者大多无明显体征。

四、类病鉴别

1.胃脘痛:两者病变部位相同,均在胃脘部。胃脘痛以疼痛为主,兼有胀满;胃痞以满闷为主症,时有隐痛;胃痛,胃脘部有压痛,胀较甚,胃痞,胃脘部无压痛,而以痞闷胀满不舒的自觉症状为主。胃痛起病急;胃痞起病缓。在胃病的发生、发展过程中,胃痛及胃痞在某一阶段表现程度不一或以胃痛为主或胃痞较为明显,需依据症候鉴别辨证。

2.臌胀:与胃痞均有腹部胀满之候,但两者病位不一样,胃痞病位在胃脘,臌胀病位在大腹;臌胀外形腹部胀大如鼓,皮色苍黄,脉络暴露,而胃痞腹部外形无异常;臌胀按之胀急,久病腹部可有癥积,胃痞无胀急,触之无有形积块。

3.胸痹心痛:两者症状时有互见,胸痹时伴有脘腹不舒,胃痞也常兼见胸膈不适。胸痹以当胸闷痛,气短如窒,疼痛可牵及左臂,起病急骤,为心脉痹阻、心失所养所致,胃痞为胃脘痞塞满闷不痛,起病缓,为脾胃虚弱、健运失职、气机升降失调气机滞塞中焦所致。两者应审慎鉴别。

五、辨证论治

(一)脾虚气滞证

证候:胃脘痞闷或胀痛,食少纳呆,恶心,嗳气呃逆,疲乏无力,舌淡,苔薄白,脉细弦。

治法:健脾和胃,理气消胀。

方药:四君子汤合香砂枳术丸加减。

(二)肝胃不和证

证候:胃脘胀痛,两胁胀满,痞塞不适,每因情志不畅而发作或加重,心烦易怒,善太息,舌淡红,苔薄白,脉弦。

治法:理气解郁,和胃降逆。

方药:柴胡舒肝散加减。

(三)脾胃湿热证

证候:脘腹痞满或疼痛,口干口苦,身重困倦,恶心呕吐,食少纳呆,小便短黄,舌质红,苔黄厚腻,脉滑。

治法:清热化湿,理气和中。

方药:连朴饮加减。

(四)脾胃虚寒证

证候:胃寒隐痛或痞闷,喜温喜按,泛吐清水,食少纳呆,神疲倦怠,手足不温,大便溏薄,舌淡苔白,脉细弱。

治法:健脾和胃,温中散寒。

方药:理中丸加减。

(五)寒热错杂证

证候:胃脘痞满或疼痛,遇冷加重,嘈杂泛酸,嗳气纳呆,肢冷便溏,舌淡苔黄,脉细弦滑。

治法:辛开苦降,和胃开痞。

方药:半夏泻心汤加减。

第二节 肠易激综合征

一、概述

肠易激综合征(IBS)指的是一组包括腹痛、腹胀、排便习惯改变和大便性状异常、黏液便等表现的临床综合征,持续存在或反复发作,经检查排除可引起这些症状的器质性疾病。本病是最常见的一种功能性肠道疾病,患者以中青年居多,50岁以后首次发病少见。男女比例约1∶2。

根据本病临床主要表现的不同,可分别归属中医"腹痛"、"泄泻"、"便秘"、"郁证"等病证辨治范畴。

二、病因病机

中医认为本病病位在脾、胃和大小肠,其发病与肝、心、肾等脏腑有关,在心、肝、脾功能失调的基础上,挟气滞、气逆、痰湿、血瘀等病变。发生多与情志失调、饮食不节及禀赋不足有关。

(一)情志失调

情思抑郁,忧思恼怒或性情内向,精神紧张,致肝郁气滞,木失条达。肝之疏泄郁滞。则气之升降出入失常。气逆于上,则呕吐、嗳气;气郁于中,则脘腹胀痛;气窜于下,则肠鸣泄泻。

(二)饮食不节

过食辛热或寒凉,饥饱无定或恼怒,皆易伤脾胃。脾伤则运化失司,津液不行。聚湿成痰,阻碍气机;胃伤则受纳失职,食不能化。终致脾虚、气滞、食停而致本病。

(三)禀赋不足

素体阴虚,津液不足,胃肠燥热,失于濡润或素体阳虚,脾失健运,痰饮内伏,痰阻气滞,而致膜胀便秘。脾病及肾,肾阳虚衰,脾失温煦,则水谷难化,而致泄泻。

综上所述,本病本虚标实,寒热错杂。本虚乃脾肾不足,标实多以气滞、痰湿、血瘀、食停常见。病邪壅阻胃肠,气机紊乱。痰瘀内停,并生诸疾。

三、临床表现

IBS起病通常缓慢、隐匿,间歇性发作,有缓解期;病程可长达数年至数十年,但全身健康状况却不受影响。症状的出现或加重与精神因素或遭遇应激事件有关,部分患者尚有不同程度的心理精神异常表现,如抑郁、焦虑、紧张、多疑或敌意等,精神、饮食等因素常可诱使症状复发或加重。症状虽有个体差异,对于某一具体患者则多为固定不变的发病规律和形式。

(一)症状

1.腹痛或腹部不适

与排便有关,为一项主要症状,且为IBS必备症状,大多伴有排便异常并于排便后缓解或改善,部分患者易在进食后出现;可发生于任何部位,局限性或弥散性,性质、程度各异,但不会进行性加重,极少有睡眠中痛醒者。不少患者有排便习惯的改变,如腹泻、便秘或两者交替。

2.腹泻

一般每日3~5次,少数可达十数次。粪量正常,禁食72小时后应消失,夜间不出现。通常仅在晨起时发生,约1/3患者可因进食诱发。大便多呈稀糊状,也可为成形软便或稀水样。可带有黏液,但无脓血。排便不干扰睡眠。

3.便秘

为排便困难,粪便干少,呈羊粪状或细杆状,表面可附黏液;亦可间或与短期腹泻交替,排便不尽感明显,粪便可带较多黏液;早期多为间断性,后期可为持续性,甚至长期依赖泻药。

4.其他

腹胀在白天加重,夜间睡眠后减轻,腹围一般不增加。近半数患者有胃灼热、早饱、恶心、呕吐等上消化道症状。

(二)体征

一般无明显阳性体征,可在相应部位有轻压痛,部分患者可触及腊肠样肠管,直肠指检可见肛门痉挛、张力较高,可有触痛。

四、诊断与鉴别诊断

(一)诊断

1.诊断要点

肠易激综合征是胃肠功能性疾病,诊断本病应首先排除胃肠器质性疾病,并符合下列罗马Ⅲ诊断标准:

（1）病程6个月以上且近3个月来持续存在腹部不适或腹痛,并伴有下列特点中至少2项:①症状在排便后改善;②症状发生伴随排便次数改变;③症状发生伴随粪便性状改变。

（2）以下症状不是诊断所必备,但属常见症状,这些症状越多越支持IBS的诊断:①排便频率异常(每天排便>3次或每周<3次);②粪便性状异常(块状/硬便或稀水样便);③粪便排出过程异常(费力、急迫感、排便不尽感);④黏液便;⑤胃肠胀气或腹部膨胀感。

（3）缺乏可解释症状的形态学改变和生化异常。

2.分型

根据粪便的性状可分为腹泻型(IBS-D)、便秘型(IBS-C)、混合型(IBS-M)、不定型(IBS-U)。腹泻型指至少25%的排便为糊状粪或水样粪,且硬粪或干球粪<25%的排便;便秘型指至少25%的排便为硬粪或干球粪,且糊状粪或水样粪<25%的排便;混合型指至少25%的排便为硬粪或干球粪,且至少25%的排便为糊状粪或水样粪;不定型指粪便性状不符合以上各型标准。

（二）鉴别诊断

主要与各种引起腹痛和排便异常的器质性疾病鉴别,因功能性消化不良、功能性便秘与IBS有部分症状重叠,也应互相鉴别。

1.炎症性肠病

两者均具有反复发作的腹痛、腹泻、黏液便等症状,肠易激综合征虽反复发作,但一般不会影响全身情况;而炎症性肠病往往伴有不同程度的消瘦、贫血、发热、虚弱等全身症状。结肠镜检查可明确诊断。

2.感染性腹泻

反复发作的感染性腹泻有时与腹泻型IBS难以鉴别,感染性腹泻一般有感染史,起病急,多伴有呕吐、发热等症状,大便病原体培养或检测一般可明确诊断。

3.结直肠癌

腹痛或腹泻是结肠癌的主要症状,特别是直肠癌除腹痛腹泻外,常伴有里急后重或排便不畅等症,这些症状与肠易激综合征相似。结直肠癌常伴有便血,其恶性消耗症状明显,多见于中年以后,直肠指检常可触及肿块,结肠镜和X线钡剂灌肠检查对鉴别诊断有价值,活检可确诊。

4.功能性消化不良

主要以上腹部不适为主,一般无大便性状改变,腹部不适与排便异常无直接关系。

5.吸收不良综合征

系小肠疾病,常有腹泻,在大便中可见脂肪及未消化食物。

6.功能性便秘

便秘型IBS与功能性便秘均以便秘为主要表现,主要鉴别点在于是否存在腹部不适或腹痛,且腹痛或腹部不适与排便是否直接相关。

五、辨证论治

（一）脾虚湿阻证

证候:大便时溏时泻,腹痛隐隐,劳累或受凉后发作或加重;神疲纳呆,四肢倦怠;舌淡,边有齿痕,苔白腻;脉虚弱。

治法:健脾益气,化湿消滞。

方药:参苓白术散加减。

(二)肝郁脾虚证

证候:腹痛即泻,泻后痛减,发作常和情绪有关;急躁易怒,善叹息;两胁胀满;纳少泛恶;脉弦细;舌淡胖,边有齿痕。

治法:抑肝扶脾。

方药:痛泻要方加味。

(三)脾肾阳虚证

证候:晨起腹痛即泻;腹部冷痛,得温痛减;形寒肢冷;腰膝酸软;不思饮食;舌淡胖,苔白滑;脉沉细。

治法:温补脾肾。

方药:附子理中丸合四神丸加减。

(四)脾胃湿热证

证候:腹痛泻泄;泄下急迫或不爽;肛门灼热;胸闷不舒,烦渴引饮;口干口苦;舌红,苔黄腻;脉滑数。

治法:清热利湿。

方药:葛根芩连汤加减。

(五)肝郁气滞证

证候:大便干结;腹痛腹胀;每于情志不畅时便秘加重;胸闷不舒,善太息;嗳气频作,心情不畅;脉弦。

治法:疏肝理气,行气导滞。

方药:六磨汤加减。

(六)肠道燥热证

证候:大便硬结难下;舌红,苔黄燥少津;少腹疼痛,按之胀痛;口干口臭;脉数。

治法:泄热行气,润肠通便。

方药:麻子仁丸加减。

六、中成药

(一)补脾益肠丸

功效:补中益气,健脾和胃,涩肠止泻。用于脾肾两虚所致的慢性泄泻。用法:口服,每次6～9丸,每日3次。

(二)麻仁丸

功效:润肠通便。用于肠道燥热,脾约便秘之实证。用法:口服,每次6～9g,每日2次。

(三)四神丸

功效:温肾健脾,固肠止泻。用于脾肾虚寒之久泻、泄泻。用法:口服,每次9g,每日1～2次。

(四)便秘通

功效:健脾益气,润肠通便。用于虚人便秘。用法:口服,每次 1 支,每日 2 次。

(五)人参健脾丸

功效:健脾益气,消食和胃。用于脾虚湿阻泄泻。用法:口服,每次 6g,每日 2 次。

(六)四磨汤

功效:顺气降逆,消积止痛。用于肝郁气滞之便秘。用法:口服,每次 10mL,每日 3 次。

(七)木香顺气丸

功效:行气化湿,健脾和胃。用于气郁便秘。用法:口服,每次 6~9g,每日 2~3 次。

(八)参苓白术颗粒

功效:健脾渗湿。用于脾胃虚弱之泄泻。用法:口服,每次 6~9g,每日 2 次。

(九)乌梅丸

功效:平调寒热。用于寒热夹杂,腹泻便秘交替型。用法:口服,每次 2 丸,每日 2~3 次。

第三节 慢性胃炎

一、概述

慢性胃炎是胃黏膜在各种致病因素作用下所发生的慢性炎症性病变或萎缩性病变。目前对其命名和分类尚缺乏统一认识,一般分为慢性非萎缩性胃炎和慢性萎缩性胃炎,慢性胃炎无典型及特异的临床症状,大多数患者表现为消化不良的症状,如进食后觉上腹部饱胀或疼痛、嗳气、泛酸等,尤其是萎缩性胃炎患者,主要表现为胃部似有物堵塞感,但按之虚软。本病属于中医学"胃脘痛"、"胃痞证"的范畴。

本病发病率极高,在各种胃病中居于首位,占接受胃镜检查患者的 80%~90%,男性多于女性,且其发病率有随年龄增长而有所升高的趋势。其病因迄今尚未完全明确。一般认为物理性、化学性及生物性有害因素持续反复作用于易感人体即可引起胃黏膜慢性炎症。已明确的病因包括胃黏膜损伤因子、Hp 感染、免疫因素、十二指肠液反流、胃窦内容物潴留、细菌病毒和其毒素、年龄因素和遗传因素。

二、病因病机

胃脘痛发生的常见原因有寒邪客胃、饮食伤胃、肝气犯胃和脾胃虚弱等。胃主受纳腐熟水谷,若寒邪客于胃中,寒凝不散,阻滞气机,可致胃气不和而疼痛;或因饮食不节,饥饱无度或过食肥甘,食滞不化,气机受阻,胃失和降引起胃脘痛;肝对脾胃有疏泄作用,如因恼怒抑郁,气郁伤肝,肝失条达,横逆犯胃,亦可发生胃脘痛;若劳倦内伤,久病脾胃虚弱或禀赋不足,中阳亏虚,胃失温养,内寒滋生,中焦虚寒而痛;亦有气郁日久,瘀血内结,气滞血瘀,阻碍中焦气机,而致胃脘痛发作。总之,胃脘痛发生的病机分为虚实两端,实证为气机阻滞,不通则痛;虚证为胃腑失于温煦或濡养,失养则痛。

(一)实证

主症:上腹胃脘部暴痛,痛势较剧,痛处拒按,饥时痛减,纳后痛增。

兼见胃脘痛暴作,脘腹得温痛减,遇寒则痛增,恶寒喜暖,口不渴,喜热饮或伴恶寒,苔薄白,脉弦紧者,为寒邪犯胃;胃脘胀满疼痛,嗳腐吞酸,嘈杂不舒,呕吐或矢气后痛减,大便不爽,苔厚腻,脉滑者,为饮食停滞;胃脘胀满,脘痛连胁,嗳气频频,吞酸,大便不畅,每因情志因素而诱发,心烦易怒,喜太息,苔薄白,脉弦者,为肝气犯胃;胃脘痛拒按,痛有定处,食后痛甚或有呕血便黑,舌质紫暗或有瘀斑,脉细涩者,为气滞血瘀。

(二)虚证

主症上腹胃脘部疼痛隐隐,痛处喜按,空腹痛甚,纳后痛减。

兼见泛吐清水,喜暖,大便溏薄,神疲乏力或手足不温,舌淡苔薄,脉虚弱或迟缓,为脾胃虚寒;胃脘灼热隐痛,似饥而不欲食,咽干口燥,大便干结,舌红少津,脉弦细或细数,为胃阴不足。

三、诊断和鉴别诊断

(一)症状

慢性非萎缩性胃炎缺乏特异性症状,症状的轻重与胃黏膜的病变程度并非一致。大多数患者常无症状或有程度不同的消化不良症状,如上腹隐痛、食欲减退、餐后饱胀、反酸等。萎缩性胃炎患者可有贫血、消瘦、舌炎、腹泻等,个别患者伴黏膜糜烂者上腹痛较明显,并可有出血。本病进展缓慢,常反复发作,中年以上好发病,并有随着年龄增长而发病率增加的倾向。部分患者可无任何症状,多数患者可有不同程度的消化不良症状,体征不明显。各型胃炎其表现不尽相同。

1.慢性非萎缩性胃炎:可有慢性不规则的上腹隐痛、腹胀、嗳气等,尤以饮食不当时明显,部分患者可有反酸,上消化道出血,此类患者胃镜证实糜烂性及疣状胃炎居多。

2.萎缩性胃炎:不同类型、不同部位其症状亦不相。胃体胃炎一般消化道症状较少,有时可出现明显厌食、体重减轻,舌炎、舌乳头萎缩。萎缩性胃炎影响胃窦时胃肠道症状较明显,特别有胆汁反流时,常表现为持续性上中腹部疼痛,于进食后即出,可伴有含胆汁的呕吐物和胸骨后疼痛及烧灼感,有时可有反复小量上消化道出血,甚至出现呕血。

(二)体征

慢性胃炎大多无明显体征,有时可有上腹部轻压痛。

(三)类病鉴别

1.胃癌:慢性胃炎之症状如食欲缺乏、上腹不适、贫血等少数胃窦胃炎的 X 线征与胃癌颇相似,需特别注意鉴别。绝大多数患者纤维胃镜检查及活检有助于鉴别。

2.消化性溃疡:两者均有慢性上腹痛,但消化性溃疡以上腹部规律性、周期性疼痛为主,而慢性胃炎疼痛很少有规律性并以消化不良为主。鉴别依靠 X 线钡餐透视及胃镜检查。

3.慢性胆道疾病:如慢性胆囊炎、胆石症常有慢性右上腹、腹胀、嗳气等消化不良的症状,易误诊为慢性胃炎。但该病胃肠检查无异常发现,胆囊造影及 B 超异常可最后确诊。

4.其他：如肝炎、肝癌及胰腺疾病亦可因出现食欲缺乏、消化不良等症状而延误诊治全面细微的查体及有关检查可防止误诊。

四、辨证论治

(一)脾胃湿热型

证候：胃脘部痞满胀痛，饭后加重，口苦，口黏，胸闷，纳少或见嘈杂泛酸或恶心呕吐，渴不思饮，舌红苔黄腻，脉缓滑。

治法：清热化湿，理气和胃。

方药：方选半夏泻心汤加减。处方：法半夏20克，蒲公英30克，苍术，苏梗，藿香，黄连各10克，白蔻仁，甘草，干姜各6克。若挟积滞加神曲，鸡内金，谷麦芽；瘀血加玄胡，五灵脂各10克；气虚加党参15克；津液亏损加芦根20克，石斛10克。

(二)肝胃不和型

证候：胃脘胀痛连及两胁，饭后饱胀加重，嗳气频频，矢气较舒或有泛酸，呕吐，大便不调，舌苔薄白，脉弦。

治法：疏肝理气，和胃降逆。

方药：柴胡舒肝散合金铃子散加减。处方：柴胡，白芍，枳壳，苏梗，苍术，玄胡，佛手各10克，陈皮10克，川楝子20克，甘草6克。如化火者加蒲公英30克，山栀子10克，挟积者加神曲，麦芽，山楂各20克；瘀血者加当归，莪术各10克。

(三)脾胃虚寒型

证候：胃脘隐隐作痛，喜热饮，食欲减退，饮食稍多则痞胀，泛吐清水，四肢欠温，倦怠无力，大便溏薄，舌淡红，苔薄白，脉细弱。

治法：温中健脾，理气和胃。

方药：方选香砂六君子汤加减。处方：党参，白术，茯苓，法半夏各15克，陈皮10克，黄连6克，木香10克，砂仁，干姜，炙甘草各6克。挟积滞加神曲，鸡内金各10克，血瘀者加当归，丹参各15克，玄胡10克。

(四)胃阴不足型

证候：胃脘隐隐作痛，不思饮食，食后饱胀，口干心烦，舌红少苔，脉沉细数。

治法：疏肝泄热，养阴清胃。

方药：方选养胃汤加减。处方：太子参，麦冬，石斛，白芍，玉竹，白扁豆，腊梅花，麦芽各15克。胃酸缺乏者，加乌梅15克，生山楂15克。

(五)瘀血阻络型

证候：胃脘胀满刺痛，痛有定处或见吐血，便血，食少，神疲气短，畏寒喜温，舌暗边有瘀点，苔白，脉沉细涩，此乃气血瘀结，胃络失和，故见胃脘刺痛，痛有定处，舌暗边有瘀点，脉涩，久痛入络，络脉损伤，阳络伤则吐血，阴络伤则便血(黑便)，失血日久则神疲气短，畏寒喜温，苔白，脉沉细。

治法：补气温中,活血化瘀,理气止痛。

方药：桃红四物汤加减。处方:当归、赤芍、川芎、乌药、桂枝、吴茱萸各 10 克,砂仁,红花各 6 克,黄芪 30 克,茜草炭 15 克,白芨 30 克,仙鹤草 30 克,玄胡 10 克。

第四节　消化性溃疡

一、概述

消化性溃疡主要是指发生在胃和十二指肠的慢性溃疡,是由于胃酸对胃黏膜的自身消化而形成的一组疾病。临床上以反复发作,节律性上腹部疼痛为临床特点,常伴有吞酸,嘈杂,甚至呕吐,便血等症。X 线钡餐检查发现龛影即可确诊。胃镜对诊断消化性溃疡,和鉴别良性溃疡及恶性溃疡很有价值。本病的并发症可以穿孔,出血,幽门梗阻,癌变,这都可以出现重急表现的腹部体征及全身症状。

胃和十二指肠溃疡是现代医学病名。从本病临床表现看,属中医的“胃脘痛,肝胃气痛,心脾痛,心气痛食痹,吞酸,嗳气,嘈杂”等病症的范畴。由于疼痛与饮食消化有密切关系,故称消化性溃疡,应当作为脾胃的病症看待。脾胃是“仓廪之官”,“后天之本”根据内脏相关的理论。脾胃病变与其他脏腑的病变可互相影响。那么本病又应看作是全身性的病症,不能孤立地看成是胃或肠的局部病变,临床时首先应明确这一基本观点。

二、病因病机

本病的致病因素:①精神因素:主要是情志失调,怒气郁逆,恼怒过度则伤肝,怒则气上,肝气过亢则木横乘土,伤及脾胃。临床上所见的“肝气犯胃”“肝胃不和”等肝气型证候,多因此而得。②饮食因素:如暴饮暴食,饥饱失节,冷热所伤,五味偏嗜,均能使脾胃受病。③劳倦因素《内经》指出:“饮食劳倦则伤脾。”“劳役过甚,中气受伤,食下不运……。”说明脾胃病变不少可因劳倦而得。④脏腑因素:除了中气虚弱,痰湿困脾引起外,由其他脏腑的疾病的影响而致者,亦属累见。上述四种因素,均可使脾胃升降失调,气机阻碍,气滞血淤,营气不从,淤积日久,阴血暗损,局部便形成溃疡的病变。

三、临床表现

多数消化性溃疡以上腹疼痛为主要表现,有以下特点:慢性反复发作,发作呈周期性,与缓解期相互交替,发作有季节性,多在冬春和秋冬之交发病;病程长,几年到几十年不等;上腹疼痛有节律性,多与进食有关。

(一)症状

本病临床表现不一,少数患者无任何症状,部分以出血、穿孔等并发症为首发症状。上腹疼痛为主要症状,可表现为钝痛、灼痛、胀痛、饥饿痛,一般能忍受,部位多位于中上腹,也可出现在胸骨剑突后,甚或放射至背部,能被制酸药或进食所缓解。节律性疼痛是消化性溃疡的特征之一,大多数 DU 患者疼痛好发于两餐之间,持续不减,直至下次进食后缓解,有午夜痛;GU 节律性不如 DU 有规律,常在餐后 1 小时内发生疼痛。疼痛常持续数天或数月后缓解,继而又复发。可伴有烧心、反胃、反酸、嗳气、恶心等非特异性症状。

(二)体征

缺乏特异性体征。在溃疡活动期,多数有上腹部局限性压痛。

四、诊断与鉴别诊断

(一)诊断

1.诊断要点

①长期反复发生的周期性、节律性慢性上腹部疼痛,应用制酸药物可缓解;②上腹部可有局限深压痛;③X 线钡剂造影见溃疡龛影;④内镜检查可见到活动期溃疡。具备上述条件即可确诊。

2.特殊类型的消化性溃疡

(1)无症状性溃疡:15%~30%消化性溃疡患者无任何症状,一般因其他疾病做胃镜或 X 线钡剂造影或并发穿孔、出血时发现,多见于老年人。

(2)老年性消化溃疡:近年来发病率有上升趋势,多表现为无症状性溃疡或症状不典型,如食欲缺乏,贫血、体重减轻较突出。GU 等于或多于 DU,溃疡多发生于胃体上部或小弯,以巨大溃疡多见,易并发大出血。

(3)复合性溃疡:指胃和十二指肠同时发生的溃疡,约占消化性溃疡的 5%,一般是 DU 先于 GU,易发生幽门梗阻。

(4)幽门管溃疡:较少见。常伴胃酸过多,缺乏典型溃疡的周期性和节律性疼痛,餐后即出现剧烈疼痛,制酸剂疗效差,易出现呕吐或幽门梗阻,易穿孔或出血。

(5)球后溃疡:球后溃疡多发于十二指肠乳头的近端。夜间疼痛和背部放射痛更为多见,内科治疗效果差,易并发出血。

(二)鉴别诊断

1.胃癌

临床表现十分相似。一般而言,胃癌多为持续疼痛,制酸药效果不佳,大便隐血试验持续阳性。X 线、内镜和病理组织学检查对鉴别两者意义大。X 线钡剂检查示胃癌龛影位于胃腔之内,边缘不整,龛影周围胃壁强直、呈结节状。胃镜下胃癌的溃疡通常形态不规则,基底凹凸不平,苔污秽,边缘呈结节状隆起,周围黏膜呈癌性浸润,皱襞中断。组织学检查可提供有力依据。一次活检阴性并不能排除胃癌的可能,应在不同部位、不同时间多次检查。

2.胃泌素瘤

亦称 Zollinger-Ellison 综合征,是胰岛非 β 细胞瘤大量分泌胃泌素所致。其特点为多发性溃疡,不典型部位溃疡,具有难治性特点,易穿孔、出血,血清胃泌素常>500pg/mL,胃液分析、超声、CT 等检查有助于病位诊断。

3.功能性消化不良

临床表现餐后上腹饱胀、嗳气、反酸和食欲减退等,症状与溃疡有时相似。但本病多发于年轻女性,X线和胃镜检查正常或只有轻度胃炎,胃排空试验可见胃蠕动下降。

4.慢性胆囊炎和胆石症

疼痛位于右上腹,多在进食油腻后加重,并放射至背部,可伴发热、黄疸,墨菲征阳性。胆囊B超和逆行胆道造影有助于鉴别。

五、辨证论治

(一)寒邪客胃证

证候:胃痛暴作,拘急冷痛,恶寒喜暖,得温痛减,口不渴,喜热饮,舌苔薄白,脉弦紧。

治法:温胃散寒,理气止痛。

方药:良附丸加减。

(二)饮食伤胃证

证候:胃胀痛,嗳腐吞酸或呕吐不消化食物,其味腐臭,吐后痛减,不思饮食,大便不爽,得矢气及便后稍舒,舌苔厚腻,脉滑。

治法:消食导滞,和胃止痛。

方药:保和丸加减。

(三)肝胃不和证

证候:胃胀痛或攻撑窜动,牵引背胁,每因情志刺激发作或加重,嗳气、矢气则痛舒,善太息,大便不畅,舌苔薄白,脉弦。

治法:疏肝理气,和胃止痛。

方药:柴胡舒肝散加减。

(四)湿热中阻证

证候:胃脘灼痛,吐酸嘈杂,脘痞腹胀,纳呆恶心,口渴不欲饮水,小便黄,大便不畅,舌红,苔黄腻,脉滑数。

治法:清化湿热,理气和胃。

方药:清中汤加减。

(五)瘀血停胃证

证候:胃脘刺痛,痛有定处,按之痛甚,食后加重,入夜尤甚,甚至出现黑便或呕血,舌质紫暗或有瘀斑,脉涩。

治法:化瘀通络,理气和胃。

方药:失笑散合丹参饮加减。

(六)脾胃虚寒证

证候:胃脘隐痛,绵绵不休,空腹痛甚,得食则缓,喜温喜按,劳累后发作或加剧,泛吐清水,食少纳呆,大便溏薄,四肢不温,舌淡苔白,脉虚缓无力。

治法:温中健脾,和胃止痛。

方药:黄芪建中汤加减。

(七)胃阴不足

证候:胃脘隐痛,有时嘈杂似饥或饥而不欲食,口干咽燥,大便干结,舌红少津,无苔,脉弦细无力。

治法:益阴养胃。

方药:益胃汤加减。

六、中成药

(一)胃可宁片

功效:收敛,制酸,止痛。用于消化性溃疡。用法:饭前口服,每次3～5片,每日3～4次。

(二)健胃愈疡片

功效:疏肝健脾,解痉止痛,止血生肌。用于肝郁脾虚,肝胃不和型消化性溃疡活动期。用法:口服,每次4～6片,每日4次。

(三)阴虚胃痛片

功效:养阴益胃,缓中止痛。用于胃阴不足型消化性溃疡。用法:每次6片,每日3次。

(四)小建中合剂

功效:温中补虚,缓急止痛。用于脾胃虚寒型消化性溃疡。用法:口服,每次20mL,每日3次。

(五)元胡止痛片

功效:理气,活血,止痛。用于气滞血瘀的胃痛。用法:口服,每次1～1.5g,每日3次。

(六)三九胃泰

功效:清热燥湿,行气活血,柔肝止痛。用于湿热内蕴、气滞血瘀证。用法:口服,每次2.5g,每日2次。

(七)保和丸

功效:消食,导滞,和胃。用于食积停滞,脘腹胀满,嗳腐吞酸,不欲饮食等症。用法:口服,每次6～9g,每日2次。

第五节　胃癌

一、概述

胃癌是指起源于胃黏膜上皮细胞的一种恶性肿瘤,临床早期70%以上无明显症状,中晚期出现胃脘部疼痛、食欲下降、消化道出血、穿孔、幽门梗阻、消瘦、乏力、代谢障碍及扩散转移引起相应的症状。我国属于胃癌高发国家,每年约有20万新发胃癌患者,任何年龄均可发生,以50～60岁居多,男女发病率之比为3.2～3.6：1。据统计,我国2004—2005年胃癌死亡

35250 例,标化死亡率为 22.35/10 万,较 1973—1975 年下降 5.58%。2004—2005 年调查结果显示,各省份胃癌粗死亡率差别较大,江苏省最高,为 44.52/10 万(2700 例),云南省最低,为 8.29/10 万(376 例)。

祖国医学中没有胃癌病名,根据其临床表现,类似此病的文献记载多见于"反胃""胃反""积聚""胃脘痛""心腹痞""噎膈""伏梁"等。文献描述此病最早见于《内经》,《素问·至真要大论》曰:"胃脘当心而痛,上支两胁,甚则呕吐,膈咽不通"。《难经·五十六难》云:"脾之积,名曰痞气,在胃脘,覆大如盘,久不愈",此描述与现代胃癌的描述相似。医圣张仲景《金匮要略·呕吐哕下利病脉证治》提到"趺阳脉浮而涩,浮则为虚,涩则伤脾,脾伤则不磨,朝食暮吐,暮食朝吐,宿谷不化,名曰胃反",非常类似于胃癌所致幽门梗阻。陈无择在《三因极一病证方论》中记载了治疗五积的相关方药,如治心积的伏梁圆,治脾积的痞气圆,治食呕的大养胃汤、治中汤等。《儒门事亲·斥十膈五噎浪分支派疏》提出治疗部分噎膈采用攻伐之法。叶天士在《临证指南医案·胃脘痛》云:"久有胃痛,更加劳力,致络中血瘀,经气逆。其患总在络脉中痹窒耳……形瘦清减,用缓逐其瘀一法",起初用活血化瘀法治疗此病。

二、病因病机

(一)外感六淫

《灵枢·五变篇》曰:"肠胃之间,寒温不次,邪气稍至,蓄积留止,大聚乃起……气涩则生积聚也",说明外感是导致肿瘤产生的原因之一。六淫邪气,从口入内,稽留不去,阻碍气机,脾气失和,运化失司,痰湿内生,脾胃升降失常,则朝食暮吐或暮食朝吐。

(二)内伤七情

《素问·上古天真论》云:"恬淡虚无,真气从之,精神内守,病安从来",阐述了正常的情志精神变化,可以使气血调和,保持身体健康。《素问》曰:"怒伤肝、喜伤心、思伤脾、忧伤肺、恐伤肾",故思虑可以伤脾,脾伤则气结;怒则伤肝,肝火横逆犯胃,导致脾胃升降失和,运化失常,久致饮食梗噎难下或食入则吐或导致脾失统摄,血液不循常道,而致出血。

(三)饮食失调

长期饮食不当,影响脾胃功能,使脾失健运,不能运化水湿,饮食停留,聚而生痰,久则气血运行失常,瘀血滞留,痰气瘀血结于胃中,发为本病。

(四)正气不足

《内经》云:"邪之所凑,其气必虚。"外感六淫、内伤七情侵袭机体,正气不足,阴阳失调,不能祛邪外出,致使浊邪久滞体内,酿生癌毒,致生癌肿。明代李中梓《医宗必读》曰:"积之成者,正气不足而后邪气踞之。"清代余听鸿《外证医案汇编》云:"正气虚则成癌。"

三、临床表现

(一)症状

1.胃部疼痛

多数胃癌患者发病初期都有胃部疼痛的症状。开始仅仅是感到上腹部不适或有膨胀、沉重感,有时心窝部隐隐作痛,因此,常被患者误认为是胃炎或溃疡病,治疗后症状可暂时缓解。如病变发生在胃窦部,则可诱发十二指肠功能改变,出现类似溃疡病的节律性疼痛,也常被患者忽视,直到出现持续性疼痛甚至出现黑便或呕血等症状时才引起患者注意,而此时患者的病情往往已发展到了胃癌晚期,失去了治疗的最佳时机。

2.食欲减退、消瘦、乏力

患者出现食欲减退、消瘦、乏力,也是一组常见而又缺乏特异性的胃癌早期信号。食欲减退且不伴胃部疼痛者可能是胃癌的早期表现,若与胃痛症状同时出现并排除肝炎时,尤应引起重视。有些患者因在进食后出现腹胀、嗳气等症状后便自动限制日常饮食,致使体重下降,出现消瘦、乏力的现象。由于患者腹胀的位置多在剑突下或偏右的地方,因此很容易被误诊为胆囊疾病。

3.恶心呕吐、呕血便血

早期胃癌患者还可出现食后饱胀感并伴有轻度恶心的症状。贲门部的肿瘤开始可出现进食不顺,以后逐步出现吞咽困难和食物反流等症状。早期胃癌患者也常出现便血的症状,这是由病变破坏了胃内小血管所致。少量胃内出血的患者可表现为大便潜血阳性,出血量多时可表现为呕血和黑便。平日无胃病的老年人,一旦出现黑便尤应警惕胃癌的发生。此外,患者如出现腹泻、便秘、胃下部不适、按压上腹有深压痛及轻度肌紧张等症状,也可视为胃癌的早期信号,应及早进行全面检查。

4.早期胃癌的隐蔽性

胃癌的隐蔽性主要体现在以下两个方面:第一,早期胃癌患者80%没有症状,少数患者即使有症状也是一些非典型性症状,如食欲缺乏、腹部不适等。这些症状极易同胃炎、胃溃疡等胃病相混淆。因此,患者千万不要简单地根据一些症状来判断自己的病情,更不可自己到药店买药治疗。第二,以胃外表现为主的胃癌,易被忽视。

(二)体征

早期胃癌可以无任何体征或仅有上腹部压疼。中晚期胃癌多数上腹压痛明显。胃癌的体征:1/3的患者腹部可触及肿块,质硬,表面不平滑,有触痛,尤其患胃窦部癌的消瘦患者更易发现肿块。胃癌的转移灶如直肠前触及肿块、脐部肿块、锁骨上淋巴结肿大和腹水的出现,更是晚期胃癌的证据。

上腹部肿块、直肠前隐窝肿物、脐部肿块、左锁骨上淋巴结肿大、左腋下淋巴结肿大、腹水等常提示已有远处转移。胃癌常因转移部位不同而出现相应体征,使临床表现非常复杂。胃癌的体征如肝转移可出现肝大、黄疸等;卵巢转移可发现卵巢肿大和大量腹水,肺部转移可有呼吸困难等。

此外,胃癌伴癌综合征也可成为重要体征,如血栓性静脉炎、皮肌炎等。晚期患者可有发热、恶病质等。

四、诊断与鉴别诊断

胃癌早期症状和体征不明显,进展期症状也缺乏特异性,有时因转移和合并症的症状和体征使病情复杂多变,需与多种疾病相鉴别。

首先,在临床工作中,某些胃部良性疾病如胃溃疡、胃息肉、慢性胃炎等常需与胃癌鉴别。这些疾病病史较长,症状反复发作,药物治疗常常有效,内镜检查和活检常能做出正确诊断。值得注意的是,这些疾病也是胃癌的癌前疾病,往往需要长期随访,在长期随访中发现早期胃癌十分重要。有时需要定期内镜检查,一些特殊检查如染色胃镜等可提高识别能力。

一些少见的胃部良性疾病,如胃结核、间质性胃炎、胃平滑肌瘤、血管瘤等间质性良性肿瘤、胃壁内异位胰腺、胃嗜酸性肉芽肿等常因消化不良症状和某些合并症而行胃镜检查,多数胃镜下可见病灶但活检病理未能发现癌细胞,此时应特别慎重。短期内复查胃镜,深凿式活检时可奏效,必要时需手术探查,术中快速活检以明确诊断。

胃部某些其他恶性疾病如胃恶性淋巴瘤、平滑肌肉瘤、胃浆细胞瘤常因瘤体大被误认为晚期胃癌而放弃手术,失掉恰当治疗的机会。此类肿瘤好发于胃体部,胃镜下可见巨大黏膜皱襞上有出血糜烂、溃疡等,深凿式活检病理检查有利于鉴别,但多数病例需手术及冰冻切片病理检查确诊。

胃的临近脏器如胰腺、胆囊、肝脏、横结肠等的疾病常需与胃癌鉴别。慢性胰腺炎常有上腹疼痛和因消化不良造成的消瘦而疑似胃癌。B超、CT、内镜、逆行胰管造影和必要的胰腺内外分泌功能检查常可鉴别。胰腺体部癌常出现上腹部疼痛,但胰腺癌多为持续性疼痛,病情发展较快。有时胃癌累及胰腺也常使病情复杂化,皆需B超、CT、内镜和逆行胰管造影等协助诊断。横结肠癌有时引起上腹痛,甚至可有上腹部肿块,可能与胃癌混淆。只要提高警惕,根据可能性大小先后进行结肠镜和胃镜检查,多数能够鉴别。值得注意的是,胃癌可以累及横结肠,横结肠癌有时也可累及胃,应加以鉴别。

五、辨证论治

(一)脾胃虚弱证

证候:胃脘隐痛,喜按喜暖,脘腹胀满不舒,面色少华,肢倦乏力,时呕清水,大便溏薄,舌质淡,有齿痕,苔薄白,脉细弱。

治法:健脾益气。

方药:参苓白术散加减。若腹中冷痛,手足不温,可用附子理中丸加减;若大便滑脱,少气懒言,可用补中益气汤加减。

(二)肝胃不和证

证候:胃脘痞满,时时作痛,窜及两胁,嗳气频繁或进食发噎,舌质红,苔薄白或薄黄,脉弦。

治法:疏肝和胃,降逆止痛。

方药:柴胡舒肝散合旋覆代赭石汤加减。若便秘燥结,腑气不通者,酌加瓜蒌仁、郁李仁、火麻仁。

(三)胃热伤阴证

证候:胃脘嘈杂灼热,痞满吞酸,食后痛胀,口干喜冷饮,五心烦热,便结尿赤,舌质红绛,舌苔黄糙或剥苔、无苔,脉细数。

治法:清热和胃,养阴润燥。

方药:玉女煎加减。可加蒲公英、白花蛇舌草、金银花、蚤休等清热解毒。若兼痰气上逆,见恶心呕吐,唾吐痰涎,去知母,加半夏、黄连;脘痛腹胀,气血不和者,加木香、大腹皮、延胡索。

(四)痰湿阻胃证

证候:脘膈痞闷,呕吐痰涎,进食发噎不利,口淡纳呆,大便时结时溏,舌体胖大有齿痕,苔白厚腻,脉滑。

治法:燥湿健脾,消痰和胃。

方药:开郁二陈汤加减。偏气虚见气短、乏力者,加黄芪,党参;若痰阻偏盛见呕恶频繁者,加生姜、藿香。

(五)痰气交阻证

证候:胸膈或胃脘满闷作胀或痛,胃纳减退,厌食肉食或有吞咽梗噎不顺,呕吐痰涎,苔白腻,脉弦滑。

治法:理气化痰,消食散结。

方药:启膈散加减。若气滞偏盛,见胸膈或胃脘胀痛者,加柴胡、佛手、郁金;若痰阻偏盛,见吞咽梗噎不顺或呕吐痰涎、食物者,加旋覆花、代赭石等;气郁日久化热,见胸膈胃脘灼痛、口苦、口干等症者,加白花蛇舌草、蒲公英、半枝莲、龙葵等以清热解毒。

(六)瘀毒内阻证

证候:脘痛剧烈或向后背放射,痛处固定,拒按,上腹肿块,肌肤甲错,眼眶呈黯黑,舌苔黄,舌质紫暗或瘀斑,舌下脉络紫胀,脉弦涩。

治法:理气活血,软坚消积。

方药:膈下逐瘀汤加减。胃中灼热,加蒲公英、山栀子;伤及血分见呕血、黑便者,加白及、地榆。

(七)气血两虚证

证候:神疲乏力,面色无华,少气懒言,动则气促、自汗,消瘦,舌苔薄白,舌质淡白,舌边有齿痕,脉沉细无力或虚大无力。

治法:益气养血,健脾和营。

方药:八珍汤加减。兼阴虚见口干、五心烦热者,加沙参、麦冬;气虚盛见心悸少寐者,加珍珠母、炒枣仁。

六、中成药

(一)犀黄丸

功效:清热解毒,活血化瘀。适用于胃癌瘀毒痰阻型。用法:每次 3g,每日 3 次,温开水送服。

(二)六神丸

功效:清热、解毒、止痛。适用于胃癌瘀毒内结型。用法:每次 20 丸,每日 3 次。

(三)木香顺气丸

功效:理气止痛,健胃化滞。适用于胃癌反胃吐逆,大便秘结者。用法:每次 6g,每日

（四）复方斑蝥胶囊

功效：以毒攻毒，散结抗瘤。适用于胃癌瘀毒内结型。用法：每次3粒，每日2次。

第六节 病毒性肝炎

病毒性肝炎是由多种肝炎病毒引起的以损害肝脏病变为主的感染性疾病。临床上以身体乏力、食欲减退、恶心、上腹部不适、肝区疼痛及肝功能损害为主要表现，部分患者可出现黄疸和发热。该病具有流行面广、传染性强、发病率高等特点。根据病毒性肝炎的病原学分型，目前分甲型、乙型、丙型、丁型和戊型5种病毒性肝炎。

一、中医认识

病毒性肝炎为现代医学病名，中医对肝胆病早有认识，在中医古籍中虽无"肝炎"病名，但根据其发病特点及临床表现，可查询类似于本病的记载。病毒性肝炎，临床上大致分为黄疸型和无黄疸型，又根据该病病程的长短以及病情的轻重程度，而分为急性、慢性和迁延性。中医一般认为黄疸型肝炎是属于"黄疸"的范畴，无黄疸型肝炎，与中医的"肝郁""胁痛"类似。

中医学认为，本病多因外感湿热、疫毒之邪或内伤酒食、情志抑郁或瘀血内结等原因所致，病变部位主要在肝脾，涉及胆、胃和肾。因邪毒入侵，机体感受湿邪或瘟疫病毒或饮食不节损伤脾胃导致湿热内生，湿热郁结脾胃，郁蒸肝胆，肝失疏泄，脾失健运，气机失调，而出现胸闷、胁痛、口苦等症。湿热内蕴，邪毒亢盛，熏蒸肝胆，迫使胆汁不正常循行，胆汁溢出脉外，浸渍肌肤而致黄疸。无黄疸型肝炎主要为湿热之邪郁于肝脾，迁延性以及慢性肝炎则为余邪未尽，正气已虚，即湿热郁久，机体耗津伤阴，因肝肾同源，而导致肝肾阴虚，因阴阳互根，尚可见脾肾阳虚、气血两亏等表现。

二、中医诊断

病毒性肝炎的临床证候表现复杂，中医临床的诊断多以辨病与辨证相结合。病毒性肝炎的一般证候表现为全身疲乏，胃脘胀痛，食欲减退，纳呆，恶心，厌油食，大便溏泄，有时燥结，大便颜色发白或灰白色（黄疸型），尿黄，甚则赤色，左胁胀痛或拒按，肝脾肿大等。由于临床症状表现有湿热轻重的不同，机体正邪相争有盛有衰，病症有虚有实，因此病毒性肝炎诊断须根据不同的临床表现进行辨证分析。

（一）湿热壅结

1.热重于湿

证候：身发黄如橘，头身困重，口干口苦，纳呆，上腹胀满，厌食油腻或进食油腻食物病情则加重，大便秘结，小便短赤。舌质红，苔黄腻，脉弦滑数。

2.湿重于热

证候：身目俱黄，颜色较为鲜明，倦怠乏力，头身困重，胸脘痞满，口淡或黏，大便溏或黏滞不爽,小便色黄。舌质淡而润,苔白腻,脉弦滑。

(二)寒湿困脾

证候:身目发黄,其色晦暗无光泽,纳少脘闷,腹胀便溏,畏寒肢冷,身体乏力,大便稀溏,小便黄。舌质淡、苔黄腻,脉沉迟或濡缓。多见于慢性黄疸性肝炎。

(三)肝脾不和

证候:两胁胀痛,食欲缺乏,食后腹胀,恶心,呕吐,乏力,大便稀溏。舌质淡或暗红,苔薄白,脉弦。

(四)肝肾阴虚

证候:胁肋隐痛,腰膝酸软,头晕目眩,两目干涩,耳鸣,口干咽燥,手足心热或低热,舌红少津少苔或无苔,脉弦细数。

(五)瘀血阻络

证候:两胁刺痛,痛处固定,胁下或有痞块,面色晦暗,赤缕红掌,妇女经行夹块或闭经,小腹疼痛。舌质紫暗或有瘀斑,脉弦涩。

(六)脾肾阳虚

证候:面色不华或晦暗,畏寒肢冷,少腹、腰膝冷痛,食少腹胀,便溏或完谷不化或五更泄,小便清长。舌质淡胖,有齿痕,舌苔白,脉细沉。

三、治疗

(一)一般治疗

1.休息

目前多数主张急性病毒性肝炎不论其为黄疸型或无黄疸型,凡有明显症状者均须卧床休息,而一般轻型肝炎适当活动是有益的。此观点虽临床医师均照此执行,但至今尚找不到相关临床报道足以证明此观点,有研究者将253例急性肝炎分两组观察,一组卧床休息,一组除饭后卧床休息外,在病房内自由活动,结果不论黄疸程度如何,两组临床疗效和预后均无差异。另外美国军队病毒性肝炎流行病学调查表明,体力活动不影响疾病恢复。故休息不宜过度强调,根据患者具体情况掌握。应遵循中医劳逸结合原则,勿使太过或不及。

2.饮食

饮食调理对任何类型尤其急性期是很重要的。特别是急性期由于患者多有纳呆、恶心呕吐,应进富含维生素易消化软食为主,根据病程变化维持蛋白质摄入。不能进食时,则须要输液补充营养。

3.保肝降酶疗法

病毒性肝炎迄今尚无特效药物。动物试验证明,通过改善肝细胞代谢或加强肝脏解毒功能等药物来治疗病毒性肝炎,称为保肝疗法。这类药物很多,经长期研究观察,大都未能证实其疗效。这类辅助药物需要重新评价,多数可不必应用或少用。而中药可选择应用:①具有降低转氨酶作用的中药如五味子、垂盆草、胡黄连及败酱草等;②胆红素升高侧重清热、利湿、退黄,通利二便如茵陈、大黄及赤芍等;③白蛋白降低或球蛋白升高甚至白/球倒置,在用药时侧重具有调节免疫作用的补虚药及活血药如黄芪、山药、丹参及枸杞子等；④丹参、黄芩、柴胡、女贞子、板蓝根、刘寄奴、冬虫夏草、藏红花、白花蛇舌草和赤芍均有明显护肝、降低转氨酶、促进肝脏修复等多重作用。并能增进肝细胞的再生,抗肝纤维化。可以作为一种非特异性辅助药物辨证应用。

4.预防肝纤维化疗法

肝纤指标升高,出现肝脾肿大、肝掌及蜘蛛痣等,可侧重于现代药理研究成果,多选具有抗肝纤维化的活血化瘀药与补虚药,如丹参、桃仁、鳖甲、穿山甲、莪术、冬虫夏草及三棱等。

5.抗病毒疗法

当急性肝炎病程迁延或反复复发时,抗病毒疗法是较恰当的选择,主要包括清热解毒中药山豆根、虎杖、黄芩、大黄、白花蛇舌草及苦参等。而对于小三阳或乙肝病毒携带者,则多选用补虚药,可选用补肾阴肾阳的药物如菟丝子、巴戟天、肉苁蓉、丹参、牡丹皮、赤芍。

(二)中医辨证分型治疗

1.湿热壅结

方药:①热重于湿:茵陈蒿汤合龙胆泻肝汤加减(黄芩10g,栀子10g,柴胡9g,车前子12g,茯苓25g,猪苓15g,泽泻12g,茵陈20g,赤芍药25g,大黄12g,丹皮12g,甘草6g)。

②湿重于热:茵陈五苓散加减(茵陈蒿20g,茯苓15g,泽泻10g,猪苓10g,白术10g,栀子10g,大黄10g,木通10g,丹参10g,鸡血藤15g,桂枝10g,夏枯草10g)。

2.肝脾不和

症候特点:身目俱黄,黄色晦暗不泽或如烟熏或胁肋胀满,脘腹痞满食少,肢体倦怠乏力,大便溏薄,舌淡苔白,脉弦细。

治则:疏肝解郁,健脾和中。

方药:逍遥散或归芍六君子汤化裁(当归9g,白芍药15g,赤芍药20g,白术12g,茯苓20g,党参15g,陈皮6g,半夏9g,甘草6g)。

加减:可加绞股蓝15g,川楝子6g,麦芽15g。

3.肝肾阴虚

症候特点:胁肋隐痛,绵绵不已,遇劳加重或身目黄色晦暗,头晕目眩,两目干涩,口燥咽干,失眠多梦,五心烦热,腰膝酸软,舌红苔少而缺津,脉细数无力。

治则:养血柔肝、滋阴补肾。

方药:一贯煎或滋水清肝饮化裁(生地20g,熟地15g,白芍药20g,麦冬15g,杞子15g,萸肉12g,茯苓15g,泽泻12g,丹皮12g,川楝子6g,当归9g)。

加减:可加石斛15g,制首乌15g。

4.脾肾阳虚

症候特点:胁肋隐痛,畏寒喜暖,少腹腰膝冷痛,身困乏力,食少便溏,舌质淡胖,脉沉迟细弱。

治则:健脾益气,温肾扶阳。

方药:附子理中汤合五苓散或四君子汤合金匮肾气丸等化裁(附子10g,肉桂8g,茯苓20g,猪苓15g,牛膝15g,车前子12g,熟地15g,党参15g,白术10g,怀药20g,萸肉10g,泽泻

12g)。

加减:可加黄芪 20g、木香 6g、砂仁 5g。

5.瘀血阻络

症候特点:胁肋刺痛,痛处固定而拒按,入夜更甚或面色晦暗,身目晦黄,舌质暗紫,脉沉细涩。

治则:活血化瘀,散结通络。

方药:血府逐瘀汤或膈下逐瘀汤或下瘀血汤化裁(桃仁 10g,红花 10g,赤芍药 30g,当归 10g,白芍药 20g,莪术 12g,三棱 12g,元胡 12g,黄芪 20g,白术 12g,甘草 6g)。

加减:可加鸡血藤 30g、丹参 20g。

6.寒湿困脾

证候:腹胀间疼痛,泛恶欲吐,纳呆,口淡不渴,便溏,头身困重,面色晦黄,或面目肌肤发黄,色晦暗如烟熏或肢体浮肿,小便短少。或妇女白带量多。舌淡胖苔白腻白滑,脉濡缓。

治法:温中化湿

方药:茵陈术附汤加减(茵陈 3 克,白术 6 克,附子 1.5 克,干姜 1.5 克,甘草(炙)3 克,肉桂(去皮)1 克)。

慢性病毒性肝炎多表现为多个症候相兼为病。

(三)中成药与外治疗法

1.中成药

可酌情服用逍遥丸、左金丸、鸡骨草丸、当飞利肝宁胶囊等。

2.中药针剂

可选用茵栀黄注射液 30～40mL,加入 10% 葡萄糖注射液 250mL,静脉滴注,每日 1 次;或清开灵注射液 40～80mL,加入 10% 或 5% 葡萄糖注射液 250mL,静脉滴注,每日 1 次,适用于阳黄湿热者。丹参注射液 16～20mL,加入 5%～10% 葡萄糖注射液 250mL,静脉滴注,每日 1 次,适用于血瘀证。

3.针灸疗法

可取肝俞、内关、胆俞、期门等穴位治疗。

4.穴位注射

选阳陵泉、足三里穴,用丹参注射液 2～4mL 交替注射。

清热利湿法是治疗病毒性肝炎的传统方法,具有护肝、降酶、退黄、调节免疫的作用。例如,茵陈蒿汤、甘草(甘草酸)、苦参(氧化苦参碱)、山豆根(肝炎灵)、垂盆草(垂盆草冲剂)及中药组方(苦黄注射液、茵栀黄注射液)等。

(四)古今效验方治疗

1.验方 1

药物组成:田基黄 20g,白花蛇舌草 20g,土茯苓 20g,夏枯草 15g,茵陈 15g,山栀子 10g,黄柏 10g,通草 10g,甘草 5g。

适应证:急性病毒性肝炎。

用法:每日 1 剂,水煎,分 2 次服。

2.验方2

药物组成:木贼草 30g,板蓝根 15g,茵陈 15g。

适应证:急性病毒性肝炎。

用法:上药先用清水浸泡半小时,煎煮 2 次,药液对匀后分两次服用,每日 1 剂。

3.验方3

药物组成:虎杖 30g,茵陈 30g,蒲公英 30g,板蓝根 30g,陈皮 10g。

适应证:急性病毒性肝炎。

用法:上药加水煎煮两次,将两煎药液混合均匀,分为两次服用,每日 1 剂。

第七节　肝硬化

一、概述

肝硬化是病理学上定义的一个病名,指由各种病因引起肝细胞坏死、肝脏纤维化、残存肝细胞结节性再生,导致肝小叶结构破坏、血管床扭曲及重建假小叶形成的疾病。临床上,起病隐匿,病程发展缓慢,晚期以肝功能减退和门静脉高压为主要临床表现,常出现上消化道出血、肝性脑病、感染等多种严重并发症。肝硬化是一种常见的慢性疾病,世界范围内的年发病率约为(25~100)/10 万,发病高峰年龄在 35~50 岁,男女比例约为(3.6~8)/1。

中医学认为本病为肝病日久演变而成,祖国传统中医学认为,肝硬化腹水属于"水鼓""鼓胀"范畴。

二、病因病机

本病多因饮食不节、劳欲过度、七情所伤以及感染其他疾病后,肝脾失调,继而累及肾脏形成。主要在肝、肾、脾三脏。脾气已败,肝木乘之或肝气郁遏既久,已成克伐脾土之势。肝脾俱伤,水谷精微失于输布,浊阴不降,水湿不能排出体外,于是清浊相混。肝气郁久,气滞血凝,血瘀水结,遂成鼓胀。久病及肾,肾阳不足,无以温养脾土,肾阴亏虚,水不涵木,加之肾虚膀胱气化不利,水浊难泄,鼓胀逾重。总之,此病的病机首先在于肝脾的功能失调,日久而波及肾。肝、肾、脾均受损而虚衰,乃此病之本。三脏虚衰所致的腹中气滞、水停、血瘀之实证乃此病之标。病机归结为本虚标实,阴阳失调。主要病因有:

(一)酒食不节

肥甘厚味过度及嗜酒则损伤脾胃。脾虚则运化失职,升降失司,浊气酒食蕴聚中焦,壅阻气机,木壅土郁,肝失条达及疏泄,导致气滞血瘀,使脾虚更甚,日久累及肾,导致开阖不利,水浊越积越多,终至水不得泄而形成本病。

(二)情志所伤

情志抑郁,气机失于条达,致肝气郁结,久则气滞血瘀,肝失疏泄,横逆犯胃,使运化失常,水湿停留,进而壅堵气机,水湿气血交结,日久不化,渐损及肾,使开阖不利,肝脾肾俱虚而形成本病。

(三)感受寄生虫及湿热疫毒

感受寄生虫及湿热疫毒后未及时发现,治疗或治疗不当,日久可致肝脾内伤,脉络瘀塞,气机不畅,升降失调,清浊相混,气、水、血停于腹中而形成本病。正如《诸病源候论·水蛊候》所云:"此由水气毒气结聚于内,令腹渐大,动摇有声,常欲饮水,皮肤粗黑,如似肿状,名水蛊也。"

(四)劳欲过度

肾藏精,为先天之本;脾为气血生化之源,为后天之本,劳欲过度,必伤脾胃。脾伤则不能健运,化源不足,气血亏虚,则不能游溢精气于肾以充养肾精,导致肾精不足,肾气亏虚,过度房事,则直接损肾。肾伤则气化不利,不能温运脾阳以化水湿,不能滋荣肝木而形成肝肾阴虚,肝失条达,气滞血瘀。气、水、血三者交结于腹中而形成本病。

此病病因,虽分上述四个方面,但其共同的病因,可认为是"湿热邪毒"中的"热毒"之邪所造成的,肝硬化形成的一个重要病机是阴液的不断耗伤。热毒之邪最易耗伤津液。从肝硬化最终的临床表现来看,腹水是肝硬化失代偿期最典型的表现,中医称腹水为"鼓胀",鼓胀的基本病机为肝脾肾三脏功能失调,气血交阻,水气内停于腹中。与多个脏腑有关,但脾胃气虚是最根本的病机是本病的发病之本。因为肝脏结构的改变及血液循环的障碍贯穿于整个慢性肝病发展至肝硬化的过程当中,所以,"血瘀"也是贯穿肝硬化发生发展整个过程的重要病机。

三、辨病

(一)症状

肝硬化的起病与病程发展一般均较缓慢,起病隐匿,可隐伏数年至十余年,临床表现多种多样,无特异性。早期临床表现往往是慢性肝炎的症状,症状较容易漏诊;晚期大多数患者表现为肝功能减退和门静脉高压症。现在临床上仍将肝硬化分为肝功能代偿期(静止期)和肝功能失代偿期(活动期),但两期无截然界限。

1.肝功能代偿期

症状轻且无特异性,可见食欲缺乏、乏力、腹胀、恶心、右上腹隐痛、腹泻等非特异性消化道症状。其中,以食欲缺乏和乏力出现较早,且较突出上述症状多呈间歇性,因劳累或伴发病而出现,经休息或治疗可缓解,肝脏体征不明显,肝脏不肿大,脾脏轻、中度肿大。部分患者可见蜘蛛痣和(或)肝掌。肝功能检查多在正常范围或有轻度异常。B超或CT检查供临床参考。

2.肝功能失代偿期

患者症状显著而突出,主要为肝功能减退和门静脉高压症两大类临床表现。

(1)全身证候:乏力为早期症状,其程度自轻度疲倦到严重乏力,与肝硬化的严重程度相一致。一般情况与营养状况较差,体重减轻随病情进展而更明显,少数患者有不规则低热,与肝细胞坏死、分解的蛋白质吸收、肠道内菌群紊乱有关。

(2)消化道证候:食欲缺乏、厌食,可伴有恶心、呕吐,勉强进食后上腹胀,发生腹水时腹胀更为突出,约半数以上的患者可有腹痛,多在上腹部,可为阵发性隐痛、钝痛。对脂肪和蛋白质耐受性差,多由肠壁水肿、肠道吸收不良、肠道菌群失调等刺激胃肠蠕动而导致腹泻,严重时出现脂肪泻。

(3)出血倾向:肝功能减退影响凝血酶原和其他凝血因子的合成,脾功能亢进可引起血小板减少等原因,故常出现牙龈、鼻腔出血,皮肤和黏膜出现紫斑或出血点或有呕血、黑便,注射部位出现瘀斑,女性常有月经过多等。

(4)内分泌紊乱:男性患者可有性欲减退、睾丸萎缩、男性乳房发育,女性患者可有月经过少、闭经、不孕。由于肝糖原储备不足或对胰岛素分解代谢减弱,可致低血糖。

3.并发症

肝硬化往往因并发症而死亡,主要并发症有:

(1)上消化道大出血:上消化道大出血是肝硬化最常见的并发症,多由于食管胃底静脉曲张破裂所致,往往以黑便或呕血为主要表现,可伴随头晕、贫血、发热、少尿、昏迷、甚至失血性休克或诱发肝性脑病。

(2)感染:肝硬化患者抵抗力低下,肝脏库普弗细胞功能减退,加之肠道瘀血,细菌容易进入门静脉或经过门脉侧支进入体循环,故常并发感染。常见的有肺部、胃肠道、泌尿系、胆系、败血症等感染,自发性腹膜炎是常见且严重的并发症。

(3)肝性脑病:肝性脑病是由于肝功能失调或障碍、肠道血流门体分流所致的以代谢紊乱为基础,以神经精神症状为主要特征的临床综合征;是肝硬化患者最严重的并发症,也是最常见的死亡原因。

(4)肝肾综合征:肝肾综合征是肝病晚期,特别是在肝硬化基础上发生的,是门脉高压及肾功能受损的一种综合征。但肾脏本身并无器质性损害,故亦称功能性肾功能衰竭。其特征为自发性少尿或无尿、氮质血症、稀释性低钠血症和低尿钠。

(5)原发性肝癌病毒性肝炎:肝硬化和酒精性肝硬化发生肝细胞癌的危险性明显增高。并发原发性肝癌者多发生在大结节性或大小结节混合性肝硬化基础上。如患者短期内出现肝脏迅速增大,持续性肝区疼痛,肝脏表面发现肿块,腹水转变为血性,无其他原因可解释的发热,虽经积极治疗而病情迅速恶化者,应怀疑并发原发性肝癌,应做进一步检查。

(6)电解质和酸碱平衡紊乱:肝硬化患者在腹水出现前已有电解质紊乱,在出现腹水和其他并发症后电解质紊乱更加明显,常见有低钠血症、低钾低氯和代谢性碱中毒,还可出现低钙血症,低镁血症也常见。

(7)门静脉血栓形成:若肝硬化患者血浆蛋白本来仅有轻度降低而无腹水时,突然出现腹水、剧烈腹痛、腹胀、便血、口区血,考虑为急性门静脉血栓形成,此外,脾脏常迅速增大,腹水加速形成,并常诱发肝性脑病。

(8)肝肺综合征(HPS):肝肺综合征是一种发生在严重肝病基础上的低氧血症,其发病主要与肺内血管扩张相关,患者既往无心肺疾病基础。临床表现为严重肝病、肺内血管扩张、低氧血症/肺泡-动脉氧梯度增加的三联征。

(二)体征

皮肤粗糙,面色灰黯、黝黑呈肝病面容,晚期患者面容消瘦枯萎,贫血、指甲苍白,面颊有小血管扩张,口唇干燥,皮肤可见蜘蛛痣,肝掌,男性乳房发育。腹壁静脉曲张,严重者脐周静脉曲张呈水母头状并可听见静脉杂音,手指轻压有震颤的感觉。约半数以上的患者出现黄疸,黄疸为持续性的或进行性的加深,表示肝细胞进行性坏死,提示预后不良。腹水是肝硬化失代偿期最突出的体征,提示已属失代偿期。水肿往往与腹水相伴出现,一般随腹水的消退而减轻。少数患者可出现胸水,以右侧较多见,左侧者少。肝硬化时早期肝脏肿大,表面光滑,中等硬度,随着疾病的发展,肝脏可出现缩小、坚硬,表面呈结节状,肋下常触不到,一般无压痛。脾脏肿大一般为中度肿大,有时可为巨脾。

四、类病辨别

1.肝硬化肝肿大当与慢性肝炎、原发性肝癌、肝血管瘤、肝囊肿、血液病相鉴别。

2.肝硬化脾肿大当与急、慢性白血病、恶性淋巴瘤、慢性疟疾、骨纤维化、何杰金病相鉴别。

3.肝硬化腹水当与结核性腹膜炎、腹膜癌肿、慢性下腔静脉阻塞综合征、慢性肝静脉阻塞综合征、胰性腹水相鉴别。

4.肝硬化并发症如上消化道出血要与胃癌、食道癌、糜烂性胃炎、消化性溃疡、胆道出血相鉴别。

5.肝昏迷应与低血糖、尿毒症、糖尿病、脑血管意外、药物中毒、严重感染所致昏迷相鉴别。

6.肝功能肾衰应与慢性肾炎、慢性肾盂肾炎及其他原因引起的肾功能衰竭相鉴别。

五、辨证治疗

本病属于本虚标实,故健脾除湿、化气行水、活血化瘀应贯穿于治疗的全过程,扶正与祛邪的辨证用药是治疗的关键。根据《素问·至真要大论》"坚者消之""结者散之""留者攻之""衰者补之"的法则,在肝硬化治疗过程中,应同时考虑攻伐之药易伤正气,过量或过久服用,可致正虚邪盛,加重病情,因此,祛邪要兼顾其虚,补虚勿忘其实。

在肝硬化病变过程中,因脾胃运化功能受到影响,其运化水谷和运化水湿的作用下降,导致纳差、水湿停聚。因此法当健脾益气,助运化湿。常用药物如木香、砂仁、半夏、陈皮、厚朴、黄芪、升麻、柴胡、当归、大枣、龙眼肉、山药、莲子、薏苡仁、芡实、枳实、枳壳及开胃消积的谷芽、麦芽、建神曲、山楂、莱菔子、鸡内金等。肝硬化后期因阴损及阳而致脾阳虚或脾肾阳虚者,温阳药应慎用,可选用药性甘凉滋润的北沙参、麦冬、玉竹、石斛、黄精、生地黄、麦芽、谷芽等。

肝硬化患者腹胀的症状大多明显,此属气滞血瘀。其病机是由正气先虚,而后邪气乘之,故不宜纯用攻邪之法,而应攻补兼施,扶正祛邪。常选用养血活血而非破血,软坚散结而不耗伤正气的丹参、郁金、白芍、当归、赤芍、牡丹皮、山楂、鸡内金、鳖甲等药。对于胁肋刺痛明显者用白芍、延胡索、川楝子效果较好;对于肝脾肿大者选用丹参、鸡内金、赤芍、鳖甲效果明显。扶正则常用党参、黄芪、白术、茯苓等,以达益气健脾之功。

肝硬化腹水属中医学"鼓胀""单腹胀"范畴,为中医四大难症之一,是临床各种肝病终末期的表现,病因错综复杂,临床表现以腹部膨隆为主,可见乏力、恶心、呕吐、脘腹胀满、纳差、四肢消瘦等症,病变累及多个脏腑,症状多,治疗棘手,缠绵难愈,死亡率高,是临床难治证之一。鼓胀为虚实夹杂,故治疗上应将补益扶正贯穿始终,"见肝之病,知肝传脾,当先实脾"。

肝硬化腹水,与肝、脾、肾功能失调密切相关。因肝郁脾虚,脾运失司,湿聚为水而成腹水。病久及肾,致肾阳不足,膀胱气化不利,命门火衰,进一步可致脾阳更虚,加重水湿停留,致腹水更甚。在此阶段应遵循"利水不伤阴、补而不留邪、活血不破血"的原则,只有使脾气健旺,方能使水湿得以运化,消退腹水,故培土制水是治本之法。利水应以平稳为主,淡渗利水,利不伤阴。

常用药有黄芪、太子参、白术、丹参、三棱、莪术、泽兰、益母草、猪苓、白茅根、茯苓、大腹皮、车前子等。兼挟气虚明显者,多选用黄芪、太子参。黄芪补气固表,利尿脱毒;兼挟阴虚者多用枸杞子、紫河车、白芍、女贞子、旱莲草,均为滋阴药物中柔润之品,不会滋腻碍胃;兼挟阳虚者多选女贞子、菟丝子、杜仲等温和补阳之品,补而不滞,体现补而不留邪的观点。

活血药物的选择坚持活血不破血,常用丹参、鳖甲、郁金、三七、蔗、赤芍等具有活血化瘀却不破血的药物。其中丹参苦微寒,活血化瘀,凉血调经,其作用活血而不破血,"一味丹参,功同四物",攻中寓补,乃活血化瘀之要药。

辨证分型证治如下:

（一）气滞湿阻证

证候:腹大胀满,胁下痞块,按之软而不坚,胁痛走窜,胸脘痞闷,面色苍白,体倦乏力,饮食不佳,食后胀甚,嗳气或矢气后稍减,小便短少,便溏,舌淡苔薄白或白腻,脉弦缓。

治法:疏肝理气,健脾利湿。

方药:柴胡舒肝散合胃苓汤加减。

加减:气滞甚者加延胡索、川楝子、乳香、没药;纳呆湿重,苔白腻厚者加半夏、木香、草豆蔻。

（二）寒湿困脾证

证候:腹大胀满,按之如囊裹水,甚则颜面浮肿,下肢浮肿,精神倦怠,怯寒乏力,脘腹痞胀,得热则舒,食少便溏,小便短少,舌苔白滑或白腻,脉缓或沉迟。

治法:温中祛寒,行气利水。

方药:实脾饮加减。

加减:浮肿甚而尿少者,加猪苓、肉桂、泽泻行水利尿。

（三）湿热蕴脾证

证候:腹大坚满,脘腹撑急,烦热口苦,渴不欲饮或见面目肌肤发黄,小便短黄,大便秘结或溏泻不爽,舌红,苔黄腻或灰黑,脉弦滑数。

治法:清热利湿,解毒退黄。

方药:中满分消丸合茵陈蒿汤加减。

加减:腹胀甚,腹水不退,尿少便秘者,可用舟车丸、甘遂或禹功散等攻下逐水。但应注意此类药药性峻烈,中病即止,不可久服;湿热甚者加金钱草、虎杖。

（四）肝脾血瘀证（气滞血瘀型）

证候:腹大胀满,走窜疼痛,脉络怒张,右胁痞块,刺痛拒按,胁腹刺痛,面色晦暗或黧黑,面颈胸壁可见红点赤缕,手掌赤痕,口干不欲饮或见大便色黑,舌质紫黯或有瘀斑,脉细涩。

治法:活血化瘀,理气散结。

方药:调营饮加青皮、姜黄。

加减:脾大者,加莪术、鳖甲、牡蛎;大便色黄加参三七、侧柏叶;瘀结明显加穿山甲、虻(有出血倾向者慎用);苔腻加半夏、苍术、红花。

(五)脾肾阳虚证

证候:腹大胀满,形如蛙腹,朝宽暮急,神疲怯寒,面色苍黄或㿠白,脘腹胀闷,纳呆,下肢浮肿,小便短少不利,腰膝酸软,舌淡胖有齿痕,苔白滑,脉沉细或沉迟无力。

治法:温肾补脾,化气利水。

方药:真武汤合五苓散加减。

加减:便溏,口干不欲饮,加附子理苓汤。神疲乏力,面色㿠白,怯寒肢冷,腰膝酸软,肾阳虚衰甚者,可改用济生肾气丸。

(六)肝肾阴虚证(肝肾亏虚型)

证候:腹大胀满,甚或青筋暴露,面色晦滞,五心烦热,胁肋胀痛,口干舌燥,心烦失眠,腰膝酸软,牙龈出血,时或鼻衄,小便短少,舌红绛少津,少苔或无苔,脉弦细数。

治法:滋补肝肾,化气利水。

方药:一贯煎合膈下逐瘀汤加减。

加减:腹大坚满者,可加鳖甲、牡蛎。

六、其他治疗

(一)温针灸法

取穴:中脘、天枢、气海。

操作:各穴 1~1.5 寸,行捻转手法,使局部有较强的酸、麻、胀感后停止行针。再加用温针,每穴 1 炷。每日 1 次。连续治疗 6 日后休息 1 日。治疗 4 周为一疗程。治疗后随访 1 个月。

(二)热敷法

中药:姜黄、蒲黄、红花各 250 克,滑石 125 克,栀子 420 克,猪肝(焙干)500 克。

操作:将上药共研为末,用 15%~20% 的乙醇调成糊状,敷于肝区,2~3 个铜钱厚,再用热水袋或温灸器在药物上面熨 30 分钟,每日熨 1 次。每剂药可连续敷 2 日。

主治:慢性迁延型肝炎、肝硬化。

(三)耳穴治疗

穴位:神门、肝、脾、交感、心、肾、胃。

操作:用耳穴探针选取耳穴敏感点,用耳穴贴压材料粘贴于所选穴位上,定时给予中等强度按压刺激,每日按压 3~5 次,每次按压 3 分钟左右,睡前按压 20 分钟。

疗程:每 2 日更换 1 次,两耳交替进行,更换 5 次为一疗程。

主治:肝硬化失代偿期。

第八节 肝癌

一、概述

原发性肝癌(PCL)是指起源于肝细胞或肝内胆管上皮细胞的肝脏恶性肿瘤,其中起源于肝内胆管上皮细胞者不到 5%。临床主要表现为肝区肿块、肝区疼痛、消瘦、乏力、黄疸、腹水等症状。导致肝癌的因素目前认为肝炎病毒和肝癌关系密切,在我国 90% 的肝癌患者有 HBV 感染。而在西方国家和日本,原发性肝癌的首要病因则是丙肝病毒;黄曲霉素亦与肝癌的发生及死亡率相关;肝癌的发生有较明显的家族聚集性,遗传易感性可能与肝癌的发生有关;重度烟酒、血色病、糖尿病等也是肝癌的危险因素。原发性肝癌是临床上最常见的恶性肿瘤之一,全球发病率逐年增长,已超过 62.6 万/年,死亡人数接近 60 万/年。我国属 PCL 高发区,发病人数约占全球的 55%,在我国肿瘤相关死亡病因中仅次于肺癌,位居第 2 位,是严重威胁我国人民健康和生命的重大疾病。

《指迷全生方·诸积》曰:"腹中形成作块,按之不移,抵之不动,动则微喘……渐羸瘦。"古代文献对肝癌已经有了认识,对其临床症状的把握与现代医学的描述不谋而合。祖国医学中没有肝癌这一具体的病名,根据其临床表现归入"癥瘕""积聚""黄疸""鼓胀""胁痛""肝痈"等范畴。

二、病因病机

肝癌病位主要在肝与脾,日久可累及肾。肝为刚脏,主疏泄,喜条达,恶抑郁,肝藏血,其生理特点为体阴用阳。脾为后天之本,气血生化之源,主运化,若肝气郁结日久,气血瘀滞成积聚结块,脾运化不畅则气血生化不足,痰湿内生,痰瘀互结总成癥瘕。肝癌的发生与感受湿热邪毒、长期饮食不节、嗜酒过度以及七情内伤等引起机体阴阳失衡有关。因此肝癌的主要病因为感受邪毒、饮食损伤、脾气虚弱、肝气抑郁终成积聚癥瘕,而正气亏虚、脏腑失调则是发病的内在条件。

(一)情志因素

认为该病因情志不舒,喜怒失常,忧愁和暴怒等精神情绪变化,导致气机不畅,血行受阻气血瘀滞,日积月累终成积聚瘕瘕。在营养缺乏或饮食不节或寒温不时或嗜酒过度或邪毒外侵等因素下诱发而成。

(二)邪毒外侵

认为本病由于湿热等六淫之邪留滞经脉,聚于脏腑,致使气滞血瘀或气血失调或肝肾阴虚,日久而成积聚瘕瘕;亦或热毒、积滞、瘀血、痰饮等在一定条件下相互聚结而成局部癌肿。

(三)正气亏虚

认为正气虚是肿瘤发生的重要因素。正虚由于程度和阶段不同,可能有显露和隐蔽的两种情况存在,再加上外感六淫疫疠(乙肝、肝寄生虫)、饮食失调(黄曲霉素、酒精性肝病、营养不良)、七情内伤(精神创伤)、脏腑虚损(主要为脾虚)、气血失和等因素而引发。

(四)饮食不节,劳倦伤脾

认为嗜食肥腻、酗酒无度、饮食不节、霉腐不净,都可使脾胃受损。脾失健运,不能化生、输布水谷精微,从而酿生湿浊、内生痰浊,困阻中焦;或湿浊日久郁而化热、食滞酿生湿热,故有湿热蕴毒结于胁部,熏蒸肝胆。湿浊、痰浊、湿热困遏肝脾,阻气碍血,气滞血瘀。各种因素胶结难解,癌毒内生,变生癥积,结于胁肋,发于肝胆,本病乃生。

总之,本病的病机在正虚、邪实、虚实夹杂。正虚多以脾气亏虚为主,邪实以气滞、痰浊、湿毒、瘀血为主。两者互为因果,导致机体气血阴阳紊乱,脏腑功能失调,湿毒瘀积聚深伏体内,留着不去,久则气机逆乱,化生癥瘕。

三、辨病

(一)症状

早期肝癌多无症状,中晚期肝癌症状多,但无特异性。常见症状有腹痛、腹胀、发热、体重减轻、乏力、纳差、呕吐等。

1.腹痛

常为首发症状,疼痛部位因病变部位不同而有差异,右肝病变可表现为右季肋部及右上腹痛,而左肝病变,常被误认为"胃痛",若病变在膈顶部,疼痛可放射至肩胛部及腰背部。可为持续隐痛、阵痛、刺痛、钝痛,也可表现为上腹或中上腹疼痛。疼痛原因为肝肿瘤迅速生长、增大、膨胀,牵扯肝包膜,若有肝癌结节破裂、肝包膜下出血或腹腔内出血,可突发腹部剧烈疼痛。

2.消化道症状

如食欲缺乏、腹胀、恶心、呕吐、腹泻等,这些症状缺乏特异性。但若症状顽固,则应考虑其原因可能与肿瘤的代谢产物影响或肿瘤压迫胃肠道有关。肿瘤生长浸润致肝功能受损甚至衰竭,也是消化道症状的主要原因。

3.乏力、消瘦及体重减轻

因肿瘤消耗及饮食减少所致,肿瘤晚期可出现恶病质状态。

4.发热

多表现为午后发热,体温多波动于 $37.5\sim38.5\,℃$ 之间,偶见高热。热型多不规则,可自然消退或使用解热镇痛药后消退。发热原因可能因为肿瘤生长迅速,中心坏死,毒素吸收,也可能为肿瘤代谢产物所致,临床上称之为"癌性发热"。若为肿瘤压迫胆道继发胆系感染所致发热,体温可达 $39\sim40\,℃$ 。

5.上腹部包块

多为患者自己无意中触及。剑突下肿块,多来自于肝左叶癌肿,右上腹部肿块则多来自肝右叶癌肿。

6.黄疸

属晚期表现,因为肝癌破坏肝细胞所致黄疸,为肝细胞性黄疸;由于肝癌压迫胆道或胆总管内癌栓形成所引起的黄疸,则为梗阻性黄疸。

7.其他症状

(1)出血倾向:鼻黏膜及牙龈出血最常见,肝癌合并门静脉高压者,可有黑便,伴或不伴呕血(少数患者可以呕血、黑便为首发症状)。晚期可出现弥散性血管内凝血。

(2)因肝癌转移引起的证候:如脊柱转移,首发症状可能为腰痛、截瘫,若骨髓受累,可出现类白血病反应,肺转移则出现呼吸道症状等相应组织系统受累表现。

(3)伴癌综合征:是由癌组织所分泌的影响机体代谢的生理活性物质或异位激素引起的一组特殊证候群,如低血糖、红细胞增多症、高钙血症、高胆固醇血症等的相应表现。

(二)体征

早期肝癌,可无阳性体征或出现肝癌背景病变——肝硬化的一些体征,如蜘蛛痣、脾大、腹壁静脉曲张等,到进展期及肝癌晚期则可出现相应临床体征。

1.肝大、肝区肿块

进行性肝大及肝区肿块是肝癌最常见的体征。肝脏增大,形态不规则,表面不光滑或结节不平,可有肿块,质地较硬,有触痛或叩击痛。弥散性肝癌也可表现为肝下缘钝厚感。若肿块位于肝顶部可致膈肌抬高,检查时发现肝浊音界上升,有时可致膈肌固定,活动受限,甚至出现胸水。

2.腹水

肝癌的腹水为草黄色或血性。肝癌出现腹水的原因首先是肝癌的背景病变肝硬化。此外,癌结节压迫门静脉或肝静脉或门静脉癌栓,以及肿瘤浸润腹膜、肿瘤破裂出血,均可导致腹水。

3.黄疸

多出现于肝癌晚期。因肿瘤广泛浸润肝脏、肝内胆管或形成胆总管癌栓,以及肿瘤压迫或淋巴结转移肿大压迫肝外胆道均可造成黄疸。

4.下肢浮肿

原因除肝功能障碍、门脉高压、低蛋白血症外,重度腹水以及肿瘤腹腔种植影响下肢静脉回流,也是原因之一。

5.肝硬化背景表现

面色晦暗、肝掌、蜘蛛痣、黄疸、脾大、腹水及腹壁静脉曲张等倒支循环建立、开放等,伴发肝癌时表现可更突出。

6.出血倾向

皮肤瘀点、瘀斑,由于肝硬化、门静脉高压、脾亢、血小板减少,再加上肝功能损害引起凝血因子缺乏,加重出血倾向。

四、类病辨别

(一)转移性肝癌

多有原发病灶相关表现,CT、胃肠镜、胸片及 PET-CT 等相关影像学检查有助于原发病灶的发现。

(二)肝血管瘤

患者一般情况好,多数无临床症状、体征,病程多半较长。超声检查多为圆形,大者形态多不规则,等回声或高回声的包膜围绕低回声的肿块,其内有网状结构。增强 CT 及超声造影检查表现为造影剂从边缘增强,并向中央逐渐延伸、滞留,呈"慢进慢出"典型表现。而原发性肝癌则表现为"快进快出"。

(三)肝囊肿

肝囊肿多无症状,偶然发现,超声检查可见典型圆形或类圆形液性暗区,后方回声可增强。CT 平扫及增强均表现为圆形或类圆形、水样密度囊性病变。

(四)肝脓肿

肝脓肿多有肝区疼痛和发热,但患者一般情况好,外周血白细胞计数升高,超声及 CT 检查可见囊实混合性占位病变,中央可见液性暗区,超声造影检查外周呈厚壁环状改变,中央强化不明显,短期内复查,肿块声像可出现中心液化等明显改变。抗感染治疗有效。必要时超声引导下穿刺见脓液,可作鉴别。

(五)肝包虫病

患者有畜牧接触史,血液嗜伊红细胞计数增高(20%～30%),血清肝包虫抗体阳性,超声检查可见液性暗区及其内的浮莲征,均可作鉴别。

(六)肝结核

肝结核患者可有肠结核、肺结核等肝外结核病灶,典型者可有午后低热、盗汗、消瘦等症状,AFP(一),血沉增快,PPD 试验阳性,确诊有赖于肝穿组织学检查或外科手术标本病理检查。

(七)肝血管肉瘤

肝血管肉瘤是恶性间叶组织肿瘤,临床上相对少见,男女患病之比约为 4：1,发病年龄为50～70 岁之间,多有氯乙烯、钍造影剂以及砷剂、镭接触史或有血红蛋白沉着症。临床表现与肝癌相似,半数患者有血小板减少,自发性破裂出血多于肝细胞性肝癌两倍。甲胎蛋白及肝炎血清标志物检查多正常,增强 CT 及肝组织病理检查有助于鉴别。

五、中医论证

(一)中医辨证治疗

肝癌的发病特点是本虚标实、正虚邪实、虚实夹杂,其中正气亏虚是肝癌发生的内在基础和根本原因。易水派代表人物张元素提出积聚的治疗之法当,"养正积自除,犹之满座皆君子,纵有一小人,自无容地而出。今令真气实,胃气强,积自消矣",强调充实真气、强壮胃气,则积聚自消。肾为先天之本,脾为后天之本,正气亏虚多以脾肾亏虚为主。同时,由于肝木易克制脾土,病理上肝病极易传脾,汉代张仲景在《金匮要略》中指出"见肝之病,知肝传脾,当先实脾"及"四季脾旺不受邪"。临床上,就肝癌而言,脾虚的临床表现更为多见,因此健脾益气法成为治疗肝癌的基本治法。治疗中尤其强调固护脾胃的重要性,曾提出"治脾胃即所以安五脏""善治病者,唯在调和脾胃""有胃气则生,无胃气则死"等论点。常用的药物主要有党参、生黄芪、白术、茯苓等。另外根据辨证的需要,扶正培本法中尚有益气养血法、养阴生津法、滋阴补肾法等。

1.气滞证(肝郁气滞)

主症:右胁胀痛,胸闷,喜太息,情志抑郁,易怒,右胁下痞块。

次症:纳呆少食,脘闷嗳气,时有呕恶、腹泻。

舌苔薄腻,脉弦。

治疗:临床治疗肝癌常用的理气(行气)药有柴胡、青皮、八月札、陈皮、枳壳、制香附、广郁金、炒玄胡、川楝子、大腹皮、乌药、沉香、玫瑰花、九香虫、绿萼梅、厚朴、旋覆花等,三棱也有行气作用。

2.血瘀证

主症:胁下痞块巨大,胁痛引背,痛处不移,拒按,脘腹胀满,面色晦暗。

次症:纳呆食少,神疲乏力,形体消瘦,嗳气,大便溏结不调。

舌质紫暗,有瘀点、瘀斑,脉沉细或弦涩。

治疗:瘀血也是肝积形成的重要病理基础之一,故针对癌毒以瘀血为著而设立了活血化瘀法。本法不仅可对应治疗瘀血,亦是治疗肿瘤、防止肿瘤扩散与转移的一个常用方法。对于肝癌治疗,临床上常用的活血化瘀药有丹参、当归、赤芍、莪术、郁金、桃仁、三棱、石见穿、乳香、没药、炮山甲、九香虫、王不留行、生大黄等。另外使用中当注意辨证用药及晚期肝癌慎用活血破血之品。

3.脾虚证(或兼湿困)

主症:神疲乏力,纳呆少食,腹胀,食后尤甚,大便溏泄,胁下痞块。

次症:少气懒言,口黏不欲饮,恶心、呕吐。

舌淡,边有压迹,舌苔厚腻,脉弦滑或滑濡。

治疗:临床上常用益气健脾药有黄芪、党参、白术、茯苓等。

4.湿热证(或热毒)

主症:心烦易怒,口苦口干,胁肋胀痛,灼热,黄疸,溲赤便干,胁下痞块。

次症:纳呆食少,发热烦渴,脘腹胀满,耳鸣头晕。

舌红或绛,苔黄腻,脉弦滑或滑数。

治疗:临床上常用清热解毒药有露蜂房、白花蛇舌草、山豆根、猫爪草、龙葵、夏枯草、红豆杉、半枝莲、半边莲、穿心莲、七叶一枝花、板蓝根、大青叶、虎杖、蒲公英、苦参、龙胆草、土茯苓等。清热解毒法针对热毒内蕴及其所致的肝癌癌毒及情志内伤或其他因素所导致的郁久化火、热毒内蕴肝胆的情况具有很好疗效。清热解毒药物具有清除体内毒物蓄积、中和毒素、散肿、退热等作用。清热解毒法适用于肝癌兼有热毒内蕴征象者。清热解毒之品多苦寒伤胃,使用中当注意药物配伍。

5.阴虚证

主症:胁肋灼痛,腰膝酸软,五心烦热,头晕失眠,口苦咽干,形体消瘦,胁下痞块。

次症:食少,腹膜胀,青筋暴露,出血,低热盗汗。

舌红少苔或光剥,脉细数。

注：以上具备主症 2 项有/无次症即可做证候诊断。

治疗：临床常用的以毒攻毒药物有全蝎、蜈蚣、蟾皮、土鳖虫、炮山甲、露蜂房、半夏、马钱子等。此类药物多具有毒性，属于虫类药或大辛大热之植物药，多具有开结拔毒之功效。另一类解毒药物为清热解毒之品。

治疗肝癌常用的软坚散结类药物有穿山甲、龟板、鳖甲、牡蛎、海蛤壳、地龙、海藻、昆布等。

治疗肝癌常用的扶正药物有黄芪、人参、白术、茯苓、薏苡仁、白芍、山药、甘草、玉竹、麦冬、天门冬、生地、黄精、沙参等。

（二）自拟方治疗

参莲消癥汤：党参 25g，半枝莲 15g，柴胡 10g，蜈蚣 3 条，溪黄草 15g，白芍 15g，布渣叶 15g，枳壳 15g，绵茵陈 15g，鸡内金 10g，三七 10g，十一味药物组成。

方中重用党参，其味甘性平，归脾、肺经，功善补中益气、直补气血、力补脾胃后天之本；半枝莲微苦，性寒，清热解毒、散瘀止痛、利水消肿。两者共为君药，突出了重视脾胃、祛邪不忘扶正的思想。柴胡调达肝气而疏肝解郁；蜈蚣解毒散结、通络止痛、以毒攻毒，两药合用疏肝理气、解毒散结，均为臣药。莪术，入肝、脾经，辛散苦泄，温通行滞，既能破血祛癥，且行气消积之力峻猛，兼可止痛，破除肝内积块的同时，还能改善脾失健运所致的脘腹胀满疼痛等不适。白芍养血柔肝、缓急止痛；枳壳行气宽中除胀，两药佐助柴胡加强行气解郁养肝之功。绵茵陈，苦泄下降，功专清利湿热，利胆退黄，尤擅用于湿热熏蒸而发黄者；溪黄草，主产于长江以南的广东、湖南、云南等地，岭南地区临床应用普遍，具有清热利胆、凉血散瘀、强肝益肝等作用，与绵茵陈合用加强清利肝胆湿热之功。以上五药同为佐药，加强行气活血、清热祛湿、解毒之功。另，布渣叶清热解毒、健脾利湿、消食积；鸡内金消食化坚；三七加强活血止血、化瘀止痛之功，合为佐使药，加强君药、臣药健脾、解毒、活血之功，并对症改善脾虚气滞所致的脘腹胀满、纳呆等。全方配伍，扶正祛邪，功补兼施，使祛邪而不伤正，邪去正安。

（三）中成药及注射剂

1.中成药

临床流行病学调查显示，肝癌患者多为两个以上的证型同时存在，多以体虚（脾虚、气虚）为本，邪实（瘀血、湿热、痰浊）为标，治疗上应扶正祛邪、标本兼治。目前常用药物有博尔宁胶囊（组方：黄芪、女贞子、山慈姑、重楼、龙葵等）、复方斑蝥胶囊（组方：斑蝥、刺五加、半枝莲、黄芪、人参等）以扶正祛邪、益气活血、清热解毒为治法，扶正祛邪，标本兼治。

2.注射剂

榄香烯注射液 20mL/100mg；鸦胆子油乳注射液 10mL/支；康莱特注射液 100mL/10g；华蟾素注射液 5mL/支；艾迪注射液，含斑蝥和人参，10mL/支；肝力注射液，含苦参碱、川芎嗪，5mL/支；生脉注射液，含人参皂苷、麦冬皂苷、麦冬黄酮、五味子素，10mL/支；参附注射液 10mL/支。

（四）外治法

中医外治法是中药治疗特色之一，该法简便易行，无明显不良反应，在缓解肝区疼痛、腹胀不适、腹水等症状方面具有独特疗效。

1.田螺膏

田螺肉 10 枚,鲜蚤休 30 克,同捣如泥,加冰片 1 克敷脐部,每日 1 次,治疗肝癌所致腹水。

2.香砂大蒜膏

大蒜 8 枚,丁香、砂仁、高良姜各 10 克,生姜 15 克,食盐 5 克,同捣如泥作饼状,贴中脘、足三里,外敷穴位以健脾,改善由于肝癌导致的胃纳减退的症状。

3.癌痛酊

由曼陀罗花、薄荷、冰片、细辛、红花、乳香、没药、当归各适量组成,外用以治疗肝癌的疼痛。

4.芒硝外敷

芒硝 500 克外敷腹部,可改善肝癌所致腹胀、腹痛症状。

5.民间验方

甘遂、甘草、炮穿山甲、大黄、细辛各适量研末醋调敷,贴敷治疗晚期肝癌,可改善肝癌腹水所致腹胀、肝区疼痛症状,提高食欲,缓解大便干结症状。

(五)针灸治疗

主穴:截根。

配穴:章门、期门、肝俞、痞根、公孙、内关。

第四章　泌尿系统疾病

第一节　急性肾小球肾炎

一、概述

中医学没有急性肾小球肾炎的病名,但根据其主要临床表现(血尿、蛋白尿、水肿、高血压)及理化检查(镜下血尿、蛋白尿),可属于"肾风"、"水肿"、"水胀"、"溺血"、"溲血"、"水肿"等范畴。

二、病因病机

该病的形成是由劳而伤肾,风邪外袭所致;隋·巢元方《诸病源候论》:"客于经络,使血涩不通,壅结成肿也"。明确提出风邪寒热、毒气是水肿的病因;邪客于经络,血涩不通为水肿的病机。该病的病机不仅与肺有关,而且与脾亦有密切关联。本病可因外感六淫或有疮疡外证而发病,风、湿、毒是该病发生的主要外因。

三、辨病

(一)症状
前驱感染常为链球菌所致的急性化脓性扁桃体炎、咽炎、淋巴结炎、猩红热等或是皮肤脓疱病、疖肿等。呼吸道感染引起者由前驱感染至发病无症状间歇期通常为7～14天,皮肤感染引起者为14～28天。

(二)体征
1.水肿

最常见,一般初起仅累及眼睑及颜面,晨起重;轻者仅体重增加,肢体有胀满感。重者波及全身,少数可伴胸腔积液、腹水。

2.血尿

半数有肉眼血尿,尿色可呈洗肉水样、棕红色甚至鲜红色等。严重时可伴排尿不适甚至排尿困难。通常肉眼血尿持续1～2周转为镜下血尿,也可因感染、劳累而暂时反复。镜下血尿几乎见于所有病例,一般持续1～3月,少数延续半年或更久,但绝大多数可恢复。

3.少尿

初期常有少尿,经两周后,随尿量增多肾功能可恢复,少数可出现无尿。

4.高血压

见于 30％～80％ 的病例,可轻度至中度增高,常与水肿程度平行。少数患者可出现严重高血压甚至高血压脑病。

5.其他

患者常有乏力、恶心、呕吐、头晕、腰部钝痛或腹痛等。高血压脑病时可出现头痛、呕吐,视力障碍,嗜睡,惊厥,昏迷;心力衰竭时则可气急,胸闷,心率快,肝大。

四、类病辨别

(一)以急性肾炎综合征起病的肾小球疾病

1.系膜毛细血管增生性肾小球肾炎(膜增生性肾小球肾炎)

临床上除表现为急性肾炎综合征外,还常伴肾病综合征,病变持续无自愈倾向。50％ 以上患者有持续性低补体血症,8 周内不恢复。

2.系膜增生性肾小球肾炎(主要与 IgA 肾病鉴别)

血尿反复发作,部分患者血清 IgA 升高,血清 IgG 正常,病变无自愈倾向。

3.急进性肾小球肾炎

除急性肾炎综合征的临床表现外,以早期出现少尿、无尿及肾功能急剧恶化为特征。

(二)继发性肾小球疾病

1.过敏性紫癜肾炎

临床表现可为镜下血尿甚至肉眼血尿,伴或不伴蛋白尿。但紫癜肾患者常有过敏源,有典型的皮肤紫癜、腹痛、关节痛等表现。

2.狼疮性肾炎

多发于青年女性,常伴多系统受累,抗核抗体谱、血补体 C3、肾活检呈现满堂亮可鉴别。

五、辨证论治

(一)风寒束肺

主症:起病急骤,眼睑先肿,继则四肢及全身皆肿,微恶风寒,咳喘,骨节酸痛,溲少便稠。舌质淡,苔薄白,脉浮滑或紧。

治法:疏风散寒,宣肺利水。

处方:麻黄汤合五皮饮加减。

麻黄 10g,杏仁 10g,桂枝 10g,甘草 6g,生姜皮 15g,桑白皮 15g,陈皮 10g,大腹皮 30g,茯苓皮 15g。

阐述:方用麻黄汤解表散寒,开利肺之郁闭;五皮饮利水消肿,二者相合,可奏祛风寒,利肺气,行水湿之效。兼呕恶欲吐者,加苏叶、藿香;尿中有白细胞者,加白花蛇舌草、半枝莲;红细胞较多甚至肉眼血尿者,加小蓟、三七。若恶风有汗者,加白芍,酌减麻黄之量。本证发于起病之初,临床并不少见,只是由于一般多运用西药利尿等法,而为医者所忽视。临床运用时,可于本方加入石膏,取越婢汤意,用麻黄、石膏相伍,一宣一清,使肺布散有度,水气自消。麻黄、石膏用量比以1:(3～5)最佳。

(二)风热犯肺

主症:突然眼睑和面部浮肿,血尿明显,发热恶风,咽喉肿痛,口干而渴,小便短赤。舌边尖微红,苔薄而黄,脉浮数或沉数。

治法:疏风清热,宣肺利水。

处方:桑菊饮加味。

桑叶12g,菊花9g,桔梗6g,连翘12g,杏仁9g,甘草3g,薄荷6g,蒲公英15g紫花地丁15g,银花12g,益母草15g,桑白皮130g,茯苓皮30g。

阐述:方以桑菊饮辛凉疏表,宣散肺热;又以蒲公英、紫花地丁清热解毒;银花合连翘透邪清热,发表肃肺;桑白皮肃肺走表,散表湿;茯苓皮淡渗行水湿。佐以益母草活血利水,取血行气畅而水去之义。诸药合用,共奏宣肺清热利水之效。肺热甚,咳嗽重者,可加黄芩;咽喉痛甚者,加僵蚕、射干;尿痛者,加生地、瞿麦;血尿者,加鲜茅根、地榆。

上述风邪外袭两个证候,均见于急性肾炎初起,风水搏击,起病急骤,病情变化迅速,治疗用药同中有异,宜细审之。

(三)湿毒浸淫

主症:眼睑浮肿,延及全身,小便不利,身发疮痍,甚则溃烂。舌质红,苔薄黄腻,脉濡数或滑数。

治法:祛湿消肿,清热解毒。

处方:麻黄连翘赤小豆汤合五味消毒饮加减。

麻黄12g,连翘15g,赤小豆15g,桑白皮15g,杏仁10g,生姜皮12g,金银花15g菊花12g,蒲公英15g,紫花地丁15g,紫背天葵15g。

阐述:此证气候炎热地区多见。多由于皮肤湿疹疮毒或外感表证已解,湿郁化热而引起。方中麻黄、杏仁、生姜皮发表逐邪,宣降肺气,调畅水道;连翘、赤小豆、桑白皮苦寒性善下行,清利肺热,又能清热解毒,行血排脓;金银花、蒲公英、菊花味苦性寒,与紫花地丁、紫背天葵共为疗疮肿脓毒之良品;甘草、大枣和胃缓中。此方可发表利水,消肿解毒。若湿热壅盛,皮肤糜烂者,加苦参、土茯苓;风盛夹湿而瘙痒者,加白鲜皮、地肤子疏风利湿止痒;血热红肿甚者,加丹皮、赤芍;肿势重者,加大腹皮、茯苓皮。

(四)水湿浸渍

主症:肢体浮肿,延及全身,按之没指,小便短少混浊,身重困倦,胸闷纳呆,泛恶。苔白腻,脉沉缓。

治法:行气利水,渗湿消肿。

处方:五皮饮合胃苓汤加减。

药用桑白皮12g,陈皮10g,大腹皮10g,茯苓皮20g,生姜皮10g,白术10g,茯苓10g,苍术6g,厚朴6g,猪苓10g,泽泻12g,肉桂6g。

阐述:本型出现于急性肾炎以肾病综合征表现为主的患者。水势弥漫,内外交困,外肿肌肤,内肿脏腑,极易出现多种并发症。故当以利水为第一要务。集行气燥湿利水于一体,使脾气振奋,水湿得除。若上半身肿甚者,加麻黄、杏仁;下半身肿甚者,加防己、薏苡仁;若身寒肢冷、脉沉迟者,加附子、干姜。

(五)肾虚湿热

主症:血尿、蛋白尿迁延不愈,水肿时起时消,全身疲乏,口干口苦口腻,纳食不佳,夜有盗汗,五心烦热。舌质红,苔腻或厚,脉细弱或滑数。

治法:清利湿热,和阴益肾。

处方:八正散合二至丸加减。

车前子12g(包煎)黄柏12g,篇蓄15g,瞿麦15g,茯苓12g,蒲公英15g,紫花地丁15g,银花15g,连翘15g,白花蛇舌草15g,旱莲草12g,女贞子12g。

阐述:此型为急性肾炎急性期过后,主症已不显著,但尿液检查仍未转阴,临床似乎是无证可辨。此时不可早进温补,免致滋腻生湿留热之弊。方用车前子、茯苓利湿于下窍,配以篇蓄、瞿麦泄热利湿,蒲公英、紫花地丁、白花蛇舌草苦寒,清热解毒,以肃清残余之热。用二至丸益肾阴,扶助被邪耗伤之阴。此型属正虚邪恋,治宜标本兼顾。

(六)肾络瘀阻

主症:血尿、蛋白尿持续不愈,水肿大部消退,腰膝酸痛或有肢体麻木。舌质紫黯,脉细涩。

治法:活血化瘀,利水泄浊。

处方:益肾汤加减。

当归12g,川芎9g,白芍12g,生地12g,益母草30g,白茅根15g,丹参12g,泽兰12g,红花6g。

阐述:本型常见于本病的后期,有转化成慢性肾炎之趋势,为水湿潴留,三焦气滞,血行不畅与水湿相合而致,病难速愈。方以四物汤养血和血,益母草、丹参、泽兰活血利水,红花活血化瘀,白茅根凉血止血,共成祛瘀活络之效。

六、特色治疗

(一)专方专药

1.清解散水汤

麻黄6g,杏仁10g,连翘、猪苓各15g,茯苓、泽泻、石韦各12g,赤小豆、生益母草、白茅根各30g,炙甘草3g。为名老中医杜雨茂经验方,用于急性肾炎急性期。

2.三豆一根汤

黑豆、绿豆、赤小豆各15g,白茅根50g。具有健脾补肾、清热养阴、利尿消肿之功。本方为名老中医乔保钧所创,针对小儿急性肾炎证属外感风热,阴津受损者而设,全方配伍简单,却屡用屡效。

3.疏风利水汤

紫浮萍、紫苏叶各9g,桑白皮、车前子各12g,益母草、白茅根各30g,金银花、连翘各18g,甘草6g,可酌加蜂房、赤小豆、玉米须。具有疏风宣肺,清热解毒,利水消肿之功。若浮肿消退,正气未复,且尿蛋白仍多者,酌加黄芪、当归、石韦、蝉衣;上呼吸道感染、扁桃体炎、支气管炎等,酌加黄芩、桔梗、杏仁之类。

(二)推拿疗法

急性期平肝经,清肺经、胃经、脾经、小肠经,退六腑。恢复期平肝经,清补肾经、脾经,揉二马,清小肠。每日1次,10次为1个疗程。

(三)针刺疗法

初起取肺俞、列缺、合谷、阴陵泉、水分、肾俞、三焦俞、气海、复溜穴。每次选3~7穴,针刺,均用泻法。咽痛配少商;面部肿甚配水沟;血压高配曲池、太冲;恢复期加用脾俞、足三里、阴陵泉穴。用补法,可酌情施灸,隔日1次,10次为1个疗程,休息7天,再作第2个疗程。

(四)耳针治疗

从肺、脾、肾、膀胱、交感、肾上腺、内分泌等耳穴中每次选2~3穴,轻刺激,刺后可埋针24小时,每日1个次隔日1次,两耳轮换使用。10次为1个疗程。

(五)水针

主穴有京门、膀胱俞。配穴有水道、足三里、复溜。每次选主穴、配穴各1个,每穴注入当归注射液0.5mL,每日1次,7~10次为1个疗程。

(六)外敷

1.二丑方

黑丑、白丑(煅)、牙皂(煅)各75g,木香、沉香、乳香、没药各9g,琥珀3g。上药用砂糖研细末,调和,外贴气海穴,每2天换药1次。用于急性期水肿兼有腹部胀气者。

2.麻蒜方

紫皮大蒜1枚,蓖麻子60粒。共捣糊状,分两等份,分别敷于双腰部及足心,外用纱布包扎固定,为避免蒸发减低效力,可用塑料膜外覆在药物上,敷1周为1个疗程,每周换1次。用于急性期各型水肿。

(七)熏蒸法

羌活、麻黄、苍术、柴胡、紫苏梗、防风、荆芥、牛蒡子、柳枝、忍冬藤、葱白各适量。加水煮上药,熏蒸汗出,每日1次。

(八)食疗

1.冬虫夏草炖鸡

冬虫夏草3g,山药20g,枸杞子10g,蜜枣1枚加水200mL,先浸泡1小时,放入鸡肉50g,炖至熟烂,少许油盐调味。适用于急性肾炎水肿消退后的调理。

2.冬瓜皮薏仁赤小豆粥

冬瓜皮、薏苡仁备50g,赤小豆100g,玉米须(布包)25g,加水适量,同煮至赤小豆熟透,食豆饮汤。用于急性期水肿明显或伴有高血压者。

第二节 急进性肾小球肾炎

一、概述

根据其临床表现和病程的不同,早期表现为血尿、浮肿时,为中医"血尿"、"水肿"、"肾风"的范畴;后期出现无尿、肾衰竭时,可归属于"癃闭"、"关格"等范畴。

二、病因病机

本病的发生是由于正气亏虚,感受六淫之邪、湿浊、秽毒之气,饮食劳倦,七情内伤伤肺脾肾三焦等脏腑功能,脏腑气化不利,升降失常,水液代谢失调所致或发为水肿或发为呕逆或发为癃闭,最终演变为关格。

本病病变主要在肾,与心、肝、脾、肺、膀胱等脏腑相关,初起邪实多为风邪、水湿、瘀血、痰浊之邪壅滞三焦;后期则脏腑虚损,浊毒内盛,甚则上凌心肺,上蒙清窍。肾络受损,水气不利为本病的基本病机。

三、辨病

本病多为急性起病,主要表现为蛋白尿、血尿、水肿、高血压、肾功能急剧进行性恶化。起病前 1 个月可有链球菌感染或流感样的前驱表现,出现发热、肌肉酸痛、全身不适、食欲减退、消瘦等非特异症状或有链球菌接触史。

(一)症状

1.急性肾炎综合征

严重的蛋白尿、血尿、管型尿、水肿、血压中度或轻度升高。

2.急性肾衰竭

数周及数月内出现进行性少尿、无尿,终至肾衰竭。常伴贫血、恶心、呕吐、上消化道出血等消化道症状,严重者可发生酸中毒、高血钾及电解质紊乱,甚则心律失常。

3.全身症状

起病隐匿,最显著的症状为发热、疲劳、虚弱,亦可见恶心呕吐、腰痛、关节痛等症状。

4.并发症

常见有感染(尿路、呼吸道感染甚则败血症等)、心血管系统症状(心律失常、心衰、高血压等)、神经系统症状(头痛、嗜睡、昏迷等)、消化系统症状(恶心呕吐、腹胀等)、血液系统(贫血、血小板减少等)、电解质紊乱(酸中毒、血钾、血钠异常等)。

(二)体征

1.水肿

半数患者起病即见水肿,以颜面和双下肢水肿为主,水肿常持续难消退。

2.高血压

部分患者可见血压升高。

四、类病辨别

1.急性肾小球肾炎

常见抗链球菌溶血素"O"增高,C_3 降低,个别情况下可表现为进行性肾功能损害,在 2～4 周水肿自行消退后,肾功能可恢复正常。

2.急性间质性肾炎

以急性肾衰竭起病,常有发热、皮疹、嗜酸性白细胞增高等过敏表现。过敏史、白细胞尿,尿沉渣中大量嗜酸性白细胞支持其诊断。

3.急性肾小管坏死

起病迅速,多有明确的发病原因(如药物中毒、严重挤压伤、异型输血、休克等),出现少尿或无尿,尿比重＜1.010,尿钠＞20～30mmol/L,尿中见大量肾小管上皮细胞,常有少尿期、多尿期、恢复期的病情演变过程。

五、中 医 治 疗

(一)辨证论治

1.风水泛滥证

证候:眼睑浮肿,继则四肢及全身水肿,尿少,发热,咽痛,咳嗽,小便短赤,或恶心胸闷,周身关节不适,舌红苔薄黄,脉浮数或滑数。

治法:疏风清热,宣肺利水。

处方:麻黄连翘赤小豆汤加减(生麻黄、连翘、赤小豆、荆芥、防风、杏仁、桔梗、桑白皮、黄芩、车前子、泽泻等)。

加减:咽喉肿痛加山豆根、蝉蜕;尿血加小蓟、白茅根;高热加生石膏、知母;蛋白尿加金樱子、益智仁;水肿明显加茯苓、猪苓、冬瓜皮等。

2.浊毒内蕴证

证候:面浮肢肿,腰以下为甚,小便不利或无尿,头重如蒙,胸闷恶心,口苦纳呆,脘腹胀满,身体困重,舌淡苔白腻,脉沉缓。

治法:健脾和胃,化浊利湿。

处方:胃苓汤和五皮饮加减(苍术、厚朴、白术、枳实、茯苓、陈皮、大腹皮、生姜皮、泽泻、猪苓、车前子等)。

加减:形寒肢冷加干姜、吴茱萸;恶心呕吐加半夏、生姜;身体困重加藿香、佩兰;腹胀泄泻加干姜、煨肉豆蔻。

3.瘀水互结证

证候:小便不利或无尿,全身水肿,身体困重,头昏胀痛,面色黧黑,少腹拘急,腰痛痛处固定,舌紫黯或有瘀斑瘀点,苔薄白,脉沉涩。

治法:化瘀利水。

处方:桃红四物汤和五皮饮加减(桃仁、红花、川芎、丹皮、赤芍、当归、牛膝、益母草、桑白皮、生姜皮、茯苓皮、陈皮、大腹皮、黄芪等)。

加减:尿血加三七、蒲黄、生地;大便干结加大大黄用量;肾虚腰膝酸软合用六味地黄丸。

4.水气凌心证

证候:尿少,肢体水肿,心悸,呛咳气急,胸闷,口唇发绀,烦躁不能平卧,舌暗红苔腻,脉结代。

治法:泻肺逐水。

处方:己椒苈黄丸加减(防己、川椒目,葶苈子、生大黄、桑白皮、泽泻、白芍、龙骨、人参等)。

加减:纳呆加藿香、佩兰;大便秘结增加大黄用量,下肢肿甚加猪苓、玉米须;恶心呕吐加黄连、陈皮。

5.气阴两虚证

证候:身体浮肿,小便不利或短少,潮热盗汗,口干喜饮,腰膝酸软,面色萎黄,疲乏无力,心悸失眠,舌红少苔,脉细数。

治法:益气养阴利水。

处方:猪苓汤合六味地黄丸加减(生地、山药、丹皮、泽泻、山茱萸、茯苓、猪苓、黄芪、阿胶、白术、党参、车前子、当归等)。

加减:肾虚腰膝酸软明显加桑寄生、续断;阴虚潮热盗汗明显加女贞子、旱莲草;口干渴甚加麦冬、石斛。

(二)常用中药制剂

清开灵注射液功效:清热解毒,镇静安神。适用于急进性肾炎外邪内侵,热毒瘀滞证。用法:静脉滴注,40mL加入10%葡萄糖注射液250mL中,每日1次。

(三)特色治疗

1.专方专药

(1)叶氏化瘀利水汤:丹参、益母草各30g,川芎、赤芍、红花、泽兰备15g,水煎服,1日3次,广泛应用于急进性肾炎各个阶段的治疗。

(2)解毒利湿汤:鱼腥草、金银花、车前草各30g,射干、马勃、土茯苓各15g,水煎服,1日2次,用于急进性肾炎合并呼吸道感染者。

(3)补肾降浊散:冬虫夏草、西洋参、参三七各3g,酒大黄6g,烘干碎粉,分3包开始冲服,每次1包,1日3次,用于急进性肾炎尿毒症期和缓解期。

2.外治疗法

(1)肾衰宁灌肠液:直肠灌注给药,保留30~60分钟,每次20~40mL,1日2~5次,适用于急进性肾炎氮质血症期和尿毒症期。

(2)灌肠方:大黄15g,生牡蛎50g,六月雪30g,甘草6g,水煎成150mL,保留灌肠30分钟,每日1~2次,适用于急进性肾炎肾功能有损害者。

第三节　慢性肾小球肾炎

一、概述

慢性肾小球肾炎（简称慢性肾炎）是由不同发病机制、多种病理类型所组成的一组原发性肾小球疾病。临床特点为起病缓慢，病情迁延，临床表现或时轻时重。随着病情发展，大部分患者可有不同程度肾功能减退，高血压、贫血。尿常规检查蛋白＋～＋＋＋，尿沉渣检查可有红细胞、管型。临床上所谓慢性肾炎一般指蛋白尿、血尿、管型尿、水肿及高血压等肾小球肾炎症迁延不愈超过 3 个月伴有肾功能减退的原发性肾小球疾病。

本病属中医学"水肿"、"虚劳"范畴，与"水气"、"癃闭"等有密切关系。水肿最早见于《灵枢·水胀》："胃痛者水始起也，目窠上微肿，如新卧起之状，其颈脉动，时咳，阴股间寒，足胫肿，腹乃大，其水已成矣。以手按其腹，随手而起，如裹水之状，此其候也。"虚劳（又称虚损）《内经》以虚立论，即"精气夺则虚"。

二、病因病机

中医认为本病病位在肾，与肝、脾关系密切，发病原因有先天不足，外邪侵犯，饮食失调等。

（一）先天不足

父母体虚、胎中失养、误伤胎气、临产受损、喂养不当等致禀赋不足，则后天易于罹患疾病，不易治愈，导致久病不复，而成虚劳。

（二）外邪侵犯

外感六淫，内舍肺脾肾，肺脾肾气虚而成虚劳。

（三）饮食失调

饮食不节，饮食不洁，饮食偏嗜，过饱过饥，损伤脾胃，日久则脾胃虚弱，气血化源不足，内不能和调于脏腑，外不能潇洒陈于营卫经脉，由虚致损，遂成虚劳。

（四）大病久病，失于调理

大病暴疾，邪气太盛，脏气过伤，正气虚损，短期难复，加之失于调治，每易酿成虚劳。

慢性肾炎的病程较长，病机复杂，大多数虚实相兼。虚的一面如气虚、阳虚、阴虚、血虚，结合脏腑辨证又有脾虚、肾虚之分；实的一面有水湿、湿热、瘀血等不同。临床上，湿（包括湿热）、瘀两项几乎每一患者都有程度不同的兼夹。因此强调以正虚为本，邪实为标，以正虚作为证型，以邪实作为兼夹证处理，这样比较符合临床实际。在脏腑辨证定位上，以脾肾肝的虚损为主，慢性肾炎在急性发作阶段与肺关系比较密切。由于五脏六腑密切相关，有时慢性肾炎也可影响多个脏腑。

三、辨病

(一)症状

1.隐匿起病

部分患者可无明显临床症状。偶有轻度浮肿,血压可正常或轻度升高。多通过体检发现。

2.慢性起病

可有乏力,疲倦,腰痛,纳差,眼睑和(或)下肢水肿,伴不同程度的血尿或蛋白尿。也有患者以高血压为突出表现,伴有肾功能正常或不同程度受损。

3.急性起病

部分患者因劳累、感染、血压增高、水与电解质紊乱使病情呈急性发作或用肾毒性药物后病情急骤恶化。

(二)体征

1.水肿

大多有不同程度的水肿。轻者仅眼睑、面部或踝部出现水肿,重者可见全身水肿或伴有(胸)腹水。

2.高血压

大多数患者发生高血压,有些以高血压为首发症状。对预后影响甚大。

3.贫血

水肿明显时轻度贫血可能与血液稀释有关。中度以上贫血多数与肾内促红细胞生成素减少有关。后期则出现较严重的贫血。

4.尿异常改变

①尿量改变:尿量与水肿及肾功能情况有关,夜尿增多。②尿比重改变:大多超过 1.020,尿渗透浓度低于 $550\text{mmosm}/(\text{kg}\cdot\text{H}_2\text{O})$。③尿蛋白含量每日在 $1\sim3\text{g}$,可呈现大量蛋白尿。④血尿:多为镜下血尿,偶可出现肉眼血尿。

四、类病辨别

(一)原发性高血压致肾损害

高血压致肾损害发病年龄大。肾小管功能减退早于肾小球滤过率。尿蛋白低于每日 1.5g。常有其他器官损害。

(二)狼疮性肾炎

系统性红斑狼疮好发于育龄女性,有发热,皮疹,尤其面部蝶形红斑,有多关节炎,脱发,口腔溃疡和雷诺现象。除肾脏病变外,常多系统损害。血三系均可减少,活动期有溶血性贫血表现。血沉增快,免疫球蛋白增加,血清蛋白电泳 γ-球蛋白升高,免疫球蛋白增多,抗核抗体阳性。

(三)紫癜性肾炎

紫癜性肾炎多见于青少年,短时出现血尿、蛋白尿和管型尿。皮肤紫癜,黏膜出血史,是否有同时存在腹痛、便血和关节炎病史。

五、中医论治

(一)辨证论治

1.风邪外束,三焦不利

主症:全身浮肿,来势迅速,多有恶寒、发热、肢节酸楚、小便不利等症或伴咽喉红肿疼痛。舌苔薄白,脉浮数。

治法:疏风清热,宣肺利水。

处方:越婢汤加味。

麻黄 10g,生石膏 30g(先煎),甘草 6g,车前子 15g(包煎),冬瓜皮 15g,白术 15g 杏仁 10g,生姜 9g,大枣 3 枚。

阐述:本型多见于慢性肾炎急性发作者。在呼吸道感染、皮肤感染等之后 3~4 天出现。方中麻黄辛温,散邪宣肺,以复通调水道之功;石膏辛寒,直清肺之郁热。麻石相伍,一宣一清,使邪去肺之宣降自复。杏仁止咳,车前子、冬瓜皮利水,白术利水祛湿,共成宣肺清热利水之功。本病急性发作期,配合清热解毒法治疗,比单纯地从风水论治,疗效更为显著。尤其对一些持续性水肿、蛋白尿不易消除的治疗,酌情加入清热解毒之品,如金银花、连翘、蒲公英、板蓝根、鱼腥草等可提高疗效,减少疾病反复。

本型有时可出现一过性的肾功能不全加重,此时应采取综合疗法,可配合西药的降压、利尿、强心等法以加强效果。

2.脾虚气滞,水湿内停

主症:下肢浮肿或全身浮肿,面色少华,神疲乏力,四肢倦怠,食欲下降,大便不实或溏泄,脘腹痞满。舌淡,苔白腻,脉沉。

治法:健脾行气,化湿利水。

处方:香砂六君子汤加味。

党参 15g,白术 12g,茯苓 15g,木香 10g,砂仁 6g(后下),半夏 12g,陈皮 9g,冬瓜皮 30g,大腹皮 15g。

阐述:本型多见于慢性肾炎肾病型,水肿较著,持续难消。方用香砂六君子汤健脾行气,加冬瓜皮、大腹皮祛湿行水,共奏实脾利水之功。水肿甚者,加泽泻、猪苓;腹胀甚者,加枳壳、槟榔;呕吐者,加藿香、生姜;面色㿠白,纳呆便溏,水肿相对较轻者,可去冬瓜皮、大腹皮,加扁豆、山药、莲子;如水湿化热,可合用疏凿饮子。

慢性肾炎治疗过程中,经常出现脾胃不和的症状,如纳食不馨,脘痞腹满。调理脾胃,是治疗疾病重要的一环。临证时,一定要详审病情,酌情运用健脾和胃之法。此正体现了中医的崇土制水、脾为后天的思想。

3.肾阴不足,热毒内蕴

主症:腰痛,身热口渴,咽干,小便黄赤,稍有不慎即可引起血尿加重,甚则蛋白尿,眼睑浮肿或有或无。舌红,苔微黄或净,脉细数。

治法:益肾滋阴,清热解毒。

处方:知柏地黄丸合二至丸加减。

生地 15g,玄参 15g,白芍 12g,竹叶 6g,丹皮 10g,黄柏 10g,知母 10g,茯苓 15g 双花 15g,连翘 10g,旱莲草 15g,女贞子 15g,益母草 20g。

阐述:此型多发生于慢性肾炎而兼有扁桃体炎、咽炎的患者。足少阴肾经循喉挟舌本,而外感热毒,迁延不愈,循经入肾,耗灼肾阴,标本同病,故用上方标本同治。如尿热不适,加半枝莲、白花蛇舌草;血尿明显者,可加大小蓟、地榆;舌苔腻者,加苍术、薏苡仁;潮热盗汗者,加青蒿、鳖甲。如扁桃体红肿日久,反复发作,可考虑行扁桃体摘除术。

4.肝肾阴虚,血瘀络阻

主症:头昏目眩,甚则视物不清,耳鸣,腰背酸痛,午后颧红。舌质黯红,脉弦细。

治法:滋养肝肾,活血化瘀。

处方:杞菊地黄汤合桃红四物汤加减。

红花 6g,当归 12g,生地 15g,白芍 12g,川芎 10g,茯苓 15g,益母草 15g,女贞子 15g,枸杞 15g,杭菊花 15g,山萸肉 10g,丹参 15g,钩藤 15~30g(后下),灵磁石 30g(先煎)。

阐述:慢性肾炎高血压患者多见此型。当阴亏日久,肾络失和,渐积血滞成瘀所致。属本虚标实之证。若神疲乏力,面浮肢肿者,加黄芪;小便短涩不适,加半枝莲、白花蛇舌草;腰酸膝软甚者,加桑葚、山萸肉。方用杞菊地黄汤调益肝肾之阴,并加川芎、红花、当归、丹参、益母草等活血祛瘀,钩藤、灵磁石等潜镇降压,余如臭梧桐、珍珠母、罗布麻等亦可酌情选用。

5.脾肾两虚

主症:形寒怕冷,面浮肢肿,面色淡白,少气乏力,腰膝酸软,足跟痛,口淡纳差,大便溏薄,尿多色清或微混。舌胖嫩,脉沉细。

治法:温补脾肾。

处方:济生肾气汤加减。

党参 15g,黄芪 30g,熟地 30g,山药 15g,山萸肉 10g,茯苓 15g,泽泻 10g,丹皮 10g,肉桂 3~6g,熟附片 6~10g,车前子 10g,牛膝 10g。

阐述:本型多见于慢性肾炎后期,血浆蛋白持续不升,病情处于相对的稳定期。故用济生肾气汤加减,脾肾双补,阴阳并调,振奋阳气,并能利湿。方中加入党参、黄芪益气固脾,兼有脾胃湿浊者,症见恶心呕吐,腹胀有水鸣,大便溏薄,可加苍术、厚朴、藿香;兼有湿热者,症见尿频或混浊不清,可加萹蓄、瞿麦、白花蛇舌草;兼有热毒者,症见咽红不适,白细胞总数高或淋巴细胞增高者,可加银花、蒲公英、紫花地丁;兼有瘀血者,症见舌质黯红,肢体麻木,可加丹参、赤芍、川芎。

6.气阴两虚,湿热蕴蓄

主症:晨起眼睑浮肿,面㿠神疲,五心烦热,时有自汗,咽部黯红。舌质淡尖红,苔白略腻,脉沉。

治法:益气养阴,清热利湿。

处方:清心莲子饮加味。

党参 15g,生黄芪 30g,车前子 15g(包煎),茯苓 15g,黄芩 15g,地骨皮 15g,麦冬 15g,莲子 20g。

阐述:此型最常见,亦为决定慢性肾炎转归的重要阶段。因慢性肾炎气化失司,水湿潴留,渐而化热,可形成湿热合邪,且湿伤气,热耗阴,久之气阴暗耗;气阴一耗,则水湿无以化,虚热更甚,致成气阴两虚,湿热蕴蓄之证。如任其发展,气损及阳,阴伤及血,湿热蔓延衍生瘀血、水湿浊邪等,势必形成脾肾衰败,浊邪内闭的危证,故应积极治疗,阻止其进一步发展。方中以党参、生黄芪益气;地骨皮、黄芩、麦冬、莲子滋阴清热,茯苓、车前子利湿。如尿涩热,口腻者,可加瞿麦、白花蛇舌草;咽痛者,可加僵蚕、牛蒡子。

(二)特色治疗

1.专方专药

(1)黄葵胶囊:是一种纯中药制剂,清热利湿效果好。黄葵的主要化学成分为黄酮类,具有抗炎、利尿、消肿、抗血小板聚集的作用,通过对 T 细胞、B 细胞的抑制效应,控制过度炎症反应所致的疾病。

(2)金水宝胶囊:有补益肺肾,生精益气之功。与气阴两虚精气下泄产生蛋白尿相补充,实验结果表明,其对减少尿蛋白有明显效果,具有临床应用价值。

(3)海昆肾喜胶囊:能显著降低肾衰竭大鼠血清肌酐和尿素氮水平,有效提升肾衰竭大鼠血清白蛋白含量,改善肾衰竭大鼠肾组织病理形态学;对正常和水负荷大鼠有利尿作用,能够增加麻醉犬肾血流量注量。具抗凝和调节免疫作用,能够显著降低血肌酐。

2.针刺疗法

选水分、气海、三阴交穴针刺,每 15 天 1 个疗程,有健脾温肾、利水消肿之功效。若伴有腹胀脘闷、恶心呕吐、乏力便溏者,可选阴陵泉、足三里、内关等穴位针刺。可取足三里、迎香、太阳、百会等穴,经常轻轻揉按。

3.艾灸

用艾条温和灸双侧足三里各 10 分钟,石门 5 分钟,以皮肤发红为度,起床与睡前各 1 次,10 天后改为每天 1 次,常年不断。

4.食疗

(1)复方黄芪粥:生黄芪、生薏苡仁各 30g,赤小豆 15g,鸡内金(研细末)9g,金橘饼 2 枚,糯米 30g。先以水 600mL 煮黄芪 20 分钟,次入薏苡仁、赤小豆煎 20 分钟,再加鸡内金与糯米煮熟成粥,作 1 日量,分 2 次服之。食后嚼金橘饼 1 枚,分两次服,每日 1 剂。

(2)消蛋白尿粥:芡实、糯米各 30g,白果 10 枚。煮粥,每日 1 次,10 日为 1 个疗程。间歇服 2～4 个疗程。适用于慢性肾炎中后期蛋白尿久不消者。

(3)莲子芡实瘦肉汤:莲子、芡实各 30g,瘦猪肉 100g。加水,用瓦煲煲汤,饮用时加少许盐调味,连渣服。可补肾固精、健脾补虚。颇适用于慢性肾炎之食补。本方三味药的药性均极平和,起着缓补的作用。

第四节 IgA肾病

一、病因病机

目前认为 IgA 肾病病位在肾、脾,涉及肺、肝,肾是本病中心所在,是本虚标实、虚实夹杂的病证。本虚主要以气虚、阴虚和气阴两虚为主;标窦主要以外感、湿热、瘀血为主。其发病规律为急性期以外感湿热邪实多见,慢性期以气血阴阳虚损为主;慢性期早期多表现肾阴虚,中期多以脾肾气阴两虚为主,晚期见阴阳两虚为主,湿、热、瘀、毒贯穿疾病始终。病因上内因是肾元亏虚,外因为外邪、饮食、劳倦,诱因多为风热邪毒、湿热邪毒外感。

二、辨病

(一)症状

本病临床表现多样,部分患者临床发病处于隐匿状态,仅在体检时发现,大多数患者表现为血尿和(或)蛋白尿及高血压为主,少数呈肾病综合征、急性肾炎、急性肾衰竭的临床表现。主要如下:

1. 发作性肉眼血尿

发作性肉眼血尿表现为一过性或反复发作性肉眼血尿,大多伴有上呼吸道感染,少数伴泌尿道或肠道感染;血尿多在感染 1～3 日内出现,个别发生在剧烈运动后,在儿童及青少年中多见。肉眼血尿持续数小时到数天,通常少于 3 天,有反复发作的特点。

2. 镜下血尿伴/不伴无症状性蛋白尿

镜下血尿伴/不伴无症状性蛋白尿多半在体检时发现,作肾活检确诊。为儿童和青年人 IgA 肾病主要临床表现。

3. 蛋白尿

单纯蛋白尿 IgA 肾病患者少见,多伴血尿。多数表现为轻度蛋白尿。

4. 水肿

本病患者晨起眼睑及颜面水肿,下肢凹陷性水肿,重者可出现胸腔积液、腹水或合并小便量少。

5. 高血压

IgA 肾病可发生恶性高血压,多见于壮年男性。

6. 急性肾衰竭

急性肾衰竭表现为:①急进性肾炎综合征。②急性肾炎综合征。③大量肉眼血尿。

7. 多尿和夜尿增多

当患者合并高血压或严重的小管间质损伤时出现。

8. 慢性肾衰竭

确诊 10 年后 15%～20% 的患者进展至 ESRD。

（二）体征

慢性肾脏病患者会出现营养不良、颜面眼睑、双下肢水肿,甚至周身水肿;有尿素味提示肾衰竭,观察眼结膜、甲床、颜面苍白或萎黄提示贫血。可能有扁桃体肿大、化脓、咽红充血。

（三）辅助检查

(1)尿常规检查:可发现镜下血尿和或蛋白尿,以畸形红细胞为主($>50\%$),部分患者表现为混合性血尿,有时有红细胞管型。多数患者为轻度蛋白尿,少数出现大量蛋白尿,甚至表现为肾病综合征。

(2)血清 IgA 水平:血清 IgA、IgA 纤维连接蛋白持续增高,但不具有特异性。

(3)肾功能:IgA 肾病患者可有不同程度的肾功能减退。

(4)肾活检:是确诊 IgA 肾病的唯一方法。

三、类病辨别

（一）与原发性肾小球疾病鉴别

1.急性链球菌感染后肾小球肾炎

急性肾炎多在链球菌感染后 2 周左右出现急性肾炎综合征的临床症状,血清 C_3 下降、IgA 水平正常可助鉴别。

2.非 IgA 系膜增生性肾炎

两者一定靠肾活检免疫病理检查来鉴别。

3.薄基底膜肾病

尿 Pf4 水平可助与 IgA 肾病鉴别。但最终还须靠肾活检电镜检查与 IgA 肾病鉴别。

（二）与继发性肾小球疾病鉴别

1.过敏性紫癜性肾炎

临床表现为镜下血尿甚至肉眼血尿,伴或不伴蛋白尿。紫癜肾患者常有过敏源、典型的皮肤紫癜、腹痛、关节痛表现。

2.狼疮性肾炎

多发于青年女性,常伴多系统受累,抗核抗体谱、血补体 C3、皮肤狼疮细胞及肾活检呈现满堂亮可鉴别。

3.乙肝相关性肾损害

有乙肝病史,肝脏肿大或肝功能异常,有乙肝病毒活动。肾活检有乙肝病毒沉积。

四、治疗要点

（一）辨证论治

1.风邪犯肺

证候:小便出血始于恶风发热之后,伴咽喉疼痛,咳嗽。舌苔薄白,脉浮或浮数。

治法:疏风宣肺,清热止血。

方药:银翘散加减:银花 15g,连翘 15g,白茅根 30g,小蓟 30g,黄芩 10g,桔梗 6g,牛蒡子

10g,芦根 12g,竹叶 10g,玄参 15g,甘草 6g。

加减:咳嗽者加桑叶 10g,鱼腥草 15g。

2.下焦湿热

证候:小便短赤,尿中带血鲜红,尿道灼热。舌质红,苔黄,脉数。

治法:清热利湿,凉血止血。

方药:小蓟饮子加减:生地黄 24g,小蓟 30g,蒲黄 9g,藕节 9g,山栀子 9g,通草 6g,滑石(包煎)12g,淡竹叶 6g,甘草 6g,白茅根 30g。

加减:尿血甚者加仙鹤草 15g,旱莲草 15g;有风热表证者加银花 15g,连翘 15g,荆芥 10g;下焦热盛者,加黄柏 10g,知母 12g;湿热中阻者,加滑石(包煎)20g,苡仁 20 克;便秘者加大黄 8g。

3.气滞血瘀

证候:尿血暗红或夹有血块,多反复发作,伴腰部酸困,少腹刺痛拒按或可触到积块,时有低热。舌质紫暗或有瘀斑,苔薄白,脉沉涩。

治法:行滞化瘀止血。

方药:血府逐瘀汤合蒲黄散加减:桃仁 12g,红花 9g,赤芍 6g,川芎 5g,牛膝 9g,当归 9g,生地 9g,枳壳 6g,柴胡 6g,甘草 3g,蒲黄 12g,五灵脂(包煎)12g。

加减:若尿血量多,可选加茜草根 15g,侧柏叶 15g,三七粉(冲服)5g,琥珀粉(冲服)3g。

4.阴虚火旺

证候:小便频数短赤带血,头晕目眩,耳鸣,神疲乏力,口干心烦,颧红潮热,腰膝酸软。舌质红,少苔,脉细数。

治法:滋阴降火,凉血止血。

方药:知柏地黄汤合二至丸加味:知母 9g,黄柏 9g,地黄 24g,山萸肉 12g,山药 12g,丹皮 9g,泽泻 9g,茯苓 9g,白茅根 30g,旱莲草 15g,女贞子 15g。

加减:有低热者,加银柴胡 15g,地骨皮 12g,鳖甲(先煎)12g;心烦失眠者,加夜交藤 30g,酸枣仁 12g;头晕目眩者,加钩藤 9g,菊花 9g。

5.脾肾两虚

证候:小便带血,尿血淡红,纳食减少,精神疲惫,面色萎黄,头晕目眩,腰膝酸痛。舌质淡红,苔白,脉虚弱。

治法:健脾益气,补肾固涩。

方药:补中益气汤合无比山药丸加减:黄芪 20g,党参 12g,白术 9g,甘草 6g,当归 9g,陈皮 9g,升麻 6g,柴胡 6g,山药 15g,肉苁蓉 12g,山萸肉 12g,赤石脂 12g。

加减:尿血量多者,加阿胶(烊化)12g、炒蒲黄 12g、血余炭 9g;尿血日久不止者,加牡蛎(先煎)15g、金樱子 15g;头晕耳鸣,腰膝酸冷者,加鹿角胶(烊化)12g、狗脊 12g。

6.气阴两亏

证候:小便频急、尿血、色鲜红,兼见神疲乏力或潮红盗汗,口燥咽干,手足心热,面色潮红或萎黄。舌质淡红,苔薄白,脉细缓或虚弱。

治法:益气养阴止血。

方药:参芪地黄汤加减。党参 15g,黄芪 15g,生地 24g,丹皮 9g,女贞子 12g,旱莲草 15g,

山药 15g,茜草根 15g。

加减:盗汗明显者,加浮小麦 15g,煅牡蛎(先煎)15g,糯稻根 15g;肾精亏虚者,加龟甲(先煎)15g,鳖甲(先煎)15g,冬虫夏草 6g,杜仲 12g;津伤口渴者,加玄参 12g,天花粉 12g,川石斛 12g;低热不退者,加青蒿 12g,鳖甲(先煎)15g,银柴胡 12g,百部 12g。

IgA 肾病表现为肾病综合征者,可参看有关章节进行中医辨证论治。

(二)中医特色治疗

1.专方专药

(1)益肾清胶囊:由知母、黄柏、生地、丹皮、茯苓、白花蛇舌草、桃仁、丹参、黄芪等组成,具有益肾清热活血之功,针对脾肾气虚兼有湿热瘀血而设。

(2)三炭益肾汤:地榆炭、杜仲炭、蒲黄炭、牛蒡子、小蓟、白茅根、三七(研末冲服)、女贞子、旱莲草、黄芩、蝉蜕,可疏风清热,凉血止血。治疗 IgA 肾病血尿。

(3)肾安方:黄芪、巴戟天、柴胡、黄芩、黄精、白术、芍药、丹参,功擅温肾健脾、益气活血。针对脾肾阳虚型 IgA 肾病而设。

2.针刺疗法

(1)针刺水分、足三里、三阴交、复溜、阴陵泉、肓门、志室。足三里、肓门、志室施以烧山火手法,三阴交、复溜施以徐疾提插补法,阴陵泉、水分施以平补平泻手法。诸穴留针 40 分钟,每日 1 次,12 次为 1 个疗程。

(2)针刺中脘、水分、关元、肾俞、膀胱俞、气海、足三里穴等,每日 1 次,15 天为 1 个疗程。

3.耳针治疗

取肾、脾、膀胱、三焦,用王不留行子贴压耳穴。隔日换 1 次,左右交替,每天用同侧手按捏十几次,每次 2~3 分钟。

4.外敷

(1)鲤鱼一条 200g 左右,黄泥 10g,生姜 20g 共研末均匀外敷于患者脐孔上和双侧肾俞穴,盖以纱布固定,每天 2 次,一次 120 分钟左右,30 天 1 个疗程。适用于 IgA 肾病血尿、蛋白尿、水肿患者。

(2)取车前子 10g 研为细末,与独头蒜 5 枚、田螺 4 个共捣成泥,敷神阙穴;用或蓖麻子 50 粒、薤白 3~5 个共捣烂敷涌泉。每日 1 次,连敷数次。适用于 IgA 肾病水肿患者。

5.中药浴足法

桂枝 25g,毛冬青 20g,川芎 20g,怀牛膝 20g。加水煎沸后,纳于泡脚盆中,至合适温度后泡双足。适用于 IgA 肾病反复下肢浮肿的患者。

6.食疗

(1)黑芝麻茯苓粥:用黑芝麻,茯苓,粳米。将茯苓切碎,放入锅内先煎汤,再放入黑芝麻、粳米煮粥即成。功效:健脾补肾、利水消肿。适用于 IgA 肾病气虚水肿的患者。

(2)糯米、芡实各 30g,山药 30g,白果 10 枚(去壳),煮粥。每日服 1 次,10 日为 1 个疗程。此粥具有健脾补肾、固涩敛精之效。适用于 IgA 肾病脾肾气虚血尿、蛋白尿腰痛的患者。

(3)葫芦皮、冬瓜皮、西瓜皮各 30g,生姜皮 10g,红枣 10g,同放锅内加水约 400mL,煎至约 150mL,去渣即成。饮汤,每日 1 剂,至浮肿消退为止。适用于 IgA 肾病水肿的患者。

第五节 肾病综合征

一、中医病因病机

本病大多有水肿的临床表现,故临证多以水肿而论,是由于感受风寒或风热之邪、疮毒内侵、久居湿地及冒雨涉水、烦劳过度等因素导致肺失通调,脾失转输,肾失开阖,终致膀胱气化无权,三焦水道失畅,水液停聚而成本病。

水肿的发病主要是由肺、脾、肾三脏功能失调、水液代谢失常所致。临床多表现虚实夹杂证,即以阴阳气血不足特别是阳气不足为病之本,以风邪、水湿、湿热、疮毒、瘀血等为病之标。病位在肺、脾、肾,以脾肾为主。因外邪而致水肿者,病变部位多责之于肺;因内伤而致水肿或感受外邪日久不愈者,病变多责之于脾肾。早期多为实证,日久则虚实夹杂。若病势迅猛或日久不愈可见浊毒内留,出现侮肝、犯肺、凌心、蒙蔽清窍等危重症候。

针对肾病综合征(NS)的临床特征,结合现代理化、病理等检查,从中医学的角度分析,NS的基本病机为脾肾亏虚(阳虚和(或)气虚)。由于脾肾亏虚,脾失转输,肾失气化,水湿停滞泛溢肌肤形成水肿;脾虚不能升清,肾虚不能藏精,精微外泄而出现大量蛋白尿;加之脾虚气血生化不足,肾虚精亏精不足以化血,出现低蛋白血症;因水湿停滞,气机受阻,加之气阳不足,布津运血无力,导致津凝湿聚,血行迟缓,痰瘀内生,阻经入络,出现高脂、高黏血症。由此可见,NS的病位主要在脾肾,脾肾阳虚或脾肾气虚,是 NS 发生和发展的根本原因和基本病机,水湿、痰瘀是 NS 发展过程中的主要病理产物,也是 NS 进展全过程中的重要致病因素。在 NS 进展过程中又常因外感或湿热疮毒浸淫等因素使肺失宣降或脾失转运,引起 NS 急性发作或加重。其外感常见有风寒、风热,也可见寒湿外侵;其湿热疮毒,大都因湿邪郁久化热化火所致或因久用糖皮质激素等因素所致;又常因火热之邪耗气伤阴,出现阶段性的气阴两虚或肝肾阴虚或阴虚阳亢等变证。若病情得不到有效控制,最终会发展为湿浊毒邪壅滞三焦,气血阴阳皆损的肾功能衰竭。

二、辨病

(一)症状

(1)大量蛋白尿:是肾病综合征最主要的临床特征。主要成分为白蛋白,亦可为其他血浆蛋白成分。

(2)低白蛋白血症:这是肾病综合征的第二个特征。

(3)高脂血症和脂尿:血浆胆固醇、甘油三酯均明显增加。低密度及极低密度脂蛋白增加,高密度脂蛋白正常或稍下降。

(4)水肿:水肿程度一般与低白蛋白血症的程度一致。严重时引起胸腔积液、腹水、心包积液、颈部皮下水肿及纵膈积液以致呼吸困难。

(5)合并症:①感染:主要为腹膜炎、胸膜炎、皮下感染、呼吸道感染和泌尿道感染。②血栓、栓塞性合并症:肾静脉血栓最为多见。③肾功能损伤。

(二)体征

大部分患者会出现颜面眼睑、四肢水肿,全身水肿时双下肢多较双上肢明显,常为凹陷性水肿,如果单侧下肢水肿或水肿程度左右不对称,要排除下肢深静脉血栓形成。严重者伴胸腔积液、腹水、心包积液。伴胸腔积液可见患侧胸廓外张、呼吸音减弱、叩诊浊音或实音;心包积液时可见心尖搏动减弱或消失,心浊音界向两侧扩大,并随体位改变而变化,听诊心音减弱而遥远;伴腹水时腹外形隆起,叩诊移动性浊音阳性。

三、类病辨别

主要和以下常见的继发性肾病综合征相鉴别:

(1)糖尿病肾病:糖尿病肾病出现肾病综合征时,几乎都合并有视网膜病变,常伴有高血压和肾功能的改变。因此,对于没有视网膜病变而糖尿病病程又短于 10 年的患者,肾穿刺活检可以明确诊断,对决定治疗有意义。

(2)狼疮性肾炎:多发于青年女性,常伴多系统受累,特别是发热,关节炎,面部红斑,贫血,白细胞、血小板减少等临床表现以及抗核抗体谱、血清补体 C3、皮肤狼疮细胞及肾活检可鉴别。

(3)过敏性紫癜肾炎:多发生于 10 岁以下儿童,成人少见。几乎全部患者表现为特征性皮疹,但有时表现极轻;约 2/3 的患者出现多发性关节肿痛;典型肾脏受累表现为血尿、蛋白尿或肾病综合征。根据典型的皮肤、关节、胃肠道及肾脏受累表现及肾脏病理 IgA 沉着为主的系膜增殖性病理改变可鉴别。

四、辨证论治

(一)水肿期

1.脾肾阳虚

主症:周身肢体明显浮肿,甚则伴有胸水、腹水,而有胸闷气急,腹满而胀,不得平卧,小便不利而量少,面色苍白或黧黑,精神委顿,形寒怯冷,身肢瞤动或沉重疼痛或腰酸腿软,纳少便溏。舌质淡,舌体胖大而有齿痕,舌苔薄白或白腻而滑,脉沉细或沉紧。

治法:温阳利水。

处方:真武汤合五苓散、济生肾气汤、肾水散(经验方)化裁。

附子 12g,白术 12g,茯苓 30g,生姜 10g,泽泻 15g,肉桂 10g,猪苓 15g,胡芦巴 10g,仙茅 10g。

阐述:脾肾阳虚,水湿泛滥为肾病水肿常见证型,温阳利水方药有较好疗效。方药组成不外两部分:一部分为利水药,一般以茯苓、猪苓、泽泻为主,水肿严重可暂用逐水药,如葶苈子、川椒目、牵牛子之类;另一部分为温阳药,以附子、肉桂为主或加仙茅、胡芦巴之类。脾阳虚为主,面色多萎黄或苍白,纳少腹胀便溏,除白术健脾外,散水用生姜,温脾则易干姜或加厚朴、大腹皮、草豆蔻行气之药,以达温而运之的目的。肾阳虚为主,面色多黧黑,腰膝酸软,可加仙灵脾、补骨脂、巴戟天之类;水肿渐消,肿势不重,可应用济生肾气汤或加龟甲胶、鹿角胶、紫河车等血肉有情之品。肾气不足在应用前方无效时,可采用自拟肾水散[猪肾(1 对,阴干)、附子、肉桂、泽泻共研细粉],每次 10g,开水顿服,每日 3 次,有较好疗效,可供参考。

2.脾虚湿困

主症:肌肤或全身浮肿或有轻度水肿,但持续不退,面色萎黄不泽,气短懒言,肢软无力或胸闷腹胀泛恶,小便短少,大便溏软。舌淡红,苔薄白或白腻,脉濡软或沉缓。

治法:益气健脾,燥湿利水。

处方:防己茯苓汤合参苓白术散、胃苓汤。

防己 15g,桂枝 10g,生黄芪 30g,茯苓 30g,党参 12g,白术 12g,薏苡仁 15g,扁豆 10g,山药 15g,甘草 6g。

阐述:脾虚湿困当分两端;一为脾虚气弱,健运失司,水湿逗留,其水肿较轻但持续减退,以气短乏力、面色萎黄之脾气虚证明显,治宜健脾益气以利水,以黄芪、党参、白术益气健脾,以防己、茯苓、泽泻利水,此类患者血浆白蛋白常较低,随着水肿缓慢消退,血浆白蛋白往往有所升高,蛋白尿亦有所减轻。二为湿盛困脾,脾运迟滞,亦致水肿,其脾气虚证不著,而水肿、胀满、泛恶、口黏等湿困见症明显,治宜燥湿运脾以利水,方用胃苓汤,以苍术、厚朴、陈皮燥湿运脾,以猪苓、茯苓、泽泻利水消肿或稍加木香、砂仁、大腹皮之引气以助脾运。在水肿消退后,蛋白尿及血浆蛋白往往无明显之变化。

3.风邪犯肺

主症:全身浮肿,头面眼睑尤甚,恶寒发热,头痛身痛,咳嗽气急,胸满,小便不利。舌苔薄白,脉浮或弦滑。

治法:疏风宣肺利水。

处方:越婢加术汤合五皮饮、麻黄连翘赤小豆汤。

炙麻黄 10g,生石膏 30g,甘草 10g,生姜 3 片,大枣 4 枚,白术 12g,桑白皮 10g,茯苓皮 30g,陈皮 10g,大腹皮 15g。

阐述:肾病综合征因感受风寒或风热之邪,突然引起周身浮肿或原有之浮肿骤然加重,以头面部为重,并伴风寒或风热表证及肺气失宣之证,此时当急则治其标,宜疏风宣肺利水,用越婢加术汤,目的重在宣开肺气,服药后并不见汗出,小便增加,水肿迅速消除。五皮饮则可视病情选用一两味药即可。若咽喉疼痛或皮肤疮毒感染,而兼有风热表证,应用麻黄连翘赤小豆汤加黄芩、桔梗、银花、蒲公英之类。此类患者常见反复感染性病灶存在,在使用激素时往往被掩盖,因此应仔细检查搜寻,及时加以清除。

4.气滞水停

主症:肢体或全身浮肿,反复发作,脘腹胀满,胸闷短气,喘气不舒,纳呆,尿少,大便不畅。舌淡红,脉弦。

治法:行气利水。

处方:大橘皮汤、木香流气饮。

橘皮 10g,滑石 12g,赤茯苓 15g,猪苓 15g,泽泻 15g,肉桂 5g,生姜 2 片木香 6g 槟榔 10g,乌药 12g,威灵仙 10g,木瓜 6g,桑皮 12g,厚朴 6g。

阐述：三焦气塞，水道不利因致水肿，胸闷嗳气为上焦气壅，脘腹胀满为中焦气滞，泄便不利为下焦气塞，故用大橘皮汤加味，以五苓、六一散利水以消肿，以桑皮泻肺理上焦之气，厚朴、陈皮宽中理中焦之气，槟榔、木香下气理下焦之气。又三焦之决渎，气机之畅通，还赖肝气之疏泄，故每于方中稍加柴胡、白芍、香橼、佛手疏肝调气之品，既有利于三焦气机之调运，又有利于水液之运行。行气虽非肾病综合征之主要治法，但于宣肺、健脾、温肾之中稍佐疏气之品，则可增该方之条达，有利于水湿之消散。

5.瘀水交阻

主症：浮肿尿少日久不愈，面色晦暗不泽，两目黑环，肌肤粗糙不润或有瘀点或色素沉着。舌质黯有瘀斑，舌下血脉青紫，苔薄白微腻，脉涩。

治法：活血化瘀利水。

处方：当归芍药散。

当归12g，赤芍15g，川芎10g，茯苓15g，白术12g，泽泻15g，丹参30g，桃仁10g，红花10g，益母草30g，车前子15g。

阐述："血不利则为水"，瘀血内停，气机不利，水湿不运，故成水肿。水肿不退，湿阻气机，气滞血涩，亦成瘀血。故临床既有水肿尿少等水湿见症，又有晦暗瘀滞等瘀血见症。治疗当活血化瘀与利水消肿合用。当归芍药散中归、芍、芎为活血化瘀药，尚可加丹参、桃仁、红花，茯苓、白术、泽泻则为渗利水湿药，尚可加防己、车前子之类，还有泽兰、益母草既能化瘀又可利水。若瘀血较重水肿顽固不退，则可加䗪、水蛭散结破血之品，常能取效，不但水肿消退，蛋白尿常可明显减轻。

6.湿热蕴结

主症：周身浮肿，面赤气粗，烦热汗出，胸脘痞闷，口苦口黏，咽痛，小便短涩，大便不畅。舌质红，苔黄腻，脉弦滑而数。

治法：清热利湿。

处方：草薢分清饮、五味消毒饮，阴虚夹湿热者可用猪苓汤。

草薢15g，菖蒲10g，白术10g，丹参15g，莲子心6g，茯苓15g，黄柏10g，车前子10g，银花30g，连翘10g，蒲公英10g，地丁10g。

阐述：肾病水肿乃由肾之气化失常，水湿泛滥而成，湿邪久郁化热则成湿热壅滞。或痤疮或疮疖或上呼吸道感染或久用激素治疗，致人之气机升降出入紊乱，气血痰湿郁滞经隧，也为湿热蕴结或热毒壅盛。故见烦满泄涩、咽痛口黏等湿热征象。若湿热之邪不能得到彻底清除，在继发感染下又易致肾之气化失常，以致肾病综合征反复发作而缠绵难愈。故清利湿热虽未必直接消除水肿，但此为治疗中的重要一环。用草薢分清饮重在清利湿热、分清泌浊，方以黄柏、车前子清热利水，白术、茯苓健脾祛湿，草薢、菖蒲分清泌浊，丹参、莲子心清心通络，一方之中清热利湿通络兼顾。如水肿较重可加篇蓄、泽泻、滑石或合八正散。五味消毒饮以五种清热解毒药并用，对于疮疖感染有较好疗效。若阴虚而夹湿热者，则既有尿频尿急、下肢水肿，又伴口干欲饮、心烦不得眠等阴虚内热之症，应滋阴利水，方用猪苓汤，以猪苓、泽泻甘淡利水，滑石滑利水道，阿胶养阴清热，俾水去热清，阴津回复。

（二）无水肿期

水肿消退之后或始终未见水肿者,常表现为面色无华,头晕目眩,腰膝酸软,疲乏无力等虚证,并常见蛋白尿、管型尿、血尿及肾功能减退,故应按中医虚劳进行辨证。

1.脾肾气虚

主症:面色淡黄,神疲气短,纳差,腹满便溏,腰膝酸软,夜尿频多,小便清长。舌淡有齿痕,脉沉缓。

治法:健脾补肾。

处方:参苓白术散、五子衍宗丸化裁。

党参15g,茯苓10g,白术12g,山药20g,扁豆12g,桔梗10g,菟丝子15g,枸杞子15g,覆盆子10g,芡实15g,车前子10g。

阐述:水肿退后或始终无水肿的肾病综合征,常见上述脾肾气虚的症状,也有患者仅有蛋白尿而无明显自觉症状,亦可采用健脾补肾法治疗。偏脾虚者可用参苓白术散加芡实、金樱子、菟丝子等固精补肾之品,偏肾虚者可用五子衍宗丸加党参、黄芪等健脾益气之药。若见脾肾阳虚者宜加仙茅、仙灵脾、补骨脂、巴戟天等温和的补阳药,因阳虚水肿在水肿消退后,往往出现气阴耗伤,虽此时仍现阳虚,但不宜姜、附、桂等刚燥之品,而仍应用健脾益气、补肾固精之法治疗,不但能改善整体状况,而且能使蛋白尿减少或消失,肾功能恢复。

2.肝肾阴虚

主症:面白颧赤,眩晕耳鸣,目涩肢颤,口干咽燥,渴欲饮水,五心烦热,溲赤便干。舌红少津,脉细数或细结。

治法:滋补肝肾。

处方:知柏地黄汤、建瓴汤。

生地25g,山萸12g,山药12g,丹皮10g,茯苓10g,泽泻10g,知母10g,黄柏10g龟甲20g,茅根30g,益母草30g。

阐述:肝肾阴虚常因过用温热刚燥之品或长期大量应用激素而耗伤阴液,使原有的脾肾阳虚或气虚转化为肾阴亏损和肝肾阴虚。亦可因素体阳盛阴亏发病即见肝肾阴虚。其证有二:一为阴虚内热,见五心烦热、口干便结等症,宜滋阴降火,常用知柏地黄丸、大补阴丸之类。如热伤血络而见镜下血尿,可加小蓟、茅根、生侧柏、血余炭、旱莲草等。二为阴虚阳亢,见眩晕耳鸣、头胀易怒等症,常伴血压升高,宜滋肾平肝,可用建瓴汤或六味地黄丸加天麻、钩藤、菊花、生石决等。

3.气阴两虚

主症:神疲气短,腹胀纳差,手足心热,口咽干燥,口渴喜饮,腰酸腰痛,头晕头疼。舌淡红有齿痕,苔薄,脉沉细或弦细。

治法:益气养阴。

处方:参芪地黄汤、大补元煎。

党参15g,生黄芪30g,熟地25g,山萸12g,山药12g,云苓10g,丹皮10g,泽泻10g。

阐述:水肿退后阴液耗伤,过用滋腻反令脾虚,故既见脾气不足,又有肾阴亏损之证,加之肾病综合征病程缠绵,迁延不愈,气损及阴或阴损及气,故气阴两虚证近年来明显增多,而单纯的虚证较以前有所减少。气阴两虚涉及五脏,而以脾肾气阴两虚为多,故治疗一方面健脾益气,一方面滋补肾阴。参芪地黄汤、大补元煎均有疗效,应用时还须看气虚阴虚轻重而灵活加减。使用本方可使患者的免疫功能及血浆环核苷酸的双向调节趋向平衡,保护和促进肾功能恢复。

无水肿期上述各型亦涉及湿热、热毒、瘀血诸邪,可参考水肿期有关证型及慢性肾炎有关治法辨证论治。

六、中医特色治疗

(一)专方专药

1.离明肾气汤:制附子、嫩桂枝、干地黄、山萸肉、炒山药、炒白术、白茯苓、盐泽泻、车前子、巴戟天、生黄芪。主要用于脾肾阳虚之水湿泛滥。

2.参芪虫草片:黄芪、地黄、红参粉、大黄粉、冬虫夏草粉。本方对免疫状态有双向调节作用,有改善肾功能作用。

3.加味地黄汤:熟地黄、山茱萸、山药、泽泻、获答、紫苏叶、蝉蜕、地肤子、黄芪、防风、白术、沙苑子。本方滋肾健脾、祛风渗湿。

(二)针刺疗法

体针取脾俞配足三里,肾俞配太溪,用补法。另重灸气海以助阳化气,用泻法针水分以分利水邪。每日1次,10天为1个疗程。耳针取肝、肾、脾、皮质下、膀胱等穴,每次取其中2～3穴,双侧,中等刺激,隔日1次。针后留针20～30分钟,7次为1个疗程。

(三)艾灸治疗

水肿期选水分(泻法)、气海(泻法)、关元(补法)。无肿期选两组穴:①气海、关元、右带脉(均用补法);②双肾俞、左带脉(均用补法),①、②组交替应用。取准穴位后,用鲜生姜切成厚0.1cm,直径0.8cm的薄片,中间用针刺3～4孔,置在穴位皮肤上。艾绒捻成黄豆大的艾炷(中壮)放在姜片上燃烧,待到炷焰欲尽时,施泻法即把艾炷移掉,施补法即用火柴盒(他物也可)对准炷焰盖压半分钟,俟余焰热感继续透入穴内。每次每穴灸5壮,隔日1次。连续15次为1个疗程。

(四)穴位注射

取穴肾俞、足三里。将穴位局部皮肤常规消毒后,用10mL无菌注射器及5号长针头,将鱼腥草注射液吸入针筒,进针得气后,回抽无血,将药液缓慢注入,肾俞每穴注射1.5mL,足三里每穴注射2mL,起针后用无菌棉球按压片刻以防出血,隔日1次,连续治疗2个月,有效可续用。

(五)外敷

1.取肾康敷剂(丁香10g,肉桂10g,黄芪30g,黄精30g,大黄10g,甘遂8g,穿山甲15g,土鳖虫10g,共研细末)适量,配以姜汁、大蒜适量,调成糊状,外敷于双肾俞穴、涌泉穴及神阙穴,外以麝香壮骨膏固定。每晚睡时敷,晨起除掉,连用2个月,后隔日用1月。本法具有益气活血温阳、滋阴补肾、利湿泻浊的作用,能明显降低尿蛋白,提高血浆白蛋白。

2.取敷脐消水方(甘遂、甘草、肉桂、冰片、沉香,研末)适量,麻油调配,制成 3cm×3cm×0.5cm 膏状,敷神阙穴,每 Bl 次,20 天为 1 个疗程。适用于肾病综合征伴腹水者。

(六)中药灌肠

用中药灌肠方(大黄 30g,槐米 30g,崩大碗 30g)水煎药液 200mL,高位结肠保留灌肠,每日 1 次。适用于湿热蕴结证水肿。

(七)食疗

1.赤小豆鲤鱼汤:赤小豆 100g,鲤鱼 1 条(约 250g),生姜 30g,葱 60g,无盐炖汤,吃鱼喝汤,适用于气血亏虚、低白蛋白血症水肿患者。

2.鲫鱼冬瓜汤:鲫鱼 120g,冬瓜皮 60～120g。先将鲫鱼去鳞,剖腹去内脏,与冬瓜皮同放锅中,加水适量炖汤,不放盐,吃鱼喝汤,有减少尿蛋白和利尿消肿作用,适用于水肿伴低白蛋白血症患者。

3.郁李苡仁粥:郁李仁 50g,薏苡仁 60g。先将郁李仁水煎去滓,入薏苡仁常法熬粥,煮至薏苡仁开花烂熟为度,一日 2 次,早晚服用,适用于水湿内停水肿患者。

第五章　血液系统疾病

第一节　缺铁性贫血

一、概述

缺铁性贫血(IDA)是指体内储存铁被耗尽,影响血红蛋白合成所引起的一种小细胞低色素性贫血。本病男女老少均可发病,以女性与儿童多见。缺铁性贫血全世界普遍存在,WHO资料显示,缺铁性贫血影响到全世界30％的人口,尤其是儿童(特别是婴幼儿)和孕妇,分别占其总数的40％和50％。因此,联合国粮农组织与WHO把缺铁性贫血定为世界性疾病,特别是发展中国家四大营养缺乏症之一。本病起病隐匿,进展缓慢,一般分为三个阶段。第一阶段是储铁减少期,是缺铁性贫血的早期阶段,有铁相对摄入吸收不足的病史。第二阶段为缺铁性红细胞生成期,是缺铁的中期表现,除了储铁减少或缺乏外,转运铁也减少,此时红细胞摄入铁较正常减少,但细胞内血红蛋白的减少尚不明显。第三阶段是缺铁性贫血期,为缺铁的晚期阶段。其中,隐性缺铁发生率最高。

古代医家将本病称为"萎黄病""食劳气黄""积黄""黄肿""黄胖""黄病""虚劳""虚损"等。通过对缺铁性贫血的临床观察发现,轻度贫血(血红蛋白80～100g/L)可归属中医"萎黄病""黄胖病"范畴;中度贫血(血红蛋白60～80g/L)可归属于"黄肿病""食劳气黄病"范畴;重度与极重度贫血(血红蛋白<60g/L)归于中医"虚损""虚劳"等病证范畴。

二、病因病机

缺铁性贫血的发生主要是由于脾虚运化失职不能化生气血,肾虚精亏、髓失充养、阴血不生、慢性失血所致。

1.脾胃虚弱:"脾主运化,胃主受纳",血的生成与脾胃密切相关,故有"脾为后天之本,气血生化之源"之说。脾胃虚弱,而使胃不能受纳、腐熟水谷;脾不能吸收、运化水谷精微物质,使在转化气血过程中乏源,从而导致本病发生。

2.肾精亏虚:"脾肾分主气血""肾为先天之本"。肾主骨,生髓、藏精,血液为精气所化生。肾脏虚弱,精不化气,气不生血,而致气血两虚;加之肾气亏虚,影响脏腑功能,影响于脾胃,则脾胃功能失司,造成水谷受纳、消化、吸收障碍,精微物质缺乏,气血生化乏源,而引发本病;病程日久影响肝胆,则肝失调达,胆失疏泄,进而导致肝木克土,脾胃虚弱,运化失司,造成水谷精

126

微物质缺乏,气血生化乏源,而引发本病。

3.饮食不节:饮食是造血的基本原料,"人以水谷为本",《素问·生气通天论》中指出"阴之所生,本在五味",清代徐大椿《杂病证治·血证》中也指出"血者,水谷之精气也"。若平素饮食不节,暴饮暴食或节食减肥或偏食等均可以导致水谷精微物质吸收不平衡,而致气血生化无源,引发本病。

4.血证失血:崩漏、吐血、便血、衄血、咳血等各种慢性失血造成长期血液丢失或由于急性大量失血,使气血突然丢失,超过机体需要量,并难以在很短时间内补充,均可以引发血虚气少,导致本病发生。

5.虫积肠道:虫栖肠道吸收肠道水谷精微物质,造成水谷精微物质缺乏,而导致气血虚弱;同时,虫栖肠道可引起脾胃受损,受纳失司,运化失调,也可以造成气血虚弱,导致本病的发生。

6.疾病转化:慢性消耗性疾病,长期治疗不愈,耗气伤血,导致气血不足引发本病。同时,本病发生与发展进一步影响脾胃功能,导致水谷之精微物质吸收困难,从而加重病情,使其缠绵难愈。

三、辨病

(一)症状

1.常见证候:面色萎黄或面色苍白,疲乏无力,头晕目眩,失眠健忘,精神不振或意识模糊,心悸气短,月经失调,性功能减退等。

2.少见证候:部分患者可见午后低热,眼花或眼底、视盘苍白,视网膜渗出或出血等。

3.黏膜变化:舌炎、舌乳头萎缩、口角炎、萎缩性胃炎和胃酸缺乏、吞咽困难、臭鼻症。

4.皮肤和指(趾)甲变化:皮肤干燥,毛发干枯脱落,指甲脆薄易裂,出现"峪"、扁平甲或者反甲等。

5.神经精神证候:神经痛,多以头痛多见。或肢体麻木、针刺感等感觉异常,重者可有颅内压升高和视盘水肿;精神与行为异常表现为注意力不集中、易激动,精神迟滞,对外界反应差和异食癖等。

(二)体征

缺铁性贫血除见面色萎黄和苍白外,无明显体征;严重贫血可有心率加快,脉压增宽,心脏扩大,心力衰竭等体征。少数脾肿大多见于儿童患者,缺铁纠正后即消失。

(三)实验室检查

1.血象:呈低色素小细胞性贫血。男性血红蛋白<120g/L,女性血红蛋白<110g/L,孕妇血红蛋白<100g/L,MCV<80fl,MCH<26pg,平均红细胞血红蛋白浓度(MCHC)<0.31,成熟红细胞大小不一,中心浅染区扩大。白细胞正常,血小板常增加。

2.骨髓象:骨髓增生活跃或明显活跃,粒、红比值减低,红系增生显著,以中幼红为主,有核红细胞胞体小,核染色质致密,胞质少,染色偏蓝,边缘不整齐。铁剂治疗后有核红细胞增生更显著,骨髓铁染色骨髓小粒可染铁消失,铁粒幼红细胞<15%。

3.铁相关检查:血清铁<8.95mmol/L;总铁结合力>64.44mmol/L;运铁蛋白饱和度<0.

15；血清铁蛋白＜12mg/L；全血红细胞游离原卟啉＞0.9mmol/L。

四、类病鉴别

本病应与慢性感染性贫血、铁粒幼细胞性贫血、地中海贫血相鉴别。

1.慢性感染性贫血：多为正色素性小细胞贫血。血清铁及总铁结合力均降低，但骨髓铁增多，骨髓幼粒细胞常有中毒性改变。

2.铁粒幼细胞性贫血：由于血红蛋白在幼红细胞线粒体内的合成发生障碍，引起铁失利用性贫血。周围血涂片上可见双型性贫血表现(有的红细胞为正色素性，有的为低色素性)，血清铁升高，总铁结合力下降，铁饱和度增高，骨髓内细胞外铁增加，铁幼粒细胞特别是出现环状铁粒幼细胞。

维生素 B_6 反应性贫血是铁粒幼细胞性贫血的一种类型。由于体内维生素 B_6 代谢异常，铁失利用，影响血红蛋白的合成所致。多呈小细胞低色素性贫血，但血清铁和骨髓铁均升高，色氨酸代谢异常，用维生素 B_6 治疗有一定的疗效。

3.地中海贫血：有家族史，具有特殊面容，脾大，血涂片上见较多靶细胞，血清铁及骨髓铁均增多，血红蛋白电泳异常，HbF 及 HbA_2 均升高。而缺铁性贫血 HbF 正常，而 HbA_2 反而减少。

此外，严重的小细胞低色素性贫血应注意与无运铁蛋白血症相鉴别。

五、辨证治疗

(一)辨证要点

缺铁性贫血一般病程较长，且多有明确的病因，如饮食偏嗜、失血等。由于饮食失调者，多有脾虚表现，可见乏力、腹胀、便溏等；由于虫积引起者可伴脐腹痛，多食易饥，消瘦，嗜食异物等症；由于出血过多者，可伴便血、呕血、崩漏、痔疮流血等症；由于其他慢性病引起者则可见乏力头晕、心悸气短等症。再者应辨病之虚实、轻重缓急。本病以虚证为主，初起病在脾脏者甚多，可见乏力、食少便溏等脾虚表现，而疾病渐重可见心脾两虚之象，可见心悸气短、失眠健忘表现。由虫积所致者为虚实夹杂之证。若疾病日久，失于调治，病情渐重，可出现肾精不足之象，可伴有腰膝酸软、耳鸣、浮肿等症。

(二)治疗原则

1.分清标本，急则治其标，缓则治其本或标本兼治具体而言，以原发病因为"本"，以继发的虚劳为"标"。治本当根据患者原发病病因不同(如脾虚、失血、肾虚、虫积等)进行彻底治疗，治标当补充血液及造血原料(主要指铁)。

2.辨明虚实，虚则补之，实则泻之具体而言，据脾胃虚弱、气血两虚、脾肾阳虚、肝肾阴虚、虫寄肠胃等不同证型分别治以健脾和胃、气血双补、温补脾肾、滋肾养肝、化积杀虫为基本原则。

(三)分证治疗

1.脾胃虚弱

治法：健脾和胃，益气养血。

方药:参苓白术散(《局方》)加减。党参、茯苓、白术、扁豆、山药、甘草、莲子、砂仁、薏苡仁、桔梗。方中党参、茯苓、白术、扁豆、山药健脾益气,黄芪、当归益气养血,陈皮、砂仁行气和中使补而不滞,鸡内金、谷芽健脾消食。大便稀溏加苍术、薏苡仁、焦山楂以助脾运;畏寒肢冷加干姜、附子以温脾阳。大便查有钩虫卵者可先服贯众汤(贯众、苦楝根皮、土荆芥、紫苏)以祛虫,虫祛后再拟健脾和胃之法。

2.心脾两虚

治法:补脾养心,益气生血。

方药:归脾汤(《济生方》)加减。党参、黄芪、白术、甘草、茯苓、远志、酸枣仁、木香、龙眼肉、生姜、大枣。方中党参、黄芪、白术、甘草健脾益气,当归、白芍、熟地、龙眼肉、酸枣仁滋阴补血、养心安神,木香行气和中。纳差腹胀,大便溏薄者去当归、熟地,加苍术、陈皮、焦山楂以调脾助运;心悸明显加柏子仁、夜交藤以养心安神。

3.肝肾阴虚

治法:滋养肝肾,补阴养血。

方药:左归丸(《景岳全书》加减。熟地黄、山药、枸杞子、山茱萸、牛膝、菟丝子、鹿角胶、龟板胶。方中山茱萸、熟地、当归、枸杞子、菟丝子、何首乌滋阴补血以养肝肾;龟板胶、鹿角胶大补精血;山药、焦山楂健脾胃助消化,以防滋腻补药碍滞脾运之弊;伴有低热加鳖甲、地骨皮、银柴胡滋阴清热;神疲乏力加太子参、黄芪益气;血虚明显加紫河车、阿胶滋阴补血。

4.脾肾阳虚

治法:温补脾肾,益气养血。

方药:右归丸(《景岳全书》加减。熟地黄、山药、山茱萸、枸杞子、鹿角胶、菟丝子、杜仲、当归、肉桂、附子。方中山茱萸、熟地、当归、枸杞子益肾滋阴养血;肉苁蓉、鹿角胶、肉桂温补肾阳补养精血;山药、焦山楂益气健脾消食助运,亦防滋腻之品有碍脾运。畏寒肢冷加仙茅、附子以温补脾肾;腹胀、腹泻去熟地、当归、肉苁蓉,加煨木香、苍术、白术以行气助运;血虚重者加紫河车、阿胶以补精血。

5.虫积

治法:杀虫消积。

方药:化虫丸(《局方》)加减。榧子、槟榔、红藤、贯众、鹤虱、铅粉、苦楝、白矾。方中榧子、槟榔、苦楝子皮、百部、雄黄、大蒜均有杀虫之功效,槟榔、红藤理气,化瘀,止痛;血虚明显者加当归、黄芪、熟地黄;恶心呕吐者加半夏、竹茹降逆止呕。待虫积好转后,调理脾胃,可用香砂六君子汤加减。

六、其他疗法

(一)针灸疗法

针刺隐白、血海、足三里穴,用补法,留针 20 分钟,功能健脾补血,可治便血、尿血、月经过多、崩漏,对本病起间接治疗作用。

(二)摩腹法

从脐下两横指处的气海穴开始,作以脐为中心的顺时针方向、直径由小到大、呈螺旋状的揉摩运动,一直扩展到整个腹部,如此反复数次,功能益气健脾,生血补元。

(三)食疗法

1.富含优质蛋白质的食物:如蛋类、乳类、鱼类、瘦肉类、虾及豆类等。

2.富含维生素 C 的食物:新鲜水果和绿色蔬菜,如酸枣、杏、山楂、苦瓜、青椒、生菜、青笋等。维生素 C 有参与造血促进铁吸收利用的功能。

3.富含铁的食物:鸡肝、猪肝、牛羊肾脏、瘦肉、蛋黄、海带、黑芝麻、黑木耳、黄豆、蘑菇、红糖、芹菜等。

4.富含铜的食物:如虾、牡蛎、海蜇、鱼、西红柿、豆类及果仁等,铜的生理功能是参与造血。

(四)矿泉浴法

酌取食盐泉、铁泉浴疗,并酌取铁泉饮用,可增加铁的吸收。

(五)中成药

1.复方皂矾丸:用于缺铁性贫血。每次 5g,每日 3 次,口服。

2.人参归脾丸:用于缺铁性贫血心脾两虚型。每次 2 丸,每日 3 次,口服。

3.益血生胶囊:每次 3 粒,每日 3 次,口服。用于脾虚型。

4.生血宝合剂:每次 15mL,每日 3 次,口服,用于脾肾两虚型。

(六)单味中药

矾干粉 1.5g,装胶囊,每次 1 粒,每日 3 次,餐后服;或皂矾 50g,枸橼酸 2.1g,蒸馏水 1000mL,配成糖浆,每次 10mL,每日 3 次,口服。

第二节　再生障碍性贫血

中医古籍虽无明确记载再生障碍性贫血,但根据其临床表现近代中医学者认为 AA 属于中医学"虚劳"、"血枯"、"血证"、"温毒"等病症范畴,其疾病本质为肾虚髓枯,气血阴阳不足所致的虚损性疾病。中医认为气血的生成与脾肾关系密切。脾居中焦,为气血化生之源。《灵枢·决气》:"中焦受气取汁,变化而赤,是谓血";肾为先天之本,肾藏精,主骨生髓,精血同源。《灵枢·经脉》:"人始生,先成精,精成而脑髓生,骨为干,脉为营……血气乃行"。若脾肾虚损,气血生化乏源则见一系列气血不足及阴阳虚损之象。《金匮要略·血痹虚劳病证并治》:"虚劳里急,悸、衄",虚劳里急,诸不足",及《杂病源流犀烛·虚损痨瘵源流》:"气虚者,脾肺两经虚也……血虚者,心肝两经虚也……而阴虚、阳虚又皆属肾"均已论述脾肾虚损的证候。目前国家中医药管理局组织中医血液病专家已将再生障碍性贫血统一命名为"髓劳病",是指因先后天不足,精血生化乏源;或药毒或其他理化因素伤及正气,邪毒瘀阻,新血不生,以出血、血亏、易感外邪为主要表现的劳损病类疾病。分为急性和慢性,其中急性髓劳病患者病势凶险,常因邪毒炽盛、严重出血而导致死亡;而慢性髓劳病患者病势虽缓,但病程长而不易根治。其病因多为禀赋薄弱,复误治失治、选药不当或接触毒物或邪气过盛,直中精髓,耗精伤髓,以致肾虚,使先天之源受损,气血无以化生,四肢失于濡养,遂成髓劳病。其特点多为肾虚精亏在先,气血虚在后。

一、病因病机

髓劳病发病可由外因的误治失治,用药不当或接触毒物或直接邪毒内侵,深伏少阴,发为伏热,耗伤气血引起;内部因素可由先天禀赋不足或因劳伤其肾或因情志失调引动。外因诱发者往往起病较急,约半数患者初期可有发热,伴皮肤瘀点、瘀斑或鼻腔、齿龈出血,心烦易怒,舌红苔黄等实热证候;内因诱发者往往起病较缓,多见腰酸膝软、乏力头晕,神形疲惫等虚象。

髓劳病的病机以"肾虚髓枯为本,脾虚气血不足为标",病位在骨髓。肾为先天之本,寓元阴元阳,主藏精生髓,如《素问·痿论》论述:"肾主身之骨髓";《素问·阴阳应象大论》说:"肾生骨髓";《素问·生气通天论》说:"骨髓坚固,气血皆从";《张氏医通》中说:"血之源头在乎肾",均论述肾藏精,精血同源。又如《景岳全书》说:"血即精之属也。"肾中内寓之元阴元阳是人身五脏生机之源泉。肾中之阴为造血的物质基础,肾中之阳是血液生化的动力,肾阴阳充足则骨满髓充,精血旺盛,反之,若肾阴阳亏虚则精气不足,无以生髓化血即可表现为精亏血少之象;脾为后天之本,气血生化之源。脾主运化、升清、统摄血液,其运化的水谷精微是气血化生和充养肾精的重要来源。"脾阳根于肾阳"肾中精气的生成有赖于脾生成之水谷精微的充盈,而脾之健运,化生精微,则需要肾阳的温煦。《灵枢·痈疽》曰:"肠胃受谷……中焦出气如露,上注溪谷而渗孙脉,津液和调,变化而赤是为血……骨伤则髓消。"说明骨髓的生成依赖于脾之健运,脾失健运,不能化生精微,气血生化不足,不能生精,日久亦可成劳。而肝喜条达,主疏泄,肝木得疏则脾能升清运化。肾藏精,肝藏血,精血互生,肾阴亏则肝火失制,精血耗损。所以,髓劳病发病以肾虚为根本,同时涉及多个脏腑,表现出多脏腑虚损之候。

(一)正虚热毒壅盛

由于先天禀赋不足或饮食、劳倦、七情等因素损伤脾肾,日久脾肾俱损,气血生化乏源,气血亏虚,五脏六腑四肢百骸失于濡养,见乏力、身倦、面色苍白之症;正虚正不胜邪,风热燥火毒邪入侵,热毒壅盛,则见高热、烦渴;火热之邪灼伤脉络,血溢脉外则可见肌衄、齿衄、鼻衄,甚至呕血、咯血、便血等症。喻嘉言在《医门法律》中云:"虚劳之证……营血伤,则内热起,五脏常热,目中昏花见火,耳内蛙聒蝉鸣,口舌糜烂,不知五味,鼻孔干燥,呼吸不利,乃至饮食不生肌肤,怠惰嗜卧,骨软足疲。营行日迟,卫行日疾,营血为气血所迫,不能内守而脱出于外或吐或衄或出二阴之窍;血出既多,火热进入,逼迫煎熬,漫无休止,营血有立尽而已,不死何待耶!"其所述之发热,耳鸣目眩,口舌糜烂,吐衄血之症与急性再生障碍性贫血的出血、感染极为相似。

(二)心脾血虚

《蒲辅周医疗经验》中说:"脾阴虚、手足烦热,口干不欲饮,烦满,不思食"描述了脾阴虚的临床所见。脾阴即水谷所化生之精微,具有滋养脏腑气血肌肉筋脉的作用。脾主运化,为后天之本,气血生化之源。由于饮食不节,劳倦过度伤脾,脾失健运,化源衰少,则气血生化不足,故可见脾之阴血不足之证;心主血脉,又主神明,故阴血不足,心失所养,心神不宁而见心悸、失眠多梦之症。

(三)肾阴虚损

肾为先天之本,肾藏精,主骨生髓。若先天禀赋不足或久病大病失治误治、房劳过度而伤肾,肾之阴精不足,则阴血亏虚。血虚失于濡养之功能,故见头晕、耳鸣、乏力等症;阴虚火旺,虚火内扰则见五心烦热、盗汗、口干等症;虚火灼伤脉络,则可见肌衄、鼻衄、齿衄等症。

(四)肾阳虚衰

由于禀赋不足,久病不愈,房劳伤肾而致下元亏损,命门火衰,即所谓"五脏之伤,穷必及肾"。肾阳为一身阳气之本,全身各脏腑器官之正常功能全赖肾阳之温煦。肾为先天之本,脾为后天之本,脾之运化,亦有赖于肾阳之温煦,故肾阳虚衰亦可影响及脾,致脾阳不振,运化失职,化源衰少,气血化生不足而见腰膝酸软、畏寒肢冷、乏力头晕、面色苍白、浮肿便溏等症。

(五)肾阴阳两虚

肾阴虚或肾阳虚之髓劳病患者日久迁延不愈,阴损及阳或阳损及阴,则见肾之阴虚、阳虚并见。肾阴不足,虚热内生,灼伤津液,津不上承可见口干渴,虚热内扰而见五心烦热;肾阳不足失于温煦与气化,而见畏寒、夜尿频多、浮肿之症。两组表现相兼出现表明其为阴阳俱虚之象。

(六)瘀血内停

外感寒邪,凝滞经脉,血液瘀滞;或感受温热毒邪,煎熬津液,血液黏滞,瘀而不行;或气虚日久,血液运行迟缓;或因七情所伤,气滞血瘀;或因各种原因导致出血,离经之血未能清除即为瘀血。

二、临床表现

(一)热毒壅盛,迫血妄行

1.证候

多见于急性髓劳病患者,起病急,壮热不退或持续发热,皮肤瘀斑、瘀点,斑色紫红,鼻衄、齿衄,烦躁,口渴,便干,溲赤,面色苍白,头晕乏力,舌苔黄,脉洪大数疾。

2.证候分析

因热毒为阳邪,伤及血分故发病急骤;热邪熏于肌表,故见发热;热盛伤津,热扰心神而见烦渴引饮,尿黄便秘;热毒壅盛,耗伤气血,气血亏虚,失于濡养,而见面色无华、头晕乏力、精神萎靡之症;热盛迫血妄行,血溢脉外,故见吐血、衄血、便血,甚至九窍出血等重症;热毒甚者,扰乱神明,则见神昏。舌红而干,苔黄,脉虚数为正虚邪盛之象。

(二)肾阴虚

1.证候

腰膝酸软,眩晕耳鸣,面色苍白无华,唇甲色淡,五心烦热,盗汗或见衄血,女子月经淋漓不断,舌质淡,舌尖红,少苔,脉细数。

2.证候分析

肾为先天之本,肾藏精,主骨生髓,肾阴亏虚则精血不足,失于濡养,故见腰膝酸软;髓海不足,脑失濡养则见眩晕、耳鸣;血虚不能荣养头面四肢,可见面色苍白无华、唇甲色淡;阴虚生内热,虚热内扰则见五心烦热、盗汗;虚火灼伤脉络,血溢脉外而见衄血、女子月经量多;舌尖红、少苔、脉细数均为肾阴不足之象。

（三）肾阳虚

1.证候

腰膝酸软,神疲乏力,心悸气短,唇甲色淡,面色苍白无华,形寒肢冷,食少纳呆或有便溏,夜尿频多,面浮肢肿,一般无出血或轻度出血,舌淡胖,有齿痕,苔白,脉沉细无力。

2.证候分析

腰为肾之府,肾阳不足,失于温养而见腰膝酸软;脾之阳气虚衰,运化失职,气血化源不足,失于濡养故见神疲乏力,心悸气短,唇甲色淡,面色苍白无华之症;肾阳为一身阳气之本,肾阳虚衰,形体失于温煦,则见形寒肢冷;膀胱气化不利,则见夜尿频多,阳气衰微,气不行水,水湿内聚或泛溢肌肤,则见面浮肢肿;若阳气虚,气不摄血,可见皮肤瘀点瘀斑等出血症状;舌淡胖,有齿痕,苔白,脉沉细均为脾肾阳虚之象。

（四）肾阴阳两虚

1.证候

腰膝酸软,神疲乏力,心悸气短,面色苍白,唇甲色淡,五心烦热或有夜尿频多,无出血或轻度出血。舌淡红,苔白,脉细略数或弱。

2.证候分析

肾藏精,精血同源,肾之阴精不足则血亦化生不足,血虚失于濡养则见神疲乏力,心悸气短,面色苍白及唇甲色淡之症;腰为肾之府,肾之阴阳俱虚,腰府失养则见腰膝酸软;阴虚生内热,虚热内扰而见五心烦热;肾阳不足,膀胱气化失司则见夜尿频多。若阴虚火旺、虚火灼伤脉络或阳气虚弱失于统摄则可见衄血等出血之症。舌质淡,苔白,脉细数或弱均为肾阴阳两虚之象。

三、中医诊断与鉴别诊断

（一）诊断

1.发病特点

本病的临床表现常为腰膝酸软,神疲乏力,心悸气短,头晕耳鸣,衄血,月经量多,形寒肢冷或五心烦热,舌质淡或有瘀点、瘀斑,脉细弱或细数。本病的热毒壅盛型起病急,病程短,病情重,往往伴有高热,出血症状重;肾阴虚型较其阳虚型为重,乏力、发热及出血明显,但后三型均为慢性发病过程,病程长,发病隐袭。

2.证候特点

本病临床可分为热毒壅盛型、肾阴虚型、肾阳虚型及肾阴阳两虚型。热毒壅盛型为急性发病,一般表现高热,皮肤大块瘀斑,鼻衄、齿衄,甚至有呕血、便血、尿血,且很难控制,可能导致神昏谵语等危重症候;后三型为慢性发病,早期只有轻度腰膝酸软,活动后乏力、心悸等症状,易被忽视。一般阳虚型见于发病早期,病情较轻,起病缓慢,乏力、心悸及出血症状较轻,病程较长;而阴虚型则乏力、发热及出血等症较重;尤其阴虚火旺,耗灼气血,扰乱神明者可能出现大衄及中风等危候。

(二)鉴别诊断

1.与内科其他病证的虚证鉴别

髓劳病的各种证候,均以出现一系列精气不足的症状为特征,属于虚劳病的一种。临床上以肾虚髓枯为其基本表现,证候复杂。应与内科虚证相鉴别。其他病证的虚证仅以其病证的主要症状为突出表现。如眩晕一证的气血亏虚型,以眩晕为突出表现;另外虚劳一般都病程较长,病势缠绵,而其他病证的虚证类型虽然也以久病属虚者为多,但亦有病程较短而呈现虚证者,如泄泻一证的脾胃虚弱型,以泄泻为主要临床表现,有病程长者,但亦有病程短者。

2.与肺痨鉴别

宋代严用和在《济生方·五劳六极论治》中说:"医经载五劳六极之证,非传尸骨蒸之比,多由不能卫生,施于过用,逆于阴阳,伤于荣卫,遂成五劳六极之病焉。"即明确指出虚劳与肺痨之区别。肺痨为痨虫侵袭所致,主要病在肺,具有传染性,以阴虚火旺为其病理特点,以咳嗽、咯痰、咳血、潮热盗汗、消瘦为主要临床表现,病久迁延不愈者,累及他脏,亦可见到阴阳两亏的脏腑虚损的病变,但从其疾病的发生发展过程不难与虚劳鉴别。而髓劳病则由多种原因所导致,无传染性,五脏气、血、阴、阳虚损症状均可出现,其出血表现可有多种衄血及呕血、后血、月经量多等,与肺痨之单见咯血、咳血明显不同。

四、辨证论治

(一)肾阴虚证

证候:面色苍白,唇甲色淡,心悸乏力,颧红盗汗,手足心热,口渴思饮,腰膝酸软,出血明显,便结,舌质淡,舌苔薄或舌红少苔,脉细数。

治法:滋阴补肾,益气养血。

方药:左归丸合当归补血汤加减。

(二)肾阳虚证

证候:形寒肢冷,气短懒言,面色苍白,唇甲色淡,大便稀溏,面浮肢肿,出血不明显,舌体胖嫩,舌质淡,苔薄白,脉细无力。

治法:补肾助阳,益气养血。

方药:右归丸合当归补血汤加减。

(三)肾阴阳两虚证

证候:面色苍白,倦怠乏力,头晕心悸,手足心热,腰膝酸软,畏寒肢冷,齿鼻衄血或紫斑,舌质淡,苔白,脉细无力。

治法:滋阴助阳,益气补血。

方药:左归丸、右归丸合当归补血汤加减。

(四)肾虚血瘀证

证候:心悸气短,周身乏力,面色晦暗,头晕耳鸣,腰膝酸软,皮肤紫斑,肌肤甲错,胁痛,出血不明显,舌质紫暗,有瘀点或瘀斑,脉细或涩。

治法:补肾活血。

方药:六味地黄丸或金匮肾气丸合桃红四物汤加减。

(五)气血两虚证

证候:面白无华,唇淡,头晕心悸,气短乏力,动则加剧,舌淡,苔薄白,脉细弱。

治法:补益气血。

方药:八珍汤加减。

(六)热毒壅盛证

证候:壮热,口渴,咽痛,鼻衄,齿衄,皮下紫癜,瘀斑,心悸,舌红而干,苔黄,脉洪数。

治法:清热凉血,解毒养阴。

方药:清瘟败毒饮加减。壮热不退,心烦神昏者,灌服安宫牛黄丸,以清热开窍,豁痰解毒。

五、其他疗法

(一)中成药

1.再造生血片

治法:滋阴补肾、补气生血、活血止血。

用法及用量:口服,每次 5 片,一日 3 次,小儿酌减。根据不同类型血细胞减少情况使用,1～3个月为 1 个疗程、获效后仍可继续服用,巩固疗效。再生障碍性贫血,服药时间不得少于3 个月。

2.参芪注射液

治法:益气扶正。可用于再生障碍性贫血患者的支持、辅助治疗。

用法及用量:静滴,250mL/次,1 次/日,疗程 21 天。

3.参麦注射液

治法:益气固脱,养阴生津,生脉。尤适用于气阴两虚患者,为支持、辅助治疗药。

用法及用量:静脉滴注,一次 20～100mL(用 5% 葡萄糖注射液 250～500mL 稀释后应用)或遵医嘱。

4.六味地黄丸

治法:滋阴补肾。

用法及用量:口服,大蜜丸一次 1 丸,一日 2 次。

5.生脉注射液

治法:益气养阴,复脉固脱。尤适用于气阴两虚患者,为支持、辅助治疗药。

用法及用量:静脉滴注,一次 20～60mL,用 5% 葡萄糖注射液 250～500mL 稀释后使用或遵医嘱。

(二)再生障碍性贫血非药物疗法

1.针灸

再生障碍性贫血发病多责于脾肾,有的兼夹血瘀,故针灸取穴以补脾肾、益气血,兼活血化瘀为主。①健脾和胃、益气生血:取足三里、上巨虚、丰隆、曲池、肘髎、五里、手上廉区。②健脾利湿、行气消肿:取水分、下脘、滑肉门、天枢、膏肓俞、气海、大椎等。③疏肝健脾、益气生血:选督俞、肝俞、胆俞、脾俞、肾俞等穴。每穴每次7壮,每组穴连灸2天,8天为1个疗程,共6个疗程,前4个疗程每完成1次停14天,后2个疗程每完成1次停22天,6个疗程后症状和体征均可减轻或消失。

2.穴位注射

取肝俞、脾俞、血海、足三里、曲池等穴位,药用维生素B$_{12}$、当归注射液等,每次取4穴,每穴注射0.5mL,7~10天为1个疗程,休息7~10天重复下一个疗程。

3.电针

采取循经取穴的方法,运用电针,选大椎、肾俞、足三里及大椎、膏肓俞、合谷、血海两组穴位,每日交替一组,15天为1个疗程,疗程间隔3天,一般2~3个疗程。

4.止血

对急性再生障碍性贫血的急劳髓枯而见血热妄行者可起到急救作用,一般根据出血部位选穴。①咳血取肺俞、鱼际、尺泽、行间,针刺用泻法;②鼻衄取神庭、天府、合谷、内迎香,针刺用泻法;③便血取长强、上巨虚、承山、合谷,针刺用泻法。

5.按摩

膻中为诸气之海,按摩膻中可补气;足三里为强壮穴,揉按足三里,按摩中脘可健脾胃,补中气助运化。

(三)中药辨证穴位注射

1.肾阳虚型:参附注射液2mL,每日1次,足三里穴位注射。

2.肾阴虚型:生脉注射液2mL,每日1次,足三里穴位注射。

3.肾精亏虚型:黄芪注射液2mL,每日1次,足三里穴位注射。

(四)离子导入

根据患者中医辨证分型选用中药处方,用离子导入仪进行离子导入,每日1次。

(五)足浴疗法

1.肾阳虚型:附子、仙灵脾、巴戟天、鸡血藤。每日1次,足浴。

2.肾阴虚型:生地黄、墨旱莲、女贞子、牛膝。每日1次,足浴。

3.肾阴阳两虚型:菟丝子、女贞子、仙灵脾、巴戟天、当归。每日1次,足浴。

第三节 溶血性贫血

一、自身免疫性溶血性贫血

(一)概述

自身免疫性溶血性贫血(AIHA)系体内免疫反应发生变异,产生自身抗体和(或)补体,结合在红细胞膜上,红细胞破坏加速而引起的一种溶血性贫血。

AIHA并不罕见,据统计人群中每年发病率为1/8000。自幼儿至老年都可发病,大多在

40 岁以上（以青壮年为多），女性患者多于男性。家族中类似发病者罕见，但有个案报道。国外报道，本病约占溶血性疾病患者总数的 1/3。国内 AIHA 的发病率仅次于阵发性睡眠性血红蛋白尿症，占获得性溶血性贫血疾患的第二位，其中温反应性抗体型约占 80%。

AIHA 根据病因分为原发性和继发性两大类。根据自身抗体作用于红细胞时所需温度，可分为温抗体和冷抗体型。冷抗体型又可分为冷凝集素综合征及阵发性冷性血红蛋白尿。原发性温抗体 AIHA 病因不明，约占 60%，女性多见。继发性患者约占 40%，继发性者伴发于淋巴系统恶性增殖性疾病及与免疫有关的疾病，如淋巴瘤、慢性淋巴细胞白血病、多发性骨髓瘤等及系统性红斑狼疮、类风湿关节炎、某些细菌和病毒感染，尤其是儿童病毒感染，免疫缺陷综合征、溃疡性结肠炎等。抗红细胞自身抗体的产生机制尚未阐明，可能因素有以下几个方面：①病毒感染可激活多克隆 B 细胞或化学物与红细胞膜相结合，改变其抗原性，导致自身抗体的产生；②淋巴组织感染或肿瘤、胸腺疾患及免疫缺陷等因素，使机体失去免疫监视功能，无法识别自身细胞，有利于自身抗体的产生；③T 细胞平衡失调学说：实验室检查 AIHA 患者有抑制性 T 细胞减少和功能障碍，也有辅助性 T 细胞中特定亚群活化，使相应 B 细胞反应过剩，发生 AIHA。AIHA 对红细胞破坏方式有血管外溶血和血管内溶血两种。血管外红细胞破坏主要见于温抗体型 AIHA，当红细胞膜表面结合有 IgG 抗体或 C3b 而致敏时，并不立即在血管内溶血，巨噬细胞膜上具有针对 IgGFc 部分及 C3b 的受体，结合有 IgG 或 C3b 的红细胞一旦与巨噬细胞相遇，其接触部分即有变形，可能仅有部分膜被巨噬细胞吞噬消化，由于膜物质的反复丧失，红细胞趋向于球形，最终在脾索内阻留破坏。血管内红细胞溶血主要系 IgM 激活补体引起，常见于冷抗体型 AIHA，在红细胞膜上，补体介导的免疫性溶血常通过传统途径而激活，首先由抗体的 Fc 段 CH2 区域与 C1q 的结合开始，通过一系列的激活和裂解作用，使 C5b 与 C6、C7、C8、C9 结合成复合体，淹没在红细胞双层脂膜中，复合体对红细胞膜的损伤作用，表现为离子渗漏，特别是钾离子丧失而钠离子进入细胞，红细胞肿胀以致在血管内溶血。

中医病证名，按照 AIHA 在疾病演变的不同阶段，有不同的归属：急性发病者，以身黄、目黄为主，属中医学"黄疸"范畴；后期以头晕乏力、面色皮肤苍白等气血亏虚症状为主，属"虚劳"范畴；病程中以腹部积块明显者，亦可归属"积聚"范畴。

（二）病因病机

1.病因

（1）起始病因

①湿热内蕴：素体禀赋不足或过劳伤脾，脾胃虚弱，湿浊内生，日久化热；或外感寒邪，入里化热；或直接感受湿热邪毒，阻于肝胆，胆汁外溢发为黄疸；湿热交蒸伤及营血，引起血败气亏，出现气血不足之象。

②脾肾两虚：脾为后天之本，主运化，脾胃虚弱，运化失常，则气血生化不足；肾为先天之本，主骨藏精生髓，肾虚不能生精化血。脾肾两虚，则可致气血亏虚。

③气滞血瘀：病久气血不足，运行受碍，复因湿热邪毒，相搏瘀阻于腹，则见腹部积块或卫气虚弱，感受寒邪入里，血受寒则凝，致气滞血瘀，日久，可结成癥积。

（2）继发病因：本病常继发于失荣、痨证、积证、泄泻、痹证等沉疴宿疾，因其久病，累及脾肾而发病；或外感温热邪毒，湿热交蒸伤及营血，引起"血气衰败"而发病。

2.病机

(1)发病:本病病因虽各不相同,但总因正气不足,易为湿热毒邪或寒邪损伤而致病。湿热毒邪或寒邪侵袭某些肾虚患者后,可损气耗血而致血败,使气血亏虚;败血随胆汁外溢发为黄疸;败血下注膀胱,而见尿色呈酱油色。

(2)病位:本病主要病位在脾肾两脏,涉及心肝,以肾为主。气血亏虚,五脏不足,损于形质,总属阴虚,其病归属于肾。肾精不足,可直接导致气血亏虚;肾之精气不足,脾失其温煦、濡养,亦可因气血生化乏源而致气血亏虚,反之亦可加重肾虚;肝肾同源,肾精不足,肝阴也亏;气血亏虚,心失所养,可出现心神不宁,甚至心气衰败。

(3)病性:本病起病缓慢者,日久不愈,以正虚为主,兼见标实,常为本虚标实之证。肾虚为本,湿热、寒邪及瘀血为标,标可进一步损伤其本。本病急暴者,标实常为湿热、寒邪,致使血败、气血速亏。

(4)病势:本病慢性者居多,脾肾两虚,气血不足者,病情较为缠绵;复感湿热毒邪或痰湿内生,日久化热,速耗气血,正虚邪实,病情急重;寒邪致病者,多在得温后,明显缓解或减轻;病久瘀血内结,更损脾肾及气血,标本虚实错综复杂,治之更加不易。

(5)病机转化:本病慢性者,因禀赋不足,劳倦过度,损伤脾肾,出现气血亏虚之象,总属正虚,且以肾亏为主;湿浊化热或湿毒之邪入侵或感受寒邪,终致气血进一步受损,则气血亏虚,表现为虚实夹杂之证,随祛邪扶正治疗后,邪去,正难速复,又以气血亏虚,脾肾两虚为主;如湿毒过盛,有可能使脾肾虚极,气血速亏,而成急劳。病久,复因湿热邪毒相搏;或血受寒则凝,致血瘀成积,为虚实夹杂之证。且病情常反复,常多表现虚中夹实,本虚标实的特点。本病总以虚为本,气血双亏,甚则脾肾俱虚,而以肾虚为主。

(三)辨病

1.症状

本病临床表现多样化,除溶血表现外,无典型征象。因抗体的不同,临床表现如下。

(1)温抗体型:发病以女性多见,从幼儿至老年均可累及,国外报道73%系40岁以上。急性发病多见于小儿,尤其是伴有感染者,偶见于成年。起病急骤者有寒战、高热、腰背痛、呕吐、腹泻。症状严重者,可有休克及神经系统表现,如头痛、烦躁甚至昏迷。慢性起病可先有虚弱及头昏,几个月后发现贫血,程度不一,波动很大,在稳定代偿阶段,红细胞可在正常范围。以黄疸为主要症状者较少见。半数以上有脾大,一般轻至中度大,质硬不痛。1/3有中等肝大、不痛。淋巴结多不肿大。如同时伴发血小板减少性紫癜,称埃文斯(Evans)综合征。

(2)冷抗体型:冷抗体型可分为冷凝集素综合征(CAS)及阵发性冷性血红蛋白尿(PCH)。CAS主要发生在中年及老年。原因不明性的CAS较稳定,进展缓慢。冬季病情加重时可有血红蛋白尿,但不伴有发热和肾功能损害。受寒后耳廓、鼻尖、手指及足趾发绀,随室温升高而消失。流向皮肤及皮下组织的血液中的冷抗体可使红细胞凝集,并与补体结合。体征可仅有贫血和黄疸,但肝、脾和淋巴结都无明显的肿大。

PCH可发生在所有年龄组。这是一种以局部受寒后突然发生的急性溶血和血红蛋白尿的少见疾病。全身反应及血红蛋白尿可在几小时内消失,也可持续数日。患者可有脾大及黄疸。临床表现较CAS重。PCH除继发于梅毒外,也发生于水痘、传染性单核细胞增多症、麻疹、腮腺炎,甚至发生于并无任何疾病的患者。兼有温、冷抗体的自身免疫性溶血性贫血,占自身免疫性溶血性贫血的 $3.7\%\sim8.3\%$。各组年龄均有,以 50 岁以上相对为多。国外报道多继发于系统性红斑狼疮及淋巴增殖性疾病等,也有疑为系病毒感染所致者。确诊时均有严重贫血及不同程度黄疸,但溶血程度与寒冷接触关系并不密切,仅极个别有血红蛋白尿及雷诺现象,与冷凝集素综合征所见也显然不同。本症患者多数有肝脾肿大。

(四)类病鉴别

1.温抗体型 AIHA

(1)球形红细胞增多症:部分病例外周血球形红细胞增多,而球形红细胞增多症患者为遗传性疾病,有家族遗传倾向,Coombs 试验阴性。

(2)同种免疫溶血性贫血和药物性免疫性贫血:Coombs 试验虽也阳性,但前者有输血史或是新生儿溶血病,经输血血清学检查可鉴别,后者有服药史,停药物一段时间可恢复。

2.冷凝集素综合征(CAS)

本病与雷诺症均可见"手足发绀",但前者以遇冷部分为著,溶血性相关症状较突出,后者多为对称性,有向心性和进行性加重的特点。

3.阵发性冷性血红蛋白尿

阵发性冷性血红蛋白尿(PCH)需注意与 PNH、冷凝激素病、行军性血红蛋白尿相鉴别。

(五)辨证论治

1.辨证论治

(1)湿热内蕴

治法:清利湿热,佐以活血。

方药:茵陈五苓散加味。茵陈蒿 20g,茯苓 15g,泽泻 10g,猪苓 10g,白术 10g,栀子 10g,大黄 10g,通草 10g,丹参 10g,鸡血藤 15g,桂枝 10g,夏枯草 10g。

方中茵陈蒿清湿热退黄疸,泽泻、茯苓、猪苓、通草渗湿利水,佐以白术健脾以助运化水湿之力;更佐以桂枝,温化膀胱之气,使水行气化,大黄、栀子清热利湿,丹参、鸡血藤活血行气,夏枯草软坚散结。全方配伍,共收清热利湿,活血之功效。气血两虚者,加党参 15g,黄芪 30g,当归 10g,白芍 10g 以补气养血。

(2)气血两虚

治法:益气养血。

方药:八珍汤加味,药选党参 15g,白术 15g,茯苓 15g,当归 10g,白芍 15g,熟地黄 25g,川芎 10g,甘草 10g,黄芪 30g,阿胶(烊化)10g。

方用党参、熟地黄为主,甘温益气养血,辅以茯苓、白术健脾燥湿,当归、白芍养血和营,甘草和中益气,川芎活血行气,重用黄芪大补脾肺之气,以资生血之源,阿胶养血活血,合以气血双补,则诸症可除。兼有脾虚者,暂去阿胶,湿热未清,加茵陈蒿 10g,泽泻 12g 以清热利湿。

(3)脾肾阳虚

治法:补益脾肾。

方药:四君子汤合六味地黄汤加减,药选党参 15g,白术 12g,茯苓 15g,甘草 10g,熟地黄 20g,山药 15g,山茱萸 10g。

方用党参甘温益气补中,脾喜燥恶湿,脾虚不运,则每易生湿,辅以白术甘苦温健脾燥湿,配以茯苓渗湿健脾为佐,使以甘草甘缓和中,同用熟地黄滋肾填精,山茱萸养肝肾,山药补益脾阴而固精。诸药合用,达到补益脾肾之功。阳虚明显者,加制附子、淫羊藿。兼有阴虚之象者,予何首乌、女贞子、玄参。

(4)气滞血瘀

治法:理气行瘀,辅以养血。

方药:膈下逐瘀汤加减,选用黄芪 25g,枳壳 15g,当归 15g,赤芍 10g,生地黄 10g,桃仁 10g,红花 10g,川芎 10g,香附 10g,莪术 10g,鳖甲 10g。

方用黄芪补气,枳壳行气,使气行则血行,当归养血,生地黄、川芎、桃仁、红花、赤芍活血祛瘀,莪术、鳖甲软坚散结,香附疏肝行气。全方共收理气行瘀之功。发黄者,加茵陈蒿、泽泻、茯苓以清热利湿。

2.中成药

(1)清开灵注射液:40mL,静脉滴注,每日 1 次。

(2)茵栀黄注射液:20mL,静脉滴注,每日 1 次。

(3)参附注射液:20mL,静脉滴注,每日 1 次。

(4)参麦注射液:50mL,静脉滴注,每日 1 次

(5)参苓白术丸:6g,每日 3 次,口服。

(6)人参归脾丸:6g,每日 3 次,口服。

(7)金贵肾气丸:6g,每日 3 次,口服。

二、阵发性睡眠性血红蛋白尿

阵发性睡眠性血红蛋白尿(PNH)是一种后天获得性溶血性疾病,是由于红细胞膜缺陷因而对补体溶血敏感性异常增高所导致的慢性血管内溶血。因其溶血多在夜间睡眠时发生或加重,故名阵发性睡眠性血红蛋白尿。其临床表现为贫血和血红蛋白尿,部分患者有黄疸或伴白细胞、血小板减少。国内溶血性贫血中阵发性睡眠性血红蛋白尿最常见,多见于青壮年,男性多于女性,与欧美国家不同的是国内本病较少合并血栓、栓塞及溶血危象,且长期无血红蛋白尿发作者较多。本病中医按“虚劳”或“黄疸”辨证。

(一)病因病机

1.肾精不足(肾元亏虚)

肾藏精,主骨生髓,血为精所化,若由于先天禀赋不足或房劳过度等原因导致肾精不足,则髓海空虚无以化血,血虚失于荣养则乏力、心悸诸症皆见。肾主一身之阳气,肾阳不足,命门火衰,失于温煦则脾阳不振,而见脾肾阳虚之证。

2.脾胃虚弱

脾胃素弱或饮食不节损伤脾胃,则脾失健运,胃失和降,影响饮食摄纳,气血生化乏源,故见气血亏虚之证;另外脾运失健导致水湿内停,湿阻中焦或郁而化热,熏蒸肝胆,胆汁不循常道,溢于脉外则见黄疸之证。

3.久病入络

本病病程日久，气血亏虚，血行迟滞或湿邪阻遏气机，气滞血瘀，导致瘀血阻络，经脉不通，故见肢体疼痛，胁下积块等症。

(二)临床表现

1.湿热蕴结

(1)证候：身目俱黄，小便色深黄或呈酱油色，倦怠乏力，食欲缺乏，腹胀便溏或有发热，舌质淡，苔黄腻，脉滑数或濡数。

(2)证候分析：湿热内蕴，熏蒸肝胆，胆汁不循常道而外溢肌肤或下流膀胱，则见身目俱黄、小便色深黄或呈酱油色；脾胃虚弱，失于运化水谷精微，气血生化乏源，则见倦怠乏力，食欲缺乏；热邪致病，故可有发热；热邪灼伤津液而见口干，口渴，便干；舌淡，苔黄腻，脉滑数或濡数为本虚标实之象。

2.心脾血虚

(1)证候：身倦乏力，心悸，活动后加重，头晕，面白少华，唇甲色淡，夜寐欠安或有白睛色黄，舌质淡，苔白，脉细弱。

(2)证候分析：脾为后天之本，气血生化之源，脾虚失于健运，气血亏虚。心主血脉，心藏神，心神失养，则见心悸，夜寐不安；脾主肌肉四肢，脾虚失于荣养则见其身倦乏力，头晕，面白少华及唇甲色淡之症。若脾虚湿阻，胆汁疏泄不利则可见白睛色黄。舌质淡，苔白，脉细弱均为心脾血虚之象。

3.脾肾两虚

(1)证候：腰膝酸软，头晕耳鸣，面白少华，唇甲色淡，食欲缺乏，便溏，夜尿频多，甚者形寒肢冷，舌淡，苔白，脉沉细。

(2)证候分析：肾精不足，髓海空虚无以化血，血虚失荣故见面白少华、唇甲色淡之象；腰为肾之府，耳为肾之窍，肾精不足，失于濡养则见腰膝酸软，头晕耳鸣；若肾阳亦虚，命门火衰，失于温煦，影响脾之运化功能则见食欲缺乏，便溏；膀胱气化不利，故夜尿频多；阳虚生内寒，故见形寒肢冷。舌淡，苔白，脉沉细均为脾肾两虚之象。

(三)中医诊断与鉴别诊断

1.诊断

(1)发病特点：本病常呈隐袭发病过程，以气血亏虚表现为主，在病程中可由于各种原因导致急性发作，出现邪实，但仍以正虚为主，故治之当以扶正祛邪为原则。

(2)证候特点：本病以乏力、心悸、面白少华、唇甲色淡等气血亏虚之证为主症，心脾血虚型同时出现食欲缺乏，夜寐欠安或有白睛色黄，舌质淡，苔白，脉细弱；湿热蕴结型以邪实为主，除气血亏虚症状外，主要出现身目俱黄、小便色深黄或呈酱油色，口干而渴、便干、食欲缺乏或有发热，舌淡苔黄腻，脉滑数或细数；脾肾两虚型以气血两虚为主，伴见腰膝酸软，便溏，夜尿频多甚至形寒肢冷，舌淡，苔白，脉沉细。

2.鉴别诊断

(1)萎黄：萎黄是气血亏耗，失于荣养所致，表现为皮肤干黄无泽，伴头晕、心悸，与黄疸的根本区别在于白睛与小便均不黄。

（2）黄汗：黄汗临床表现为汗出色黄染衣，但无黄疸之白睛色黄。如《金匮要略·水气》指出："黄汗之为病，身体肿，发热汗出而渴，状如风水，汗沾衣，色正黄，如柏汁，脉自沉"及"黄汗之病，两胫自冷……又从腰以上必汗出，下无汗，腰髋弛痛，如有物在皮中状，剧者不能食，身疼重，小便不利"。

（四）中医论治

1.治疗原则

据患者有无血红蛋白尿发作，可将 PNH 分为发作期与非发作期。血红蛋白尿发作期，分为气血两虚、湿热蕴结和湿热夹瘀三型；血红蛋白尿非发作期，分为脾肾气虚、肝肾阴虚和气虚血瘀三型。治疗用药，发作期注意补虚与祛邪（湿）兼顾，非发作期则重在补虚。

2.分证论治

（1）血红蛋白尿发作期

①气血两虚证

证候：周身乏力，面色苍白，尿如酱油色，睡醒后明显，少气懒言，心慌气短，活动尤甚或有腰腹酸痛，自汗，纳差，舌质淡或舌体胖大，舌苔薄白，脉象皆虚滑或数或沉细。

治法：益气养血。

方药：归脾汤加减。常用药物：黄芪、当归、党参、茯苓、甘草、龙眼肉、木香、阿胶、白术、茵陈蒿、郁金、丹参。

加减：纳呆明显者，加砂仁、麦芽、神曲，以运脾消食；若湿热明显，去党参，加茵陈蒿、石韦以清利湿热；若阴虚明显，加鳖甲、枸杞子、制首乌以填精补肾；若兼低热，加银柴胡、知母以清虚热；出血明显者，加小蓟、石韦、三七末以凉血清热止血；盗汗明显者，加浮小麦、地骨皮、煅牡蛎以益气退热止汗。

②湿热蕴结证

证候：目黄身黄，周身乏力，尿如酱油色，睡醒后明显，活动后心慌气短或有腰腹酸痛或有发热自汗，腹胀纳差，大便不爽，面色苍白，舌质淡，舌苔白或白腻，脉象滑或弦数。

治法：清热利湿，佐以益气养血。

方药：茵陈五苓散加减。常用药物：茵陈蒿、茯苓、猪苓、白术、泽泻、栀子、丹参、夏枯草、甘草、黄芪、当归、郁金、大黄。

加减：发热甚者，加黄芩、败酱草、板蓝根以增清热解毒之效；若腹胀腹痛明显，加延胡索、九香虫以理气止痛；若热邪已去，湿邪轻微，舌苔转白，加党参、阿胶以增补养气血之功。

③湿热夹瘀证

证候：周身乏力，尿如酱油色，睡醒后明显，活动后心慌气短，发热自汗或有腰胀腹痛，腹胀纳差，大便不爽，面色苍白或晦暗，腹部积块，舌质淡可见瘀斑，舌苔白腻或黄腻，脉象弦滑成沉弦。

治法：清热化湿，活血化瘀。

方药：黄连解毒汤合四物汤加减。常用药物：黄连、黄芩、黄柏、大黄、栀子、当归、川芎、赤芍、丹参、紫草、郁金、甘草。

加减：热象不明显者，去黄连、大黄，加茯苓、车前子以健脾利湿；湿邪不著者，去黄柏，加知母、金银花、连翘清热解毒;腰痛腹痛者,加延胡索、牛膝、香附活血祛瘀止痛。

（2）非发作期

①脾肾气虚证

证候:神疲乏力,腰膝酸软,头晕耳鸣,纳差,滑精,少气懒言,心慌气短,活动尤甚。面色苍白,舌质淡或舌体胖大有齿痕,舌苔白或水滑苔,脉象虚滑或沉细,右脉更甚。

治法:温补脾肾。

方药:右归丸加减。常用药物:熟地黄、山药、山茱萸、枸杞子、菟丝子、鹿角胶、杜仲、肉桂、当归、制附子。

加减:肾阳虚甚见畏寒肢冷、小便清长者,加炮附子、肉苁蓉、杜仲、仙茅以益其温肾壮阳之功;便溏纳呆明显者,去当归,加白扁豆、焦三仙、茯苓以健脾消食;兼血瘀者,加丹参、川芎、鸡血藤以活血祛瘀。

②肝肾阴虚证

证候:周身乏力,五心烦热,潮热盗汗明显,腰膝酸软,心慌气短,活动尤甚或有多梦遗精或有视物昏花,面色苍白,舌质红或淡红,少苔或薄白苔,脉象细数或沉细。

治法:滋补肝肾,益气养血。

方药:左归丸加减。常用药物:枸杞子、龟甲、菟丝子、熟地黄、淮山药、山茱萸、女贞子、旱莲草、黄芪、牡丹皮、当归。

加减:盗汗明显者,加地骨皮、浮小麦、煅牡蛎以清热止汗;出血明显者,加蒲黄炭、茜草、侧柏叶以凉血止血;若心悸失眠,加合欢皮、远志、煅龙骨以养血安神;阴虚内热明显者,加地骨皮、知母以滋阴清热。

③气虚血瘀证

证候:周身乏力,腹部积块,活动后心慌气短,自汗或有腰胀腹痛,腹胀纳差或有肌肤甲错,面色苍白或晦暗,舌质淡可见瘀斑,舌苔白,脉象弦滑或沉弦。

治法:补气活血。

方药:补阳还五汤加减。常用药物:黄芪、当归、川芎、熟地黄、人参、白术、丹参、赤芍、桃仁、地龙、鸡血藤、红花。

加减:若腹胀明显,加大腹皮、郁金以行气除胀;兼阴虚者,去人参加枸杞子、天门冬、制首乌以填补肾精,化生血液;便溏者去当归、桃仁、地龙、白术,加茯苓、炒白术以健脾渗湿。

3.中医特色治疗

（1）专方专药

①防溶灵(杨梅科植物杨梅根皮提取物):每次 0.5～1.5g,每日 3～4 次,口服。

②归脾丸:每次 6g,每日 3 次,口服。用于气血两虚的患者。

③知柏地黄丸:每次 12g,每日 3 次,口服。用于发作期偏阴虚的患者。

④乌鸡白凤丸:每次 6g,每日 3 次,口服。用于气血两虚和气虚血瘀的患者。

⑤金匮肾气丸或肾气丸:每次 6g,每日 3 次,口服。用于发作期和非发作期偏阳虚的患者。

⑥复方阿胶浆口服液:每次 1～2 支,每日 4 次,口服。可用于气血两虚的患者。

⑦生脉饮:每次 1 支,每日 3 次,口服。用于气阴两虚的患者。

(2)饮食疗法

①枸杞大枣小米粥:枸杞子 20g,大枣 50g,山药 20g,花生米 20g,小米 50g,加水 150mL,煮粥食用。治疗 PNH 发作期、间歇期血虚而见面色苍白,乏力纳差者。

②生地炖黄鼬肉:生地黄 50g,甘草 20g,黄鼬肉 200g,龙眼肉 20g,加水适量,加盐油调味,文火炖 2 小时左右,饮汤食肉。治疗 PNH 发作期、间歇期气血虚损而见面色苍白,乏力,腰膝酸软诸症。阴虚火旺者勿用。

③蜜肾丸:将黄狗肾、紫河车按 2:1 的比例共研细末,炼蜜为丸,每丸 10g,每次 1 丸,每日 2 次,口服。用于 PNH 间歇期气血虚见面色无华,乏力,腰痛膝软者。阴虚火旺者勿用。

④乌龙汤:乌鸡 1 只,龙眼肉 50g,砂仁 15g,加水适量,加盐油调味,文火炖 2 小时,饮汤食肉。具有补气生血作用。

⑤鲜芹菜适量,冷开水洗净,捣烂绞汁服,每次 100～200mL,每日 2 次,有较好的清热利湿止血作用。

⑥藕粥:鲜藕 200g,洗净切小块,加糯米 50～100g,红糖适量,放入砂锅内,加水 500mL,煮成稠粥,每日 2～3 次温服,有调和血脉,和胃止血之功。

(3)针灸治疗

①体针治疗:主穴取命门、肾俞、关元。配穴取阴谷、太溪、大敦,补肾益精,清肝止血;加足三里、阳陵泉、脾俞、至阳、三阴交,健脾除湿,利胆退黄。每次各选 1～2 穴,交替进行。虚证则灸治。

②耳针治疗:针脾、胆、肾、输尿管、膀胱、外生殖器、骶椎、腰椎、神门、交感、肾上腺、脑、皮质下,每次取 2～4 穴,留针 10～20 分钟,每日 1 次。

(4)推拿疗法:患者坐位,医者一手握患者腕部,另手施揉拿手三阴法,点按劳宫、少府、大陵、神门,以泻心火;再以拇指点按小肠俞、膀胱俞,清利下焦湿热;复施提拿足三阴法,点按阴陵泉、三阴交、中极,清利湿热,凉血止血。脾肾阳虚者医者双拇指点按脾俞、膈俞、胃俞、中脘,补脾健胃,补血生血;点按阳陵泉、三阴交,调理脾肾,益气止血。肝肾阴虚者,取仰卧位,采揉拿手三阴法,点按三阴交、血海、复溜、太溪,壮水制火,补益肝肾,清热滋阴,凉血止血。

第六章　内分泌与代谢系统疾病

第一节　尿崩症

一、中医病因病机

本病病因多与素体阴虚、妊娠孕产、邪热外侵、情志不舒、饮水不节、跌仆损伤等诸因素有关。

(一)肺胃热盛

素体阴虚或热邪外袭,以致火热内扰,伤及肺胃,肺主气,为水之上源,敷布津液,燥热伤肺,不能敷布津液而直趋于下。胃为水谷之海,主腐熟水谷,燥热伤胃,一则不能游溢精气,转输水谷精微,二则水液不能敷布上承,降而无升。

(二)阴虚燥热

素体阴虚或情志失调或饮食偏嗜,过食肥甘厚味,致燥热内生,火热灼伤阴津,阴液亏耗,水津不能敷布,故烦渴饮水自救。

(三)气阴两虚

情志失调或饮食偏嗜或跌仆损伤而致精气耗损;病程迁延,日久伤气耗精,热灼伤阴,阴液亏损,水失敷布。

(四)脾肾阳虚

先天禀赋不足,肾精不充,肾失濡养,阳虚则津液不布;或情志不遂,肝气郁结,横逆乘脾,水失健运,敷布失衡,阴液耗损,阴损及阳;若颅脑损伤,致使元神受损,肾气受损,则进一步阻遏气机,而成脾肾阳虚,水失敷布之情形。

(五)阴阳两虚

病至晚期,阴损及阳,脾肾阳气衰微,而致阴阳两虚之候。

综上所述,本病的主要病机为阴虚燥热,肾精不足。本病的性质是本虚标实,阴虚为本,燥热为标。病位主要在肾,与肺、脾关系密切。上述诸多病因,不论六淫七情,还是饮食、外伤,均导致脏腑虚弱而成尿崩症。本病初起大都偏于阴虚燥热,火热内扰,使肺胃燥热津亏,阴液亏耗,水津不能敷布,烦渴饮水以自救;肺燥金枯,金水不能相生,有开无阖,饮一溲一;或因中焦受寒,运化失常,不能气化津液,水津不能上承,降而不升,口干多饮,多尿。然病久阴损及阳,可致阴阳两虚之候。若颅脑创伤或手术后,元神受损,肾气受戕,则进一步阻遏气机,而成脾肾阳虚,水失敷布之情形,后期则酿至阴阳两虚之候,导致永久恶性尿崩症而成难治之症。

二、临床表现

尿崩症发病较急,一般起病日期明确。最显著的症状就是多尿,尿量可达 5～10L/d,甚至更多,一般不超过 18L/d,尿比重多在 1.001～1.005,尿渗透压常为 50～200mOsm/(kg·H_2O),尿色淡如清水。失水严重,口渴、多饮使患者不能安眠,工作和休息受到影响,久之可出现精神症状,如虚弱、头痛、失眠、困倦、情绪低落等。

由于低渗性多尿,血浆渗透压常轻度升高,从而兴奋下丘脑口渴中枢,患者因烦渴而大量饮水。如有足够的水分供应,患者一般健康可不受影响。但当病变累及口渴中枢时,口渴感丧失或患者处于意识不清状态,如不及时补充大量水分,出现严重失水,出现高钠血症,表现极度衰弱、发热、精神症状、谵妄,甚至死亡,多见于继发性尿崩症。继发性尿崩症除上述表现外,尚有原发病的症状体征。

三、诊断与鉴别诊断

(一)诊断

典型的尿崩症诊断不难,凡有持续多尿、烦渴、多饮及尿比重低者均应考虑本病,血浆、尿渗透压测定及禁水加压素试验可明确诊断。

尿崩症的诊断依据:①尿量多,一般 4～10L/d;②低渗尿,尿渗透压＜血浆渗透压,一般低于 200mOsm/(kg·H_2O),尿比重多在 1.005 以下;③禁水试验不能使尿渗透压和尿比重增加,而注射加压素后尿量减少,尿比重增加,尿渗透压较注射前增加 9％以上;④加压素(AVP)或去氨加压素治疗有明显效果。

满足上述①、②、③条标准,即可确诊尿崩症。

中枢性尿崩症诊断一旦成立,应进一步明确部分性还是完全性。无论是部分性还是完全性中枢性尿崩症,都应该努力寻找病因学依据,可测定视力、视野,进行脑部包括下丘脑-垂体部位 CT 和 MRI 检查。如果确实没有确切的脑部和下丘脑-垂体部位器质性病变的依据,才可以考虑原发性中枢性尿崩症的诊断。

(二)鉴别诊断

尿崩症应与其他常见内科疾病所致的多尿相鉴别。

1.糖尿病

血糖升高,尿糖阳性,易鉴别。需注意有个别病例既有尿崩症,又有糖尿病。

2.精神性烦渴

主要表现烦渴、多饮、多尿、低比重尿,但 AVP 并不缺乏,上述检查有助鉴别。

3.肾性尿崩症

是家族性 X 连锁遗传病,肾小管对 AVP 不敏感,出生后即出现症状,多为男孩,注射加压素后尿量不减少,尿比重不增加,血浆 AVP 浓度正常或升高,易与中枢性尿崩症鉴别。

四、辨证论治

(一)阴虚燥热

主症:烦渴引饮,尤喜冷饮,口干舌燥,唇赤颧红,无汗或盗汗,五心烦热,夜寐不安,尿频量多,大便干结;妇女经少或经闭,月经愆期。舌质红或红绛,苔黄,脉弦细数。

治法:滋阴清热,润燥生津。

处方:知柏地黄丸合白虎加人参汤加减。

生熟地各30g,山药15g,山茱萸15g,丹皮10g,知母12g,黄柏10g,生石膏30g,麦冬10g,天花粉10g,芦根30g,甘草10g。

阐述:尿崩症者此型较为多见,方中生熟地滋阴益肾,山茱萸养肝肾而益精,山药补脾肾而摄精微,三药相配,滋养肝脾肾,达到三阴并补的目的。同时知母、黄柏相须为用,可滋阴,清虚热,共奏滋阴清热之效;方中再加入石膏,用以清肺胃之热,并能止渴除烦,知母与之配伍,可加强其清热生津之功。麦冬、天花粉、芦根均可入肺胃经,起到清热生津的作用。如口渴明显加乌梅、玄参;大便干结加生大黄、火麻仁;午后潮热加地骨皮、胡黄连;心悸失眠加远志、枣仁;排尿频数加益智仁、覆盆子。

在临床应用中,如患者阴虚明显,可主要以知柏地黄丸、地黄饮子、麦门冬汤、三才封髓丹化裁。如燥热明显者,主要以玉女煎、玉泉散加减,其中石膏用量宜大,过小则起不到清热止渴之效。林有岳以滋阴清燥立法,应用六味地黄丸、白虎加人参汤或玉女煎加减治疗尿崩症,多数患者经过治疗后,尿量、尿比重接近正常,经随访1年以上未见复发。

(二)气阴两虚

主症:口渴多饮,多尿,消瘦乏力,自汗气短,皮肤干燥,手足心热,失眠多梦,头晕耳鸣。舌嫩红,苔薄白少津,脉细数。

治法:益气养阴,敛津固摄。

处方:生脉散合六味地黄丸加减。

党参15g,麦冬15g,五味子15g,生熟地各30g,山药30g,山茱萸15g,茯苓20g,丹皮10g,甘草10g。

阐述:生脉散中党参益气生津;麦冬甘寒柔润,益津滋阴;五味子味酸,收敛耗散之气;合麦冬则酸甘化阴,而能敛液生津;三药一补一清一敛,共奏益气养阴,敛津固摄之效。六味地黄丸则益肾精以固真阴。如有多汗、心悸者,加龙骨、牡蛎,以敛汗镇心;口渴烦热者,加生石膏(先下)、知母,以清热生津除烦;大便秘结者,加玄参以滋阴润肠;气虚甚者,加人参、黄芪,以补元气。龚燕冰等在临床上将本病分为阴虚热盛型、气阴两虚型、肝肾阴虚型、阴阳两虚型辨证治疗,其中气阴两虚型用生脉散加减治疗,取得了较好的疗效。

(三)脾肾阳虚

主症:口渴引饮,尿色清长,小便频多,尤以夜尿为甚,腰膝酸软,神疲乏力,纳呆便溏,形寒怯冷,面色苍白。舌淡嫩,苔白,脉沉细弱。

治法:温阳益气,固肾缩尿,健脾助运。

处方:鹿茸丸加减。

鹿茸 3g,熟地黄 12g,麦冬 20g,山萸肉 15g,补骨脂 15g,肉苁蓉 15g,五味子 15g,党参 15g,黄芪 30g,茯苓 15g,白术 10g,桑螵蛸 15g,甘草 10g。

阐述:源于《三因极一病证方论》的鹿茸丸主要用于肾虚消渴、小便无度。方中以鹿茸、肉苁蓉温肾助阳;熟地黄、麦冬养阴生阳;黄芪、党参、茯苓、白术、甘草合用取四君子汤之意,补中健脾;山萸肉、补骨脂、五味子、桑螵蛸固肾摄液。原方中牛膝因可利尿通淋,引药下行,恐影响药效,因此去之。如有口渴引饮加葛根、升麻补脾生津;尿次频数加芡实、益智仁;肾阴不足加生地、龟甲;气短懒言加生晒参、核桃肉;纳呆明显加鸡内金、山楂。若经过治疗之后,多饮、多尿之症已基本缓解,尿比重有所增高,则可用补中益气汤或四君子汤善后,不必过用温阳之剂。有学者经过研究认为脾肾阳虚是尿崩症主要证型,用药主要以金匮肾气丸、鹿茸丸、玄菟丸等化裁,患者经治疗后,多饮、多尿症状逐渐减轻,尿比重逐步提高,从远期疗效来看,多数患者疗效稳定,很少复发。

(四)阴阳两虚

主症:口渴引饮,尿频尿多,呈饮一溲一之态,形体憔悴,面色黧黑,耳轮干枯,咽干舌燥,畏寒汗出,阳痿早泄或月经延期,记忆力减退。舌淡,苔干,脉沉细无力。

治法:温阳滋阴,补肾固涩。

处方:金匮肾气丸加减。

制附子 8g,肉桂 6g,生熟地各 30g,山药 15g,山萸肉 15g,茯苓 12g,丹皮 12g,甘草 10g,乌药 6g,益智仁 9g。

阐述:尿崩症见阴阳两虚证时,已入此病后期。此时虽有阴虚精亏之基本病机,但已呈阳虚为主的征象,故在治疗时以金匮肾气丸为主,方中附子与肉桂相须为用温补阳气,但恐其孤阳无以生,配生熟地、山药、山萸肉滋阴填精,助桂附之效,从而达到阴中求阳,阴阳并补的目的。病至此期,患者渴饮、尿频的症状更为严重,可达到饮一溲一的状态,因此取缩泉丸之义在方中加入乌药和益智仁,以奏健脾补肾,固精气,缩小便之效。若有脾虚失运,加黄芪、升麻;有燥热之象者,加玉竹、知母。本病至此,难以在短期见效,固可将本药制成丸剂,以图缓治。在临床中,有学者用金匮肾气丸加味治疗肾阴阳两虚之尿崩症,患者在服药后尿比重逐渐升高,调治月余后改汤为丸,连服半年,体力逐渐恢复,随访 7 年未见复发。

第二节　甲状腺功能亢进症

一、中医病因病机

瘿病的发生,主要与情志失调及体质因素有关。由于素体阴虚等因素,加之忧思恼怒、精神创伤等,引起肝郁气滞,疏泄失常,气滞痰凝,壅于颈前,气郁化火,耗气伤阴所致。

(一)情志失调

由于长期忧思恼怒,致使肝郁气滞,疏泄失常,则津液失于输布而凝聚成痰,气滞痰凝,壅于颈前而形成瘿病,其消长常与情志变化有关。正如《诸病源候论·瘿候》中所说:"瘿者,由忧恚气结所生。"《济生方·瘿瘤论治》云:"夫瘿瘤者,多由喜怒不节,忧思过度而成斯疾焉。"

(二)体质因素

妇女由于经、带、胎、产、乳等生理特点与肝经气血密切相关,如遇有情志不畅等因素,常可导致气滞痰结,肝郁化火等病理改变,故女性易患本病。素体阴虚者,在痰气郁滞时,则易于化火,火旺更伤阴,常使疾病缠绵难愈。

由上可见,瘿病形成的内因是体质因素,情志失调则是瘿病发病的主要诱因。基本病机为气滞痰凝,气郁化火,耗气伤阴。病位主要在颈前,而与肝、肾、心、胃等脏腑关系密切。本病初起多属实,以气滞痰凝、肝火旺盛为主;随着病情的发展,火旺伤阴,虚实夹杂。其火旺既可损及肝肾,上扰心神,又可横逆犯胃。病久阴损气耗,多以虚为主,表现为气阴两虚之证。病程中常由于气滞痰阻、火旺阴伤、气虚等因素,导致气血运行不畅,血脉瘀滞。

此外,在患本病过程中,若病情尚未得到控制,而复感外邪或遭受精神刺激,情绪骤变或因严重创伤,以及大手术等,可致病情急剧恶化,出现火热炽盛,气阴耗竭,甚至阴竭阳亡等危候。

二、临床表现

本病女性多见,男女比例约为 1 : (4~6),多起病缓慢,发病日期常不易确定,仅少数患者因精神创伤或严重感染等应激因素而急性起病。临床表现轻重不一,老年及儿童患者临床表现常不典型。典型的症状、体征主要有以下几个方面。

(一)主要症状

1.高代谢症群

怕热多汗,平时常有低热,心悸,食欲亢进,大便次数增多,体重下降,疲乏无力,危象时可有高热、心动过速。

2.眼征

Graves 病在眼部的临床表现可分为非浸润性突眼和浸润性突眼两种。

(1)非浸润性突眼:又称为良性突眼,占大多数,一般呈对称性。主要是由于交感神经兴奋,眼外肌群和提上睑肌张力增高所致,其改变主要为眼睑和眼外部的表现,球后组织变化不大。

(2)浸润性突眼:又称为内分泌性突眼或恶性突眼等,临床上较少见,主要是因为眼外肌和球后组织体积增加、淋巴细胞浸润所致。表现为眶内、眶周组织充血,眼睑水肿,畏光流泪,复视,视力减退,有异物感,眼球胀痛,眼肌麻痹,眼球活动受限。由于高度突眼,上下眼睑不能闭合,结膜及角膜经常暴露,引起充血、水肿、角膜溃疡,甚至角膜穿孔。少数患者由于眶内压增高而影响了视神经的血液供应,可引起视神经乳头水肿、视神经炎或球后视神经炎,甚至视神经萎缩,导致失明。

3.精神神经系统

神经过敏,兴奋,易激动,烦躁多虑,失眠紧张,多言多动,思想不集中,有时有幻觉,甚至发生亚躁狂症。也有部分患者表现为寡言、抑郁。

4.心血管系统

心悸,胸闷,气促,稍活动后加剧,严重者可导致甲亢性心脏病。心动过速,常为窦性,休息和睡眠时心率仍加快。心律失常以早搏最为常见,阵发性或持续性心房纤颤或心房扑动、房室传导阻滞等也可发生。

5.消化系统

食欲亢进,易饥多食。肠蠕动增快,大便次数增多,甚至可出现慢性腹泻。

6.血液和造血系统

周围血中白细胞总数可偏低,而淋巴细胞及单核细胞均相对增加,血小板寿命较短,有时可出现紫癜。

7.肌肉骨骼系统

主要表现为肌肉软弱无力。少数患者可出现甲亢性肌病。不少病例伴有周期性瘫痪,发作时血钾降低,但尿钾不多,可能是由于钾转移到细胞内所致。甲亢尚可伴重症肌无力,主要累及眼部肌群,表现为眼睑下垂,眼球运动障碍和复视,朝轻暮重。此外,甲亢还可影响骨骼引起脱钙和骨质疏松,尿钙增多,但血钙一般正常。

8.生殖系统

两性生殖系统功能均减退,女性患者常见月经减少,周期延长,甚至闭经,但部分患者仍能受孕。男性患者则常出现阳痿,偶见乳房发育。

9.皮肤及肢端表现

小部分患者有胫前黏液性水肿,典型者为对称性、局限性皮肤损害,多见于小腿胫前下段,有时也可见于足背和膝部。

(二)体征

1.皮肤温暖湿润,尤以手掌、脸、颈、胸前、腋下等处较为明显。

2.甲状腺一般呈弥散性肿大,双侧对称,质软,可随吞咽运动上下移动,少数呈非对称性甲状腺肿,部分患者可有甲状腺结节。由于甲状腺血流增多,其左右叶上下极可触及震颤,听诊可闻及"嗡嗡"的血管杂音,声如海鸥鸣叫,尤以上极为多见。

3.眼征。非浸润性突眼:①眼裂增宽,瞬目减少,凝视;②上眼睑挛缩,向下看时上眼睑不能随眼球向下转动;③看近物时眼球内侧聚合不良;④向上看时前额皮肤不能皱起。浸润性突眼:眼球突出明显,突眼度多在18mm以上,且两侧常不对称,有时仅一侧突眼,上下眼睑不能闭合。

4.心音常增强,心尖区第一心音亢进,可闻及收缩期杂音。收缩压上升,舒张压稍降,脉压差增大,有时可出现水冲脉与毛细血管搏动征。

5.舌、手伸出时可有细震颤,腱反射活跃,反射时间缩短。

6.小部分患者有胫前黏液性水肿,呈非凹陷性水肿。

7.其他由于营养障碍和激素的直接毒性作用,还可导致消瘦、贫血貌、肌力下降、黄疸及肝脏肿大等。

(三)并发症

1.甲状腺危象

甲状腺危象是甲状腺毒症急性加重的一个综合征,发生原因可能与循环内 FT_3 水平增高、心脏和神经系统的儿茶酚胺激素受体数目增加、敏感性增强有关。主要诱因包括感染、手术、放射碘治疗、创伤、严重的药物反应、心肌梗死等。临床表现原有的甲亢症状加重,包括高热(39℃以上)、心动过速(140～240次/分)、伴心房颤动或心房扑动、烦躁不安、呼吸急促、大汗淋漓、厌食、恶心呕吐、腹泻等,严重者出现虚脱、休克、嗜睡、谵妄、昏迷,部分患者有心力衰竭、肺水肿。

2.甲状腺功能亢进性心脏病

多发生在老年患者,临床症状不典型,主要表现为心房颤动和心力衰竭,长期患严重甲亢的青年患者也可以发生。

三、诊断与鉴别诊断

(一)诊断

1.诊断要点

典型病例诊断不困难。患者有诊断意义的临床表现,如怕热、多汗、易激动、易饥多食、消瘦、手颤、腹泻、心动过速及眼征、甲状腺肿大等。在甲状腺部位听到血管杂音和触到震颤,则更具有诊断意义。对一些轻症或临床表现不典型的病例,常需借助实验室检查,才能明确诊断。在确诊甲亢的基础上,排除其他原因所致的甲亢,结合患者眼征、弥散性甲状腺肿、TRAb阳性,即可诊断为 GD。

2.特殊类型

(1)淡漠型甲状腺功能亢进症:多见于老年患者。起病隐匿,高代谢综合征、眼征和甲状腺肿均不明显。主要表现为明显消瘦、心悸、乏力、头晕、昏厥、神经质或神志淡漠、腹泻、厌食。可伴有心房颤动、震颤和肌病等体征,70%患者无甲状腺肿大。临床上易被误诊。老年人不明原因的突然消瘦、新发生心房颤动时应考虑本病。

(2)三碘甲状腺原氨酸(T_3)型和甲状腺素(T_4)型甲状腺毒症:仅有血清 T_3 增高的甲状腺毒症称为 T_3 型甲状腺毒症,仅占甲亢病例的 5%。实验室检查发现血清 TT_3、FT_3 水平增高,但是 TT_4 和 FT_4 的水平正常,TSH 水平减低,[131]碘摄取率增加,在碘缺乏地区和老年人群中常见。仅有血清 T_4 增高的甲状腺毒症称为 T_4 型甲状腺毒症,主要发生在碘致甲亢和伴全身性严重疾病的甲亢患者中。

(3)亚临床甲状腺功能亢进症:在排除其他能够抑制 TSH 水平的疾病前提下,依赖实验室检查结果才能诊断,表现为血清 T_3、T_4 正常,TSH 水平减低。

(4)妊娠期甲状腺功能亢进:妊娠期由于 TBG 增高导致 TT_4、TT_3 增高,故妊娠期甲亢的诊断必须依赖 FT_4、FT_3、TSH 测定。妊娠期甲亢包括:①一过性妊娠呕吐甲状腺功能亢进症:人绒毛膜促性腺激素(HCG)与 TSH 有相似或相同的结构,过量或变异的 HCG 刺激 TSH 受体,可致妊娠期甲状腺功能亢进症;②新生儿甲状腺功能亢进症:母体的 TRAb 可以透过胎盘刺激胎儿的甲状腺引起新生儿甲亢;③产后 GD:产后免疫抑制解除,易产生产后 GD;④产后甲状腺炎:甲状腺滤泡炎性破坏,甲状腺程度释放入血,早期可有甲亢表现。

(二)鉴别诊断

1.单纯性甲状腺肿

除甲状腺肿大外,无甲亢的症状和体征,虽然测甲状腺摄[131]碘率有时可增高,但高峰不前移,且 T_3 抑制试验可被抑制。TRH 兴奋试验正常,血清 T_3、T_4 水平正常。

2.神经官能症

神经官能症的患者由于自主神经调节紊乱,也可出现心悸、气短、易激动、手颤、乏力、多汗等症状,与本病患者临床表现相似,但无突眼,甲状腺不肿大,血清 T_3、T_4 水平及甲状腺摄 ^{131}碘率等检查结果正常。

3.其他

部分不典型患者,常以心脏症状为主,如早搏、心房纤颤或充血性心力衰竭等,易被误诊为心脏疾病;以低热、多汗为主要表现者,需与结核病鉴别;老年甲亢的临床表现多不典型,常有淡漠、厌食等症,且消瘦明显,应与癌症相鉴别;甲亢伴有肌病时,应与家族性周期性麻痹和重症肌无力相鉴别。

四、中医治疗

(一)辨证论治

1.气郁痰阻

证候:颈前正中肿大,质软不痛;颈部觉胀,胸闷,喜太息或兼胸胁窜痛,病情的波动常与情志因素有关,苔薄白,脉弦。

治法:理气舒郁,化痰消瘿。

方药:柴胡舒肝散合二陈汤加减。方用柴胡、陈皮各 6g,炒枳实、白芍、制香附、法半夏、夏枯草、白芥子、象贝各 10g,牡蛎(先煎)30g。柴胡、香附、白芍疏肝柔肝以解郁,贝母、白芥子、陈皮、法半夏化痰散结,夏枯草平肝清热散结。咽颈不适加桔梗、木蝴蝶、射干利咽消肿。气郁甚者,加川楝子、佛手加强疏肝理气之功。

2.肝胃火旺

主症:面赤烘热,心悸失眠,烦躁不安,汗出怕热,多食善饥,口渴,颈脖肿大,喉堵塞感明显,眼球突出。舌红、苔黄,脉弦数。

治法:清泄肝胃之火。

方药:龙胆泻肝汤合白虎汤加减。方用龙胆草、丹皮、栀子、黄芩、丹参、赤芍、知母、生地黄各 10g,瓜蒌 15g,珍珠母、生石膏各 20g。方中龙胆草、黄芩、山栀子苦寒清热泄肝,石膏、知母清泻胃火,配合生地、丹皮、赤芍清热凉血,珍珠母平肝宁神。失眠久者加酸枣仁(炒)、柏子仁以养心安神。头晕手颤者加石决明、天麻以平肝潜阳息风。但需注意本方针对的阳亢化火的高代谢症状,火盛伤阴,且方中清火药较多,易苦寒化燥,更伤津液。当中病即止,并配合养血滋阴之品。

3.痰结血瘀

主症:颈前肿块,按之较硬或有结节,肿块经久未消,胸闷,纳差,声嘶,舌黯苔白腻,脉弦或涩。

治法:理气活血,化痰消瘿。

方药:三棱化瘿汤加减。方用三棱、莪术、青皮、陈皮、法半夏、贝母、当归、川芎各 10g,连翘 15g,生甘草 5g。方中三棱、莪术破瘀消肿,青皮、陈皮、半夏、贝母理气化痰散结,当归、川芎养血活血,稍佐连翘、生甘草清热解毒散结。结块较硬难消者,可酌加露蜂房、山甲片、丹参等,以增强活血软坚作用。郁久化火者,加夏枯草、丹皮、玄参以清热泻火。吞咽不利者,可加代赭石、旋覆花以镇逆下气。

4.心肝阴虚

证候:瘿肿或大或小,质软,心悸不宁,心烦少寐,急躁易怒,眼干,目眩,乏力,汗多,舌质红,少苔,脉弦细数。

治法:滋养阴精,宁心柔肝。

方药:天王补心丹合一贯煎加减。方用生地、玄参、麦冬、天冬、枸杞、太子参、五味子、当归、丹参各 10g,茯苓、酸枣仁各 20g,远志、川楝子各 6g。生地、玄参、麦冬、天冬养阴清热生津,太子参、当归益气养血,丹参、酸枣仁、柏子仁、远志养心安神。大便稀溏,便次增加者,加白术、苡仁、淮山健运脾胃。病久肝肾不足,精血耗伤者,可酌加龟板、桑寄生、牛膝、山茱萸等补益正气、滋养精血之品。

5.阴虚风动

证候:瘿肿可大可小,头晕目眩,耳鸣咽干,五心烦热,腰膝酸软,手指震颤,甚则猝然昏扑,手足拘急;常有男子遗精,女子月经量少,舌体颤动,质红少苔,脉细数。

治法:滋阴养血,柔肝息风。

方药:阿胶鸡子黄汤合大定风珠加减。方用阿胶(烊化)、白芍、天麻各 10g,熟地 12g,钩藤 20g,生龙骨(先煎)、生牡蛎(先煎)各 15g,夜交藤 20g,青蒿 15g,鸡子黄 1 枚。方中熟地滋肾填精,龙骨、牡蛎潜阳镇逆,天麻、钩藤平肝息风,鸡子黄、阿胶、白芍育阴柔肝,青蒿清肝解郁。肾虚耳鸣者,加龟板、牛膝滋肾潜阳。男子遗精早泄者,加知母、黄柏、金樱子滋阴降火固精。女子闭经者,加丹参、泽兰、益母草活血通经。

6.气阴两虚

证候:颈部瘿肿日久,神疲乏力,口干,气促,汗多,头晕失眠,纳谷不香,五心烦热;阴虚重者有急躁易怒,两颧潮红。舌偏红,苔薄白,脉沉细数。

治法:益气养阴,散结消瘿。

方药:生脉散合牡蛎散加减。方用黄芪、生麦芽 15g,麦冬、太子参、白芍、生地各 12g,白术、陈皮、夏枯草各 10g,酸枣仁 15 克,生牡蛎 30g(先煎)。方中黄芪、太子参益气生津,生地、麦冬、白芍酸甘化阴,白术、陈皮运脾开胃,生麦芽、牡蛎、夏枯草消积散结。口渴喜饮者,酌加乌梅、天花粉生津止渴。脾虚便溏者,去生地滋腻.加山药、炒扁豆、建曲以健脾止泻。

(二)中药成药

1.夏枯草膏

组成:夏枯草。辅料为蜂蜜。用法用量:口服,一次 9 克,一日 2 次。适应证:肝火亢盛甲亢。

2.甲亢灵胶囊

组成:夏枯草、墨旱莲、丹参、山药、煅龙骨、煅牡蛎等。用法用量:口服,一次 4 粒,一日 3 次。适应证:阴虚阳亢型甲亢。

3.抑亢丸

组成:羚羊角,白芍,桑葚,天竺黄,香附,延胡索(醋灸),玄参,黄精,黄药子,女贞子,天冬,地黄,青皮等十四味。用法用量:口服一次1丸,一日2次。适应证:心肝火旺型甲亢。

4.昆明山海棠片

组成:卫矛科植物昆明山海棠的干燥根的浸膏制成的片剂,外包糖衣。用法用量:每次2片,日3次。适应证:因本品有免疫抑制、解热、抗炎作用,主要针对Graves甲亢初发。但本药有较强肾毒性和抗生育作用,肾功能不全、年轻女性慎用,且普通患者服药不宜过久。

5.瘿气灵片

组成:太子参、麦冬、五味子、黄芪、玄参、牡蛎、酸枣仁、浙贝母、夏枯草、赤芍、猫爪草等。用法用量:每次5粒,每日3次。适应证:气阴两虚型甲亢。

(三)针灸疗法

1.针刺疗法

主穴:a.气瘿、三阴交、复溜;b.上天柱、风池。

配穴:a.痰热甚者,加丰隆、合谷、脾俞;阴虚火旺者,加间使、神门、太冲、太溪;气阴两虚者,加内关、足三里、关元、照海;阴阳两虚者,加命门、肾俞、关元、太溪。b.攒竹、丝竹空、阳白、鱼腰。

操作方法:①主穴和配穴之a组用于甲亢之高代谢症状。每次选用3~4穴,气瘿穴进针后,针体作倾斜45°角,刺入腺体1/2以上,再在两侧各刺1针;四肢穴根据病情虚实需要决定提插补泻手法。②主穴和配穴之b组用于甲亢性突眼。刺入上天柱穴和风池穴,针尖向鼻尖作70°内斜,进针1.3~1.5寸,用徐出徐入手法,使针感到达眼区;攒竹、丝竹空、阳白三针齐刺,透向鱼腰。以上各穴留针15~30分钟,每日或隔日1次,50次为一疗程。

(注:气瘿穴位置,相当于天突穴,视甲状腺肿大程度而稍有出入;上天柱穴位置,天柱穴直上5分。)

2.电针疗法

主穴取阿是穴(肿大甲状腺外侧),配穴随症加减。如心悸失眠者,配以太阳、内关、神门。针刺后针尾接上电脉冲理疗仪的电极板,以直流电25V对阿是穴行强刺激。各配穴予中等强度刺激。每次刺激时间为30~40分钟。每日1次,18次为一疗程,疗程间隔7天。

3.穴位注射

针对甲亢性突眼治疗。可取双侧上天柱穴,用透明质酸酶1500U加醋酸可的松25mg为单次注射量,进针后逐步向前送针至1~1.5寸深,略加提插,待针感向同侧眼部或头部放射,缓慢推入药液。隔日1次,10次为一疗程。停治10天后,再作下一疗程,一般用1~3个疗程。

4.艾灸疗法

主要是针对甲亢日久,阴损及阳,阴阳两虚者。艾灸可补阳益阴。取背部相应俞穴,如肝俞、肾俞等,以及命门、关元、气海等,施以艾条温和灸或隔附子饼灸,每次5~7壮。

5.埋线疗法

(1)简易埋线法:适于心肝火旺,偏实证的患者。

操作方法:取双侧肝俞、心俞穴。常规消毒后局麻,用 12 号腰椎穿刺针穿入羊肠线 1.5～2cm,刺入穴位得气后埋入羊肠线,以无菌干棉球按压片刻,外敷创可贴,两周 1 次,4 次后,间隔两个月再埋线 4 次。

(2)挑筋割脂埋线法:适于甲亢症状顽固,西药治疗疗效不佳或副反应明显者。

操作方法:主穴:阿是穴、喉 2、喉 3、喉 4、喉 6、喉 7、肝俞、鸠尾;配穴:心悸者加膻中、巨阙,消谷善饥者加中脘。(注:喉 2 点的位置:颈部正中线上,从甲状软骨结节上的凹陷正中至胸骨柄上切迹正中上 1 寸处的连线上 1/3 折点处;喉 3 点的位置:颈部正中线上,从甲状软骨结节上的凹陷正中至胸骨柄上切迹正中上 1 寸处的连线下 1/3 折点处;喉 4 点的位置:即胸骨柄上切迹正中上 1 寸处;喉 6 点的位置:入迎穴直下,与喉 2 点相平;喉 7 点的位置:入迎穴直下,与喉 3 点相平。)

6.挑筋法

患者仰卧,上述穴位常规消毒局麻后,用专用针具(如:Ⅰ 型针挑针)横刺表皮,翘高针尖,抬高针体,左右摇摆,拉断挑起表皮,再挑出一些有黏性的皮下纤维,反复多次,直至把针口半径为 0.25cm 范围内的纤维挑完为止。操作完毕,创口涂上碘酊,外贴无菌小纱垫。

7.割脂埋线法

取鸠尾穴时患者仰卧,取肝俞穴时患者俯卧。穴位常规消毒后局麻,铺洞巾,先用手术刀于矢状方向切开皮肤长约 1cm,再用止血钳分离刀口周围皮下组织,范围 2～3cm,割去少许皮下脂肪;然后将准备好的 2 号羊肠线 4～5cm,打成小结放入穴位皮下,缝合刀口,消毒后外贴无菌纱块,5 天后拆线。

挑筋每次取 1～2 个主穴或配穴,开始每日挑 1 次,待常规点挑完后,可隔 3～5 日挑 1 次,10 次为一疗程,第一及第二疗程结束时,分别于鸠尾穴和肝俞穴做割脂埋线疗法 1 次。一疗程未改善者,休息 10 天再行下一疗程。

(四)推拿治疗

1.甲亢瘿肿治疗

(1)气郁痰阻型:点按肝俞、心俞,揉拿手三阳经,点按内关、合谷,分推胸胁,点按天突、天鼎、天容。

(2)痰瘀互结型:揉拿手三阴经,点按内关、神门,推脾运胃,点按天突、水突、天容,提拿足三阴经,点按三阴交、丰隆。

注:可采用逆经重按手法,达到泄热益阴,调节阴阳的目的。点按天突穴时,配合频咽唾液 3 分钟。

2.甲亢伴周期性麻痹治疗

上肢拿肩井筋,揉捏臂臑、手三里、合谷部位肌筋,点臂臑、曲池等穴,搓揉臂肌来回数遍。下肢拿阴廉、承山、昆仑筋,揉捏伏兔、承扶,殷门部肌筋,点腰阳关、环跳、足三里、委中、解溪、内庭等穴,搓揉股肌来回数遍。(注:手法刚柔并济,以深透为主。每日一次,7 日为一疗程。)

3.甲亢足部推拿

(1)足底部反射区:头部(大脑)、脑垂体、小脑及脑干、三叉神经、颈项、眼、甲状腺、甲状旁腺、肝、心、脾、肾上腺、肾、输尿管、膀胱、胃、胰、十二指肠、盲肠(阑尾)、回盲瓣、升结肠、横结肠、降结肠、乙状结肠及直肠、小肠、肛门、生殖腺。可用拇指指端点法、示指指间关节点法、钳法、拇指关节刮法、示指关节刮法、双指关节刮法、拳刮法、拇指推法、擦法、拍法、拳面叩击法等手法刺激。

（2）足内侧反射区：颈椎、尿道及阴道。可用拇指推法、示指外侧缘刮法等手法刺激。

（3）足外侧反射区：生殖腺。可用示指外侧缘刮法、拇指推法、叩击法等手法刺激。

足背部反射区：上身淋巴结、下身淋巴结、胸部淋巴结（胸腺）、扁桃体。可用拇指指端点法、示指指间关节点法、示指推法等手法刺激。

（五）中药外治法

1.湿敷法

针对瘿病痰瘀互结者，热毒较盛者，本方有活血化瘀，清热散结之功。药用：黄药子 30g，生大黄 30g，全蝎 10g，僵蚕 10g，土鳖虫 10g，蚤休 15g，明矾 5g，蜈蚣 5 条。上药共研细末，备用。用时以醋、酒拌敷于患处，保持湿润，每 3 日换药 1 次，7 次为一疗程。

2.膏贴法

针对瘿肿硬结，顽固不消者，本方有温经通络，活血散结之功。药用川乌 60g，草乌 50g。乳香 60g，没药 60g，急性子 160g，三七 30g，麻黄 30g，肉桂 30g（后下），全蝎 30g，白芷 60g，川芎 30g，生马钱子 30g，丁香 30g，紫草 30g。将上药置于 3600mL 芝麻油中煎至药枯，滤净，加热至 240℃撤火，兑入加热之章丹 1200g，搅匀，凝结后放入冷水中浸 15～20 日，每日换水一次。用时加温摊纸或布上，大者 5～6g，小者 2～3g，做成膏药，外贴，5～7 日换药一次。

（六）气功治疗

1.气郁痰结型

外气治疗：取天突、天鼎、足三里、翳风各穴。用点法发凉气，以调肝理脾、解郁散结；用抓法抓甲状腺 10 次；用导引法作全身性导引，以疏通经络、散结消瘿。

辨证施功：肝郁化热则心烦急躁，用剑指站桩功调和气血；"嘘"字功，吸短呼长，以泻肝火；逍遥步，配以"嘘"字口型长呼气，做慢步行功，以解郁散结；伴血压高者做降压功，每晚盘坐腹式调息一次，60 分钟。

2.肝胃火旺型

外气治疗：取天突、天容、天鼎、合谷、足三里。用点法发凉气，以清泻肝胃之火；用抓法抓甲状腺 10 次，再用剑指向甲状腺发凉气；然后以剑指导引，沿肩、臂到手，反复 6 次以上。

辨证施功：肝胃火旺则伤阴，用月华功以养阴清热，每晚练功 40～60 分钟；练"嘘"字功，以呼为主，泻肝火；"呵"字功，以呼为主，清心火，意在泻其子；逍遥步，以疏肝泄热；伴血压高者做降压功，早晚盘坐腹式调息各 40 分钟。

3.心肝阴虚型

外气治疗：取曲泽、天突、天容、翳风、合谷、足三里，用点法发凉气，以滋养心肝之阴；用抓法抓甲状腺 10 次以上，再用剑指向甲状腺发凉气；然后以剑指导引，沿肩、臂到手，反复 6 次以上。

辨证施功：以剑指站桩功 40 分钟，合用月华功 60 分钟，以养心肝之阴。合"嘘"字功，以平肝火；"呵"字功、"吹"字功以补肾宁心；逍遥步，以"嘘"字功口型长呼气，作慢步行功。

4.阳亢风动型

外气治疗:用点法对百会发凉气,配合呼气,意守下丹田或涌泉;用全身导引,泻亢阳从四肢而出;再以双手导引,配"嘘"字功口型大口吐气,连续导引 10～15 分钟,再用剑指站桩功、"嘘"字功、"吹"字功,以潜阳息风。

辨证施功:阳亢津伤则风动,以剑指站桩功、八段锦、"嘘"字功为主,可达滋水涵木、平肝息风之效;见手足抖动或肢体搐搦等症,应以逍遥步"吹"字功为主;血压升高时,可意守丹田或涌泉,以收濡养筋脉、除烦息风之功。

5.肝郁脾虚型

外气治疗:取内关、肝俞、章门、魂门、足三里、建里,发放热气,以理脾运,用导引法进行全身性导引。

辨证施功:以逍遥步、"嘘"字功,可调肝解郁。肝木侮土见腹泻、纳差者,则应以"呼"字功,吸长呼短,补益脾气;再以"嘘"字功口型长呼气,顿足跟,搓胁肋,可收疏肝健脾、条达气机之功。

6.阴虚火旺型

外气治疗:以揉按法向肾俞、三阴交、期门、内关、涌泉发热气;向心俞、申脉用点法发放凉气;用导引法进行全身性导引。

辨证施功:阳盛灼阴,以月华功补心肾之阴;逍遥步,配以"呵"字口型长呼气,作慢步行功,泻心火;松静功,每日两次,一次 30～40 分钟;"吹"字功,八段锦,以期滋阴降火,水火既济。

7.气阴两虚型

外气治疗:以揉按法向肝俞、脾俞、足三里、神门、中脘发热气,益气养阴;用双掌同时发热气,一掌对百会,一掌对气海、关元,培补真元之气。

辨证施功:早做日精功,晚作月华功,达到气阴双补;八段锦、静坐深调息功、逍遥步(以呼字口型长呼气、慢步行功)可益气健脾,化生气血。

8.痰结血瘀型

外气治疗:用揉按法向膻中、心俞、足三里、间使、劳宫、脾俞发放热气,以补气活血;肝俞、太冲穴用点法发凉气以泻肝火;再配作全身性导引。

辨证施功:瘿肿结节致胸闷发憋者,做日精功以益气健脾;练剑指站桩功、八段锦、"嘘"字功、"呼"字功等,均以呼为主,以祛痰散结,活血化瘀;静坐深调息,每天早晚各一次,每次 30～40 分钟。

第三节　甲状腺功能减退症

中医学没有甲状腺功能减退症的病名,中医学根据其颈部增粗、乏力、怕冷、浮肿、小儿发育延迟、心悸等症认为属于"瘿病"、"虚劳"、"水肿"、"五迟"、"心悸"等范畴。也有学者认为甲减由甲亢性甲状腺次全切除或进行碘治疗后导致者,当属"虚损"之列,如《素问通评虚实论》云"精气夺则虚",《证治汇补·虚损》亦指出"虚者,血气之空虚也;损者,脏腑之损坏也"

一、病因病机

(一)发病因素

本病之病因多由先天禀赋不足,后天失养,肾阳亏虚;或久病不愈,脾肾失养,阳气不足;或放疗以后,伤于气血,脾肾亏虚、肾精不足等诸多因素致使全身功能不足而发为本病。

(二)病机及演变规律

中医认为肾藏元阴元阳,为水火之脏,主藏精,为人体生长,发育、生殖之源,生命活动之根,故为先天之本,脾主运化,与胃共完成水谷的消化,吸收和输布,为气血生化之源,故称为后天之本,脾之健运有赖于肾阳之温煦,而肾气充沛,又靠脾胃化生气血之初养。两者转相滋养,相互为用,共同维持机体的生命活动,本病的病机关键为脾肾阳虚,脾失运化,肾失温煦,水湿内停,精明失充,气血生化乏源,变生诸症,始终是贯穿"以虚为本"。兼顾脏腑、阴阳、气血、水湿。由于阳气虚衰,无以运化水湿,推动血行,临床也可见痰湿、瘀血等病理兼夹。

(三)病位、病性

本病病位主要在脾肾,涉及心。病性为虚。

(四)分证病机

1.肾阳不足:患者先天肾元不足,阳气方虚,无力鼓动血脉,血行不畅瘀滞于颈部,颈部增大,发为本病。

2.阴阳两虚:患者先天肾元不足,日久阳损及阴,致阴阳俱虚,肾之精气不能随足少阴肾经过颈部而发为本病。

3.脾肾阳虚:患者禀赋不足或手术后,脾肾气伤或水邪久踞,导致肾阳虚衰不能温养脾阳或脾阳久虚不能充养肾阳,终则脾肾阳气俱伤而成本病。

4.心肾阳虚:患者操劳过度,损伤心阳,君火不能下潜,肾阳不足,不能温化水液,停而为饮,水饮之邪停于颈部而发为本病。

5.气血两虚:患者饮食不节,损伤脾胃,脾失健运,气血生化无源,造成气血俱虚,气血不足无法滋养颈部及全身而发为本病。

6.肾精亏虚:患者体弱,肾阴亏虚,肾精不充,不能上行滋养于颈部,而发为本病。

二、辨病

(一)症状

甲减的临床表现一般取决于起病年龄和病情的严重程度,具体表现为:

1.一般表现

乏力,感觉迟钝,畏寒,少汗,行动迟缓,易疲劳,嗜睡,记忆力明显减退,注意力不集中、食少纳差,大便秘结,体重增加等。

2.全身表现

肌肤苍白,肤色蜡黄色,面部表情淡漠,颜面浮肿,眼睑松肿,鼻、唇增厚,发音不清,言语缓慢、音调低哑,毛发干枯脱落,男性胡须生长慢,皮肤粗糙、少光泽,皮肤厚而冷凉,多鳞屑和角化,指甲生长缓慢、厚脆,表面常有裂纹。阴毛和腋毛脱落。

3.精神神经系统

表现精神倦怠,反应迟钝,理解力和记忆力减退。视力、听力、触觉、嗅觉亦迟钝。嗜睡、精神抑郁或烦躁,多虑神经质,伴有头昏、头晕、耳鸣。手足麻木,痛觉异常。腱反射的收缩期往往敏捷,活泼,而腱反射的松弛期延缓,跟腱反射减退。膝反射多正常。

4.心血管系统

表现为心动过缓,心音减弱,心排血量明显减少,心肌耗氧量减少,但较少发生心绞痛,可伴有心脏扩大,伴心包积液,血压偏高,特别是舒张期血压升高多见,心电图呈低电压 T 波倒置,QRS 波增宽,P-R 间期延长,久病者易发生冠心病。

5.消化系统

表现为食少纳差,纳食不香,厌食、腹胀、便秘、肠鸣、鼓肠、甚至出现麻痹性肠梗阻,不少患者出现胃酸缺乏,甚至无胃酸;肝功能中 LDH、CPK,以及 AST 有可能增高,由于胃酸缺乏或维生素 B_{12} 吸收不良可致缺铁性贫血或恶性贫血。

6.肌肉与骨骼

肌肉松弛无力,主要累及肩、背部肌肉,肌肉阵发性短暂性疼痛、痉挛、强直,受寒时易发作或出现齿轮样动作。腹背肌与腓肠肌有痉挛性疼痛,关节也常疼痛,骨质密度可增高。

7.呼吸系统

因黏液性水肿、肥胖、充血、胸腔积液以及循环系统功能减退等综合因素引起呼吸急促,胸闷气短,肺泡中二氧化碳弥散能力降低,从而产生咽痒、咳嗽、咳痰等呼吸道症状,甚至出现二氧化碳麻醉现象。

8.血液系统

因甲状腺激素不足而造血功能减退,红细胞生成数减少,胃酸缺乏导致铁和维生素 B_{12} 吸收不良,若系女士月经量多,则可使患者中多数有轻、中度的正常色素和低色素小红细胞型贫血,少数有恶性贫血。血沉亦增快,Ⅷ、Ⅸ因子缺乏造成凝血机制减弱,易发生出血现象。

9.内分泌系统

肾上腺皮质功能比正常低,虽无明显肾上腺皮质功能减退的临床表现,但可表现 ACTH 分泌正常或降低 ACTH 兴奋试验延迟,血和尿皮质醇降低。性欲减退,男性出现阳痿,女患者可有月经过多、闭经及不育症。

10.泌尿系统及水电解质代谢

甲减时,肾脏血流量多减少,肾小球的基膜增厚可出现少量的蛋白尿,肾脏排泄功能受损,以致组织水潴留,Na 交换增加而出现低血钠,然 K 的交换多正常,血清 Mg 增高,但交换的 Mg 排出率降低。

11.昏迷

昏迷是甲减患者出现黏液性水肿最严重的临床表现,一般见于老年,长期未正规治疗,常在寒冷的冬季发病,感染和受凉是常见的诱因。

(二)体征

面色发黄,轻度浮肿,皮肤干燥和发凉,头发稀少,无光泽,心动过缓,动作反应缓慢,跟腱反射弛张期延迟,嗓音嘶哑,甲状腺肿大等。

三、类病辨别

1.贫血:25%～30%甲减患者常有贫血,但其血清 T_3、T_4 降低和 TSH 升高可与一般贫血鉴别。

2.肥胖症:此类患者因伴有不同程度水肿,容易误诊为甲减,其甲状腺功能正常可与甲减鉴别。

3.慢性肾炎:慢性肾功能不全、慢性肾炎患者常常会表现甲状腺激素测定异常,主要是血清 T_3 下降,这是机体降低代谢率的保护性反应,其尿蛋白阳性及肾功能不全可鉴别。

4.特发性水肿:特发性水肿的诊断需排除甲状腺、肾、肝、胰、胃肠、心脏等器质性病变的可能方能确诊。

四、治疗

(一)辨证论治

1.肾阳虚证

主症:腰膝酸软,神疲乏力,畏寒肢冷,动作迟缓,反应迟钝,毛发稀疏脱落,性欲减退,男子可见阳痿、滑精、早泄,女子可见宫寒不孕、白带清稀量多、月经不调,小便清长或遗尿,大便溏,舌淡苔白,脉沉细无力等。

治法:温肾助阳,益气驱寒。

方药:桂附八味丸化裁。黄芪15g,党参20g,熟附子9g,肉桂9g,肉苁蓉9g,熟地黄15g,山茱萸15g,山药15g,茯苓15g,泽泻15g。

化裁:若有血瘀征象,可加丹参、桃仁活血通脉;若有少许湿象,可加少许泽泻、车前子等。

2.脾肾阳虚证

主症:见形寒肢冷,腰腹冷痛,神疲乏力,少气懒言,嗜睡健忘,肢体浮肿,表情淡漠,反应迟钝,耳鸣耳聋,五更泄泻或完谷不化,舌淡胖有齿痕,苔白滑,脉沉细无力等。

治法:温中健脾,扶阳补肾。

方药:补中益气汤或香砂六君丸合四神丸加减。黄芪15g,党参10g,白术12g,茯苓15g,熟附子9g,补骨脂15g,吴茱萸6g,升麻6g,当归10g,砂仁3g(后下),陈皮6g,干姜4片,红枣4枚。

化裁:临床应用如腹胀食滞者,可加大腹皮、焦三仙等;纳食减少,可加木香、砂仁;黏液性水肿患者脾肾阳虚证多见,此时可用茯苓、泽泻、车前子等,但需在补肾健脾的基础上应用,不可猛然攻逐水饮,可加白芷、柴胡;妇女月经过多,可加阿胶、三七。

3.心肾阳虚证

主症:神疲乏力,畏寒肢冷,胸闷气促,心悸心慌,朦胧昏睡或是失眠,肢体浮肿,腰膝酸软,小便不利,舌质淡,舌体胖大,苔白滑,脉沉细或脉迟缓等。

治法:温补心肾,强心复脉。

方药:真武汤合炙甘草汤加减。黄芪 15g,党参 12g.熟附子 9g,桂枝 9g,茯苓 15g,白芍药 15g,猪苓 15g,杜仲 12g,生地 10g,丹参 15g,生姜 30g,甘草 15g。

化裁:对心动过缓者,可酌加麻黄 6g、细辛 3g;若脉迟不复或用参附汤、生脉散,并酌加细辛用量。

4.阳虚湿盛

主症:除具有脾肾阳虚的证候外,又见周身负重,双下肢为甚,小便量少,胸腹满闷、周身沉重、酸软乏力,舌体胖大而淡嫩,苔白腻,脉沉迟无力。

治法:温阳益气,化气行水。

方药:真武汤合五苓散化裁。党参 15g,黄芪 60g,白术 15g,茯苓 30g,茯苓皮 30g,猪苓 30g,陈皮 9g,厚朴 9g,车前子 30g(包煎),干姜 10g,桂枝 10g,熟附子 12g,淫羊藿 15g,白芍 12g,炙甘草 6g。

化裁:小便不利,全身肿甚,气喘烦闷,可加葶苈子、川椒目、泽兰;如腰膝酸软,神疲乏力,可合用济生肾气丸。

5.阴阳两虚

主症:畏寒肢冷,眩晕耳鸣,视物模糊,皮肤粗糙,小便清长或遗尿,大便秘结,口干咽燥,但喜热饮,男子阳痿,女子不孕。舌淡苔少,脉沉细。

治法:温润滋阴,调补阴阳。

方药:以六味地黄丸、左归丸等化裁。熟地黄 15g,山药 15g,山萸肉 12g,黄精 20g,菟丝子 9g,仙灵脾 9g,肉苁蓉 9g,何首乌 15g,枸杞子 12g,女贞子 12g,茯苓 15g,泽泻 15g。

化裁:若大量滋阴药物使用后,大便仍干结难下者,可酌加火麻仁、枳实;若阳虚明显者,可加附子、肉桂;阴虚明显者,加生地黄、生脉散等;本方阴柔滋腻之品较多,久服恐易滞碍脾胃,故宜加入陈皮、砂仁。

(二)特色专方

1.加味肾气汤

肉桂 3g,制附片 10g,熟地 10g,山萸肉 10g,淮山药 10g,云苓 15g,丹皮 10g,泽泻 10g,当归 10g,川芎 10g,每日 1 剂,水煎,早晚两次温服。此方可通过调整原发性甲状腺功能减退症肾阳亏虚证患者的免疫功能,纠正异常的甲状腺激素水平,改善内分泌代谢紊乱的病理状态,从而改善临床症状,取得较满意疗效。

2.温肾补阳方

肉苁蓉 20g,仙灵脾 15g,补骨脂 20g,黄芪 20g,炒白术 15g,女贞子 15g,墨旱莲 12g,熟地 30g,甘草 10 等。辨证加减:倦怠乏力重者加党参 15g;面部浮肿较盛者加茯苓 20g,薏苡仁 30g,车前子 15g;下肢肿甚者加泽兰 30g,泽泻 30g。上药加水泡 0.5 小时,然后煎两次取汁 200mL,1 剂/天,早晚分温服。临床研究表明温肾补阳方联合小剂量优甲乐,在减少甲状腺激素服用量的同时,能够显著改善患者症状及体征,降低血清中 TSH 含量,值得临床推广。

3.右归丸加减

(制)附子 9g(先煎),肉桂 3g(后下),熟地黄 12g,山茱萸 12g,枸杞子 12g,山药 15g,黄芪 30g,党参 15g,肉苁蓉 15g,丹参 15g,炙甘草 6g。苔腻去熟地黄;下肢浮肿加牛膝、车前子、葶荄子;脘痞纳呆加茯苓、白术、生姜;胸闷心悸加瓜蒌皮、薤白、半夏;长期便秘加当归、枳壳、升麻;记忆减退加菟丝子、鹿角胶、(制)何首乌。每天 1 剂,水煎分 2 次温服。两组均治疗 3 个月。临床研究提示运用中医温补肾阳法联合小剂量甲状腺素治疗老年甲减,在临床症状及实验室指标方面的改善效果均优于单纯小剂量甲状腺素,可供临床借鉴。

4.温阳益气活血方

黄芪 30g,熟附子 12g(先煎),白术 15g,茯苓 15g,山药 15g,淫羊藿 15g,肉苁蓉 12g,熟地 24g,枸杞 12g,丹参 18g,川芎 15g,炙甘草 6g,水煎 300mL,分早晚饭后 30 分钟温服。治疗 2 个月为 1 个疗程。临床观察表明温阳益气活血方在改善患者临床症状、体征及甲状腺功能等方面均有良好的疗效,优于单用西药的效果,且无明显毒副作用。

5.补肾填精方

制何首乌 50g,黄芪 30g,熟地黄 25g,仙灵脾 10g,菟丝子 10g,仙茅 10g,肉桂 10g,党参 20g。若阳虚畏寒明显者,加附子 10g;若性功能衰退者,可加巴戟天 10g,阳起石 10g;若脾虚泄泻者,加补骨脂 15g,白术 15g;兼有浮肿者,可酌加泽泻 15g,茯苓 15g;兼大便秘结者,则配肉苁蓉 10g,并以生地黄易熟地滋阴润下;若颈部有瘿瘤者,可加牡蛎、浙贝母、玄参各 20g。临床上应用总有效率可达 97.6%,值得参考。

6.九味暖肾汤

熟地 30g,淮山药 30g,山萸肉 10g,补骨脂 10~15g,肉桂 6~9g,泽泻 10g,肉豆蔻 10g,鹿角片 10g,吴茱萸 10g。用此方治疗 56 例甲减患者,并设对照组以甲状腺素片治疗 42 例,结果显示,西药激素替代治疗疗效与中药九味暖肾汤疗效比较无显著性差异,但中药疗程短,疗效稳定,症状完全消失者停药后随访 2 年未复发。

7.益气温阳消瘿煎剂

黄芪 30g,人参 10g,五味子 15g,麦冬 15g,巴戟天 10g,补骨脂 10g,桂枝 8g,干姜 5g,三棱 5g,莪术 5g,大枣 4 枚,炙甘草 5g,每天 1 剂,分早晚服用。3 个月为 1 个疗程,连续 2 个疗程。此方对内分泌腺体功能可起促进调节作用,可改善残存甲状腺分泌功能,使甲状腺激素分泌量增加而减少外源性甲状腺素的用量。临床观察表明,益气温阳消瘿煎剂联合左甲状腺素钠片治疗原发性甲减的临床疗效确切,可为临床医师用药提供参考。

8.参芪附桂汤

黄芪 40~60g,党参 20~40g,肉桂粉 3~6g,附片 6~9g,熟地 20~30g,炙甘草 5~10g,腹胀便秘者加肉苁蓉、当归各 20g;嗜睡懒言者加升麻 10g;毛发稀疏脱落者加首乌 15g,枸杞子 20g;面浮肢肿者加茯苓 20g,生姜、白术各 10g。每日 1 剂,分 2 次温服,1 月为 1 疗程,一般 2~3 疗程。此方可补肾暖脾,益气消阴。能改善甲减患者的临床症状,调整激素水平。

9.补中益气汤加味

由补中益气原方(黄芪、人参、白术、甘草、当归、陈皮、升麻、柴胡)加入夏枯草、连翘、王不留行、莪术、浙贝母几味药,并重用黄芪之量而组成,此方临床应用多年,治疗甲减,收到良好的疗效,可供参考。

10.温阳化浊膏

人参 90g,黄芪 300g,制附子 60g(先煎),肉桂 30g,杜仲 150g,补骨脂 120g,淫羊藿 150g,

菟丝子 150g,肉苁蓉 150g,巴戟天 150g,紫河车 90g,熟地黄 300g,枸杞子 150g,黄精 150g,当归 120g,白芥子 300g,石菖蒲 180g,青皮 90g,陈皮 120g,薏苡仁 150g,白术 150g,苍术 90g,茯苓 150g,川芎 150g,赤芍 150g,神曲 150g,红景天 60g,灵芝 90g,阿胶 180g,鹿角胶 150g。此方中药物除阿胶、鹿角胶外,其余药物加水煎煮 3 次,滤汁去渣,合并滤液,加热浓缩为清膏,再将阿胶、鹿角胶加适量黄酒浸泡后隔水炖烊,冲入清膏和匀,最后加蜂蜜 300g 收膏即成,每次 15~20g,每日 2 次,开水调服。若心阳虚证明显者,加桂枝、薤白等;脾阳虚证明显者加干姜、砂仁等;阴虚证明显者去附子、肉桂,加生地黄、山萸肉、麦冬、龟甲等;水湿证明显者加猪苓、泽泻、冬瓜皮等;痰浊证明显者去附子,加半夏、莱菔子等;血瘀证明显者加丹参、桃仁、红花等。临床上应用此方,初期可联合甲状腺激素使用,待甲状腺的分泌功能逐渐恢复稳定,可撤掉甲状腺激素,最后再以中药收功。

(三)中药成药

1.心脑血脉宁

此药以健脑宁心、益气养血通络为法则,从而改善脑疲劳,调节脑垂体功能。心脑血脉宁为纯中药制剂,主要由黄芪、丹参、茺蔚子、当归、川芎、赤芍、水蛭等组成,具有益气、养血、通络之功效,临床见效快且佳。

2.扶正消瘿合剂

主要由仙茅、仙灵脾、黄芪、柴胡、浙贝、当归、云苓、泽泻、杭芍、牛膝等药物组成。每次服用 20mL,每日 3 次。可温补肾阳,益气调肝,温通泄浊。

3.抑减胶囊

由仙茅、仙灵脾、泽泻、巴戟天、炙黄芪各 15g,夏枯草、茯苓各 30g 等药物组成,每次 3 粒,日 3 次。可补肾壮阳、活血化瘀,主要用于治疗肾阳虚型甲减。

4.金匮肾气丸

由干地黄、山药、山茱萸、泽泻、茯苓、丹皮、桂枝、炮附子所组成。功效温补肾阳。适用于甲状腺功能减退症之各种证型。用法:每次 10g,日 2 次,开水或淡盐汤送下。

5.右归丸

由熟地黄、附子(炮附片)、肉桂、山药、山茱萸(酒炙)、菟丝子、鹿角胶、枸杞子、当归、杜仲(盐炒)组成,可温补肾阳,填精止遗,适用于肾阳虚或脾肾阳虚型甲减患者。

6.金水宝

由冬虫夏草的人工发酵菌丝体制成。能补虚损、益精气,服用方法为每天 3 次,每次 3 片。适用于脾肾阳虚证甲减,可增加临床疗效。

7.参鹿片

由鹿角片 4.5g,仙灵脾 30g,党参 12g,锁阳 12g,枸杞子 9g 等组成,1 日 3 次,每次 5 片,连续服用 3 个月为 1 个疗程。

8.温阳片

由制附子、干姜、肉桂、党参制成,适用于阳虚型甲减患者,经临床观察可提高甲状腺激素水平。

9.甲荣康片

由人参、仙灵脾、鹿角霜、肉桂、熟大黄、香附、当归、车前子、海藻、荷叶等组成,每次服用 5 片,每日 3 次,8 周为一个疗程。甲荣康片不仅可以有效地改善甲减患者的症状和体征,而且具有较好的提高甲减患者的基础代谢率(BMR)、升高血清 T_3、T_4、FT_3、FT_4,降低 TSH,降低血脂、改善血液流变学的作用,同时还具有改善皮质醇等其他内分泌激素紊乱的作用。临床研究结果显示甲荣康对甲减患者的临床总有效率为 83.3%。

(四)针灸疗法

1.传统针刺疗法

(1)体针针刺法:本病以肾脏虚损为其根本,主要累及脾、心、肝三脏,血瘀、痰湿是其病标。取穴:主穴取气海、脾俞、肾俞、心俞、足三里。畏寒、肢冷、乏力加灸大椎、命门、身柱;水肿、尿少加针刺关元、阴陵泉、丰隆、灸关元、神阙;腹胀、便秘加天枢、上巨虚、大肠俞;反应迟钝、智力低下加百会、四神聪、太溪;心律不齐、心动过缓加内关、神门;肌肉关节疼痛加合谷、阳陵泉、太冲、曲池;月经不调加三阴交、血海;性功能障碍加大敦、秩边、环跳;食欲减退加公孙、内关、中脘;郁闷、心烦加曲泽、膻中、肝俞;病久阴阳两虚者,加行间、太溪。取穴均为双侧,毫针补法为主。

(2)针刺人迎穴:针刺人迎穴,每周 3 次。手法选用迎随补泻和《神应经》中论述的"三飞一进"的补法,按下列方法操作:进针至人迎穴部位后,静候 5 秒钟;用指甲轻弹针柄 3 次;以喉头为中心,往喉头方向向上向内搓针三下(名为飞);再把针推进 0.5～1cm,将针向喉头方向拨一下(此为一进)。治疗本病需要得气,即患者甲状腺要有明显胀感。同时,注意针此部位,不能用呼吸补泻法,否则会因喉头上下起伏,导致刺破血管而形成血肿。此法可有效缓解临床症状。

2.艾灸疗法

(1)艾条灸大椎穴:准备艾灸条,将其一端用火点燃,待烟去尽,将燃烧端由远至近靠向大椎穴,直到患者感到热度适宜(一般距皮肤 1.5～3cm),固定在这一部位,来回轻轻摆动艾灸条(需充分暴露皮肤,并注意防止明火烫伤),每天 1 次,每次灸 15～20 分钟(局部皮肤发红),15～30 天为一疗程,共治疗 2 个疗程,中间可休息数天。艾叶组成之艾条温灸大椎穴,能起温煦气血,透达经络,改善脏器功能,对提高机体免疫力,增加氧耗,促进代谢有明显作用。在药物治疗各种甲减症时,加用艾灸大椎穴能起到满意的协同作用。

(2)隔药粉艾炷灸:选用肾俞、脾俞、命门 3 穴,用二味温补肾阳的中药研粉,将药粉铺在穴位上,厚度为 1cm 左右,然后将直径约 5cm 的空心胶木圈放在药粉上,以大艾炷(艾炷底直径约为 4cm)在药粉上施灸,温度以患者舒适为宜或自感有热气向肚腹内传导为度。每周灸治三次,每次灸三穴,每穴灸 3～5 壮,4 个月为一疗程。此法不仅对原发性甲状腺功能低下者有效,而且对垂体功能低下所致甲状腺功能减退亦有良好效果。

3.中药内服配合穴位埋线疗法

取双侧肾俞、膀胱俞常规消毒局麻后,用 12 号腰椎穿刺针穿入羊肠线 1～1.5cm,刺入穴位得气后埋入羊肠线,以无菌干棉球按压片刻,外敷创可贴。2 周 1 次,6 次为 1 疗程。同时口服抑减胶囊,每次 3 粒,每日 3 次;加衡片(左旋甲状腺素钠)每日晨服 2 片。45 天后减为每日

1 片,以后根据甲状腺功能测定结果逐渐减量,直到停药。内服中药可温阳利水益气,并配合肾俞、膀胱俞埋入羊肠线,通过对穴位的长久刺激起到巩固疗效的目的。

4.耳针疗法

耳针疗法取穴取神门、交感、肾上腺、皮质醇下、内分泌、肾,均取双侧。以上穴位可分为两组,交替使用,留针 30 分钟,每隔 10 分钟运针 1 次。

5.五十营针刺合用穴位注射疗法

五十营针刺疗法:所有患者均采用五十营循环疗法针刺任脉中脘和关元穴,肺经太渊,大肠经合谷,胃经足三里,脾经三阴交,心经神门,心包经大陵,肾经太溪以及肝经太冲等穴位。针刺方法采用迎随补泻法,穴位顺序根据经气在十二经脉的循环流注按顺序依次进针,留针时间为 3 分钟。核酪注射液局部注射:治疗 30 分钟后取出毫针,以核酪注射液穴位注射双侧手三里和足三里。常规消毒皮肤后,选用一次性无菌注射器和长五号针头,采用提插法进针直刺手三里和足三里穴,每个穴位分别注射 1mL。10 次为 1 个疗程,隔日 1 次,连续治疗 6～7 个疗程。五十营针刺循环疗法配合核酪注射液穴位注射治疗,在调节机体免疫功能的同时,亦使甲状腺功能趋于正常,充分体现了中医辨证论治、标本兼顾、整体调理的特点。

6.针药并用疗法

中药基本方:黄芪 30g,党参 20g,附子(先煎)、肉桂各 12g,仙茅 9g,淫羊藿、薏苡仁各 30g,枸杞子 12g。随症加减,脾虚消化欠佳,加鸡内金 9g。焦山楂、神曲各 12g。陈皮 6g。贫血加当归 9g,红枣 15g;便秘加瓜蒌、火麻仁各 30g;浮肿加泽泻、茯苓、车前子(包)各 15g;甲状腺肿大加鳖甲 15g(先煎),龙骨 20g,牡蛎 25g;心率减慢加麻黄 10g。同时配用小剂量甲状腺片,并辅以黄芪注射液穴位注射。取穴:人迎、大椎、肾俞、脾俞、太溪、足三里、关元、曲池等穴。随症加减:肾阳虚甚加命门、气海穴;浮肿少尿加阴陵泉、三阴交穴;甲状腺肿大加气舍、水突、阿是穴;痴呆加大钟、百会、心俞穴。每次选 4 个穴,常规消毒,每穴注入 0.5mL 药物,隔 2 日 1 次。此法可增强机体免疫力,活跃甲状腺功能。

(五)饮食调护

1.甲减患者机体代谢降低,产热减少,故饮食应适当增加富含热量的食物,如乳类、鱼类、蛋类及豆制品、瘦肉等。平时可多食些甜食,以补充热量。

2.甲减患者胃肠蠕动功能下降,常有脾虚表现,口淡无味,消化不良,因此饮食应以易于消化吸收的食物为主,生硬、煎炸及过分油腻的食品不宜食用。

3.阳虚症状明显时可用龙眼、红枣、莲子肉等煮汤服用,妇女可在冬令配合进食阿胶、核桃、黑芝麻等气血双补。

第四节　亚急性甲状腺炎

一、中医病因病机

本病的发生,乃因内伤七情或外感六淫邪毒,以致气血不畅,痰凝血瘀,壅结于颈前而致。

（一）外感六淫邪毒

风热等邪毒侵袭机体，客于肺胃，又内有郁火，积热循经上扰，夹痰蕴结，壅聚颈前，经脉阻隔，不通则痛，而发为本病。

（二）内伤七情

本病与情志因素关系密切，宋代《太平圣惠方》指出："夫瘿气咽喉肿塞者，由人忧恚之气在于胸膈，不能消散，搏于肺脾故也。"肝气抑郁，郁久化火，既可炼液成痰，又可耗伤阴液，以致痰气凝滞或阴虚火旺；肝郁气滞，气滞则血瘀，痰瘀互结；肝郁犯脾，脾失健运，日久伤及脾阳，脾阳不振，水湿运化失常，聚而成痰，痰瘀互结，壅聚颈前而发病。

总之，本病病位在颈前，与肝、胆、肺、脾等相关，主要病机是痰、热、气、瘀壅结。早期病性多属实，邪留日久，损伤正气，则可见虚实夹杂之证。

二、临床表现

起病多急骤，初起常有发热、畏寒、全身不适等症状，继而出现特征性的甲状腺部位疼痛，常向下颌、耳部及枕后放射，少数可无疼痛。可有一过性甲状腺毒症表现。甲状腺轻度结节性肿大，质地中等，压痛明显，常位于一侧或一侧消失后又在另一侧出现。

三、诊断与鉴别诊断

（一）诊断

根据急性起病、发热等全身症状及甲状腺疼痛、肿大且压痛，结合 ESR 显著增快、血清甲状腺激素浓度升高与甲状腺摄[131]碘率降低的双向分离现象可诊断本病。

（二）鉴别诊断

1.急性化脓性甲状腺炎

甲状腺局部或邻近组织红、肿、热、痛，全身显著炎症反应，有时可找到邻近或远处感染灶；白细胞明显增高，核左移；甲状腺功能及摄[131]碘率多数正常。

2.慢性淋巴细胞性甲状腺炎

非典型病例应与慢性淋巴细胞性甲状腺炎相鉴别，后者少数病例可以有甲状腺疼痛、触痛，活动期血沉可轻度增快，并可出现短暂甲状腺毒症和摄[131]碘率降低，但是无全身症状，血清TgAb、TPOAb滴度增高。

四、中医治疗

（一）治疗原则

本病病位在甲状腺，与肝、脾、心、肾及三焦密切相关。中医认为本病多由外感时邪、七情不和、正气不足所致。目前亚急性甲状腺炎的辨证分型尚未统一，结合本病的发病过程，按早、中、晚三期辨证论治较为合理。

（二）分证论治

1.早期

（1）风热犯表型

证候：恶寒发热，热重寒轻，头痛身楚，咽喉肿痛，颈项强痛，转则不利，瘿肿灼痛，触之痛甚，可向耳、枕及下颌部放射，口干咽燥，渴喜冷饮，咳嗽痰少而粘，自汗乏力，舌质红，苔薄黄，脉浮数。

治法：疏风解表、清热解毒、利咽止痛。

处方：银翘散（《温病条辨＞）加减。

组成：药用银花、连翘、薄荷、牛蒡子、荆芥穗、淡豆豉、芦根、竹叶、桔梗、甘草等。

加减：热重者可加生石膏；瘿肿甚者可加天花粉。

（2）肝郁化火型

证候：瘿肿灼热而痛，心烦易急，咽部梗阻感，口渴喜饮，食欲亢进，双手细颤，失眠多梦，乏力多汗，女子则见经前乳胀，大便不调，舌质红，苔薄黄，脉弦而数。

治法：舒肝解郁、清肝泻火。

处方：丹栀逍遥散散（《内科摘要》）加减。

组成：药用白术、柴胡、当归、茯苓、牡丹皮、山栀、芍药、薄荷、甘草等组成。

加减：瘿肿甚者可加皂角刺、天花粉等。

2.中期（脾肾阳虚型）

证候：瘿肿，画色㿠白，畏寒肢冷，神疲懒动，纳呆便溏，肢体虚浮，性欲减退，男子可见阳痿，女子可见经量减少或闭经，舌淡胖，苔白滑，脉沉细。

治法：温补脾肾，利水消肿。

处方：阳和汤（《外科证治全生集》）加减。

组成：药用熟地、鹿角胶、肉桂、姜炭、白芥子、麻黄等。

加减：兼气虚者可加黄芪、党参；阳虚阴寒重者可加附子。

3.后期（气郁痰凝型）

证候：瘿肿，局部作胀，头晕胸闷，痰黏或有喉间有梗死感，舌红苔黄腻，脉弦滑。

治法：疏肝理气，化痰散结。

处方：海藻玉壶汤（《医宗金鉴》）加减。

组成：药用海藻、昆布、贝母、连翘、半夏、青皮、川芎、当归、甘草等。

加减：气郁甚者可加柴胡、香附等。

（三）中医特色治疗

1.专方专药

（1）清热消瘿汤：由金银花、连翘、板蓝根、大青叶、夏枯草、半枝莲、赤芍、蒲公英、浙贝母、甘草等组成。具有清热散结、化痰消瘿等功效。适用于亚急性甲状腺炎早期的患者。

（2）龙胆解毒汤：由龙胆草、柴胡、黄芩、栀子、郁金、川楝子、合欢花、连翘、金银花、鱼腥草等组成。具有清热解毒、消瘿散结等功效。适用于亚急性甲状腺炎早期肝郁化火证的患者。

（3）柴胡软坚汤：由柴胡、黄芩、浙贝、玄参、葛根、西洋参、夏枯草、半夏、桔梗、黄药子、生牡蛎、甘草等组成。具有清肝解郁、消瘿散结等功效。适用于亚急性甲状腺炎早期肝郁化火证肿块坚大者。

（4）海藻玉壶汤：由海藻、昆布、贝母、连翘、半夏、青皮、川芎、当归、甘草等组成。具有疏肝理气、化痰散结等功效。适用于亚急性甲状腺炎后期气郁痰凝证的患者。

2.中成药

①六神丸：由珍珠粉、牛黄、麝香、雄黄、冰片、蟾酥等组成，10粒，一日3次。适用于甲状腺肿痛明显者。

②雷公藤多甙片：为雷公藤提取物，60mg，每日3次。适用于阳虚兼痰凝证。

③银黄口服液：由金银花、黄芩等组成，每次服10mL，每日3次。适用于风热犯表证。

④板蓝根冲剂：每次10g，每日3次，适用于风热犯表证。

⑤生脉饮：由人参、五味子、麦门冬等组成，每次10mL，每日3次。适用于后期恢复。

3.针刺治疗

针刺治疗取血海、气海、丰隆、合谷、阿是穴等为主穴。风热者加外关、尺泽；肝郁化火者配期门、太冲；脾肾阳虚者配脾俞、肾俞、足三里；气郁痰凝者配太冲、三阴交、三焦俞。

4.中药外敷治疗

芙蓉膏：由芙蓉叶、大黄、泽兰叶、黄柏、黄芩，黄连、冰片组成，具有清热解毒消肿作用，适用于甲状腺肿痛明显者。

5.食疗

亚甲炎的食疗应根据不同的阶段选择不同的食疗方。

（1）疾病初期：发热，咽喉痛，颈前部肿大疼痛、压痛明显，咳嗽、低头时疼痛加重，并可向颌下、耳后、前胸等处放射，肿物增大迅速，质地坚硬，周围淋巴结无肿大。多数患者有心悸、怕热、多汗、多食易饥、大便次数增多、精神紧张、手抖等甲亢症状，舌红苔薄，脉弦数。

①绿豆银花粥：绿豆50g，金银花15g，大米50g。将大米、绿豆煮烂以后，放入金银花，煮3～5分钟后作为稀粥食用。

②白萝卜汁：将白萝卜500g洗净削皮后，切片捣碎成汁，频频饮用；或将白萝卜切丝，放入少许白糖和醋，拌匀后食用；也可将白萝卜叶洗净捣烂成汁，放入醋和酱油拌匀食用。

③生橄榄汁：将生橄榄50g洗净后去核捣碎成汁饮用；或将生橄榄嚼碎食用均可。

（2）疾病中期：疲倦乏力，怕冷、喜暖、嗜睡，精神不振，食欲不佳，腹胀，便秘，面部浮肿，舌体胖大、边缘有齿痕，舌质淡红，苔白脉沉细等。

①参芪薏仁粥：薏仁米50g，党参15g，生黄芪15g。用砂锅将生黄芪煮20分钟后滤去生黄芪，用其汁煮薏仁米和党参，煮烂以后食用。

②黄芪炖鸡肉：鸡肉200g，生黄芪30g，生姜3片，黄酒、食盐、酱油各少许。将生黄芪用砂锅煮汁后去掉黄芪，用其汁将切好的鸡肉块炖烂后，放入黄酒、生姜、食盐和酱油，食用之。

③姜枣茶：生姜3片，大枣10个，洗净后放入水中煮开，代茶饮，食生姜、大枣。

（3）疾病后期：疾病初、中期时的各种症状逐渐消失，颈前部留有小结节，随吞咽上下活动，无痛感。纳食、二便正常，舌红苔白，脉弦等。

①海带汤：海带100g，生姜2片，食盐、酱油各少许。将海带切丝，煮烂以后，加入生姜、食

盐和酱油,再稍煮片刻,喝汤吃海带。

②炒山慈姑片:生山慈姑 250g,去度切片,用食用油炒熟后,加入食盐少许,再加入醋拌匀食用之;或将山慈姑蒸熟后,加入蜂蜜少许拌匀食用之;或将山慈姑煮熟后,加入冰糖少许拌匀食用之。

③山楂:将生山楂 10 个洗净后食用;或将干山楂片煮水,加入冰糖或蜂蜜少许,代茶饮。

第七章　神经系统疾病

第一节　三叉神经痛

　　三叉神经痛是一种三叉神经分布区内短暂而反复发作的剧烈疼痛。三叉神经痛分为原发性与继发性两种，后者有明确的病因存在，前者病因不明。本节主要介绍原发性三叉神经痛。

　　三叉神经痛与中医学的"面风痛"相似，可归属于"面痛""头风"等范畴。

一、中医病因病机

　　本病多为三阳经络受邪所致，病因主要有风、火、痰、瘀、虚，其中初起以风、火多见，病久则多兼夹痰、瘀、虚。

　　病因病机可分为外感和内伤两个方面。因头为"诸阳之会"，手足三阳经均会于此；且"高巅之上，惟风可达"，风为阳邪，易犯头面，故大凡外感致病，多系风邪为患。又常兼夹寒、火、痰或风寒凝滞或风火灼伤或风痰壅阻，致三阳经络受阻而发为疼痛。风邪善行而数变，故疼痛可突然发作，反复无常。内伤致病，多与肝胆郁热、胃火炽盛、阴虚阳亢密切相关。风火攻冲头面，上扰清窍，而致头面疼痛，《证治准绳》有"面痛皆属火盛"之说；或因头面气血瘀滞，三阳经络阻滞不通所致。本病外感内伤常互为影响。外感致病，日久不愈，反复发作，可入里化热伤阴而成内伤；病久则血行迟涩，血瘀络痹而成顽疾，诚如《临证指南医案》所云："初为气结在经，久则血伤入络。"而内伤致病亦多易感受外邪，使病情加重。

　　总之，本病虽以风、火二邪为主因，亦常与寒、痰、瘀等兼夹为病。病机要点为三阳经络闭塞，不通则痛。病位主要在面部经络，与肝、胆、胃等脏腑密切相关。初发、暴痛为实，久病缠绵不愈则多虚、多瘀。

二、临床表现

　　1.本病多发于中老年人，40岁以上者达70％～80％，女性略多于男性。

　　2.以面部三叉神经一支或几支分布区内反复发作的短暂剧烈疼痛为特点。可长期固定在某一分支，尤以第二、三支为多见，亦可两支同时受累，多为单侧性。三叉神经痛发作前无先兆，呈电击、刀割、烧灼、撕裂、针刺样疼痛，以面颊、上下颌或舌部最明显。每次发作仅持续数秒钟至1～2分钟即骤然停止。口角、鼻翼、颊部、上唇外侧、舌等处最敏感，稍触动即可诱发，故称为"触发点"或"扳机点"。严重者刷牙、洗脸、说话、打呵欠、咀嚼、吞咽均可诱发，以致不敢做以上动作。

3.严重患者伴有面部肌肉反射性抽搐,口角牵向患侧,称为痛性抽搐。

4.病程可呈反复发作,间歇期完全正常。发作初期,发作次数较少,数日发作一次,间歇期亦长。大多随病程延长,发作渐频繁,间歇期变短。可呈周期性发作,每次发作可持续数天、数周至数月,缓解期数天至数年不等,很少自愈。一般神经系统检查无阳性体征。

三、诊断与鉴别诊断

(一)诊断

根据疼痛的部位、性质、面部的扳机点及神经系统检查无阳性体征,一般诊断不难。

(二)鉴别诊断

原发性三叉神经痛需与下列疾病鉴别:

1.牙痛

三叉神经痛(第二、三支)早期易被误诊为牙痛。牙痛为持续性钝痛,其疼痛局限于牙根部,进食冷、热性食物时牙痛加剧,牙有叩击痛。口腔科检查及 X 线摄片可以鉴别。

2.偏头痛

发作前多有视觉先兆,如暗点、亮点、异彩等,呈发作性、搏动性头痛。持续时间长,可达几小时或 1～3 天,多伴恶心、呕吐等。脑血流图、经颅多普勒检查有助于诊断。

3.舌咽神经痛

发作性质相同,但疼痛部位不同,多为舌根部、软腭和咽部剧痛,可因进食、吞咽、说话诱发,在以上部位喷涂局麻药可止痛。

4.继发性三叉神经痛

发作情况及特征与原发性三叉神经痛相似,检查可发现面部感觉减退、角膜反射迟钝、听力减弱等阳性体征。常见于多发性硬化、延髓空洞症、原发性或转移性颅底肿瘤等。

四、辨证论治

(一)风寒夹痰

主症:怕冷恶寒,发热或不发热,突然面部抽搐疼痛,疼痛时作时止,出没无定,伴有肢麻、头晕。舌红,苔白滑或腻,脉弦紧。

治法:祛风散寒,化痰通络。

处方:羌活胜湿汤合川芎止痛汤(蒋森验方)。

川芎 20g,荆芥 10g,防风 10g,全蝎 10g,荜茇 10g,蜈蚣 2 条天麻 10g,细辛 3g,羌活 10g,独活 10g,蔓荆子 10g,藁本 10g。

阐述:风寒侵犯脉络,脉络拘急,气血不行,不通则痛;或湿滞痰盛之体,复受寒邪,风寒夹痰,更致脉络阻滞,治当祛风化痰,散寒止痛。此方不能久用,必须严密观察病情变化,若寒邪化热则需及时更方,改用菊花茶调散加减(即川芎茶调散加僵蚕、菊花),否则火上加油,势不可止。若寒散痛止即需停药。本型临床不多见。

（二）肝郁化火

主症：面痛灼热，遇热加重，口苦咽干，心烦易怒，胸胁满闷，尿黄赤，便燥结。舌质红，苔黄燥，脉弦数。

治法：清肝泻火，平肝止痛。

处方：清肝汤加味。

白芍 30g，当归 10g，川芎 10g，柴胡 5g，山栀 10g，丹皮 10g，夏枯草 10g，甘菊 10g，苦丁茶 10g，羚羊角粉 0.3g（冲）。

阐述：清肝汤在《类证治裁》中原治气滞胁痛，移用于肝郁化火之三叉神经痛，主要取其清肝泻火，养血柔肝之用。方中川芎虽有止痛作用，但量不宜过大，须与白芍配伍，二药比例以1:3为宜。所加之品取其平肝凉血之功，其中羚羊角价格较高，只宜粉剂冲服或用羚羊角片5g，另煎亦可（可反复煎几次）。若肝火旺，大便秘结，当用生大黄 10g（后下），若量大至 30g 则反而无通泻之力；量少在 3g 左右，则有健胃之功；凡善用大黄者，多如此增减药量。

（三）胃火上扰

主症：面痛灼热，面色潮红，前额胀痛，口臭便秘。舌质红，苔黄腻或黄燥，脉弦滑。

治法：清胃泻火，祛风止痛。

处方：大黄黄连泻心汤加味。

大黄 10g（酒炒）黄芩 10g，黄连 6g，焦山栀 10g，生石膏 60g，僵蚕 10g，甘菊 10g，钩藤 12g（后下）。

阐述：大黄黄连泻心汤为清泻胃火之专剂；加焦山栀、石膏以增强清阳明胃热之功。僵蚕、甘菊、钩藤以祛风止痛。热极化火，往往生风，故如全蝎、蜂房、地龙亦可随证加入。其中大黄为本方之君药，入药不用后入，取其泻火、凉血、化瘀、通腑之意，酒炒取其升达头面之功。若见热劫津伤者可加鲜石斛 30～60g、知母 10g、白茅根 30g。若见热毒炽盛者，可加入中黄 10g 或吞服犀黄丸。

（四）气滞血瘀

主症：面色晦滞，疼痛如针刺刀割，病程长久，反复发作，日久不愈。舌有瘀斑，苔白，脉细滞涩。

治法：活血化瘀，祛风止痛。

处方：通窍活血汤加减。

赤芍 10g，川芎 10g，桃仁 10g，红花 5g，生姜 3 片老葱 3 枚大枣 30g，白芷 10g，蜈蚣 2 条全蝎 5g。

阐述：通窍活血汤原方用麝香，今以白芷易之，一取白芷善止头面诸痛，二防麝香香窜太过。加蜈蚣、全蝎以祛风止痛，桃仁、红花、赤芍、川芎活血止痛，生姜、大枣、老葱调和营卫以祛风。日久气滞血瘀，为病之标，其本多气阴两伤，如出现面部干燥、粗糙等症，宜加白芍 30g、北沙参 15g。

第二节　特发性面神经麻痹

特发性面神经麻痹简称面神经炎或贝尔麻痹,常由茎乳突孔内面神经非特异性炎症所致。以一侧面部表情肌突然瘫痪为临床特征。

本病与中医学的"面瘫"相似,可归属于"吊线风""歪嘴风""口僻"等范畴。

一、中医病因病机

本病病因多以风邪为主,可有风寒、风热之不同,也可见风邪与痰瘀夹杂。

(一)正气不足,风邪入中

由于机体正气不足,络脉空虚,卫外不固,风邪夹寒、夹热乘虚而入,客于颜面,走窜阳明经脉,气血痹阻,肌肉弛缓不收而致口僻。正如《诸病源候论·偏风口㖞候》中所说:"偏风口㖞是体虚受风,风入于夹口之筋也。足阳明之筋,上夹于口,其筋偏虚,而风因虚乘之,使其经筋急而不调,故令口僻也。"

(二)痰湿内生,阻于经络

若平素喜饮醇浆,偏嗜辛辣厚味,日久损伤脾胃,痰湿内生或因外感病邪,内袭络脉,气血受阻,津液外渗,停而为痰,加之外风引触,风痰互结,流窜经络,上扰面部,阳明经脉壅滞不利,即发口僻。

(三)气虚血滞,经脉失濡

气为血之帅,血为气之母。口僻日久不愈,正气日渐亏耗,气虚不能上奉于面,阴血亦难灌注阳明;或气虚血行无力,血液瘀滞于经脉,均可导致面部肌肉失于气血濡养而枯槁萎缩,终致口僻难复。

总之,本病的发生,主要是正气不足,络脉空虚,外邪乘虚入中经络,导致气血痹阻,面部经脉失养,肌肉弛缓不收,以风、痰、瘀、虚为其基本病机。初期病邪在络易治,久之则内居筋肉难愈。

二、临床表现

1.任何年龄均可发病。20～40岁最常见,男性多于女性。常为单侧。

2.急性起病,于数小时或1～3天内达高峰。表现为口角歪斜、闭目不紧或闭目不能、流涎、鼓腮、吹口哨时漏气、漱口时漏水,部分患者在起病后有同侧耳后、耳内、乳突区或面部的疼痛。查体时可见患侧表情肌瘫痪,皱眉时额纹变浅或消失、眼裂扩大、鼻唇沟变浅、口角下垂、露齿时口角歪向健侧,闭目时患侧眼球向外上方转动,露出白色巩膜,称 Bell 征。面颊肌瘫痪,进食时食物易滞留于患侧齿颊之间,并常有口水从该侧淌下,泪点随下睑外翻,使泪液不能正常吸收而外溢。还可以出现患侧舌前2/3味觉丧失与听觉过敏,耳廓与外耳道感觉减退,外耳道或鼓膜出现疱疹,称为 Hunt 综合征,系带状疱疹病毒感染所致。特发性面神经麻痹多为单侧性,偶见双侧,后者多为吉兰-巴雷综合征。

3.临床可根据经验和肌电图来判断预后：①不完全性面瘫者，在起病后1～2周开始恢复，1～2个月内可恢复并逐渐痊愈；大约75%的患者在几周内可基本恢复正常。年轻的患者预后较好。②面瘫4天后镫骨肌反射仍存在者预后良好。③发病时伴有乳突疼痛，老年患者，有糖尿病、高血压、动脉硬化、心绞痛或有心肌梗死病史者，预后均不良。④面神经传导检查对早期（起病后5～7天）完全面瘫者的预后判断是一种有效的方法。如受累侧诱发的肌电动作电位M波波幅为正常侧的30%或以上者，则在2个月内可望完全恢复；如为10%～30%者，则需2～8个月恢复，且可有一定程度的并发症；如仅为10%或以下者，则需6个月到1年才能恢复，且常伴有并发症（面肌痉挛及连带运动）；如病后10天内出现失神经电位，恢复时间则将延长。

三、诊断与鉴别诊断

（一）诊断
根据急性起病的周围性面瘫即可诊断。

（二）鉴别诊断
本病需与能引起面神经麻痹的其他疾病相鉴别。

1.吉兰-巴雷综合征

可发生周围性面神经麻痹，常为双侧性，且有对称性肢体运动和感觉障碍，脑脊液有蛋白-细胞分离现象。

2.大脑半球肿瘤、脑血管意外等

其发生的中枢性面瘫仅限于病变对侧面下部表情肌的运动障碍，且多伴有对侧肢体的瘫痪、舌肌瘫痪。如是脑干病变引起的交叉瘫痪，可见病变同侧所有的面肌均瘫痪，面瘫对侧的肢体瘫痪。

3.脑桥小脑角颅底病变

如听神经瘤、脑桥小脑角脑膜瘤或蛛网膜炎、颅底脑膜炎、鼻咽癌等引起的面神经麻痹，常同时伴有其他颅神经损害或小脑损害。脑桥小脑角病变除面瘫外，常有复视、耳鸣、眩晕、眼球震颤、共济失调等表现。

四、中医治疗

（一）治疗原则
本病初期以疏散风邪为法，后期以祛风化痰、益气活血等为主。

（二）分证论治
我科通过多年的临床观察及优势病种诊疗方案的不断优化，将口僻的中医辨证分为风寒袭络、风热袭络、风痰阻络、气虚血瘀四型。

1.风寒袭络

证候：突然口眼㖞斜，眼睑闭合不全，伴恶风寒，发热，肢体拘紧，肌肉关节酸痛，舌质淡红，苔薄白，脉浮紧或浮缓。

治法:祛风散寒,和营通络。

方药:荆防败毒散。药用:荆芥 15g,防风 12g,川芎 9g,羌活 6g,茯苓 15g,独活 10g,桔梗 15g,柴胡 10g,枳壳 10g,甘草 6g。每日 1 剂,水煎服。

加减:表虚自汗者加桂枝、白芍、黄芪以调和营卫,益气固表;兼头痛者加白芷、葛根以疏风解痉、清利头目;兼寒邪热变加贯众、重楼,兼痰浊阻络者加胆南星、白芥子以化痰通络。

中成药:玉屏风颗粒,每次 5g,每日 3 次。

2.风热袭络

证候:突然口眼㖞斜,眼睑闭合不全,伴口苦,咽干微渴,肢体肌肉酸楚,舌边尖微红,舌苔薄黄,脉浮数或弦数。

治法:祛风清热,活血通络。

方药:大秦艽汤加减。药用:秦艽 18g,川芎 9g,当归 9g,赤芍 12g,石膏 30g,羌活 9g,防风 9g,细辛 3g,黄芩 12g,生地 18g,僵蚕 6g,全蝎 6g,甘草 6g。每日 1 剂,水煎服。

加减:若风热表证明显者,可去细辛、羌活,加桑叶、蝉蜕以加强疏散风热之力;兼头晕目赤者,加夏枯草、栀子以清肝泄热;兼风痰阻络者,加白附子、胆南星祛风化痰。

中成药:板蓝根片,每次 3 粒,每日 3 次。

3.风痰阻络

证候:突然口眼㖞斜,眼睑闭合不全或面部抽搐,颜面麻木作胀,伴头重如蒙,胸闷或呕吐痰涎,舌胖大,苔白浊或腻,脉弦滑。

治法:祛风化痰,通络止痉。

方药:牵正散加味。药用:白附子 6g,白僵蚕 10g,全蝎 9g,白芥子 15g,胆南星 12g,防风 12g,白芷 10g,天麻 15g,陈皮 6g。每日 1 剂,水煎服。

加减:若面肌抽搐频发者,加地龙、蜈蚣以助熄风通络止痉;若病久见瘀血之象者,加桃仁、鸡血藤、白芍以活血化瘀。

中成药:复方地龙胶囊,每次 2 粒,每日 3 次。

4.气虚血瘀

证候:口眼㖞斜,眼睑闭合不全或面部抽搐,颜面麻木,伴头昏头痛,舌质淡黯,苔薄白,脉细涩或细弱。

治法:益气活血,通络止痉。

方药:补阳还五汤加减。药用:黄芪 45g,当归尾 12g,川芎 9g,桃仁 12g,川红花 9g,白芍 15g,地龙 10g。每日 1 剂,水煎服。

加减:偏寒者加桂枝、细辛以加强辛温解表散寒之力;兼痰浊者加白芥子、半夏、胆南星以助化痰之功。

中成药:大活络丸,每次 9g,每日 2 次。

(三)其他疗法

1.推拿疗法

(1)常用穴位:百会、印堂、风池、四白、颊车、阳白、地仓、曲池等。

(2)常用手法:按、揉、抹、扫、擦等。

2.针刺疗法

常用主穴:翳风、下关、颊车、阳白等,配穴:四白、鱼腰、地仓、合谷等。宜用弱刺激,每日1次,每次留针20分钟,连续治疗10天为1个疗程,一般需作2～3个疗程的治疗。耳针:每隔2天换贴1次,每次一耳,双耳交替,15次为1个疗程。

3.艾灸、隔姜灸

通过温热刺激对经络腧穴的作用防病治病。温通经络,祛湿逐寒,行气活血。

4.推揉

颌面部自下而上地推揉,可改善面部的血液循环。

5.中药热敷

在颌面部局部中药热敷,可用活血化瘀、祛风通络、散寒止痛、清热利湿等药物外敷,如桃红牵正散、半夏、南星、马钱子、冰片等。

6.食疗

(1)参芪乌鸡汤:党参15g,黄芪15g,三七10g,乌鸡四分之一只,生姜2片,煲汤饮食。补虚扶正、祛痰,用于恢复期气血较弱者。

(2)防风粥:粳米煮粥,防风、葱白水煎取汁,待粥将熟时掺加药汁,煮成稀粥,温服。可祛风解表散寒,用于风寒袭络者。

(3)姜糖苏叶饮:紫苏叶、生姜、红糖滚水浸泡,可疏风散寒解表,用于外感风邪者。

(4)大枣粥:大枣、粳米、冰糖熟烂成粥,可补气养血,用于气短乏力者。

第三节　脑梗死

一、概述

脑梗死,又称缺血性卒中,是由于脑部血流循环障碍,导致脑组织缺血缺氧而坏死,从而产生与损伤部分相对应的神经功能缺损症状的一类临床综合征,是脑血管病当中最常见的类型,约占70%。本病根据临床表现可分为四类:①全前循环梗死;②部分前循环梗死;③后循环梗死;④腔隙性梗死。此种分型方法称为牛津郡社区卒中计划分型(OCSP)。此外,还可根据病因分型将脑梗死分为五类,即TOAST分型:①大动脉粥样硬化型;②心源性栓塞型;③小动脉闭塞性;④其他明确病因型;⑤不明原因型。

脑梗死属于"中风病"中的"缺血性中风病"范畴,临床上以突然半身不遂、口眼㖞斜、言语謇涩或昏仆、不省人事等为表现。

二、中医病因病机

(一)病因

1.禀赋不足,正气虚衰

中年以后,正气渐虚,如李东垣所云"凡人年逾四旬,气衰之际……多有此疾"或久病气血亏损，"血为气之母"，精血不足，气无以生，"气为血之帅"，气虚血运不畅，瘀阻脑脉而不通；阴血不足则阴不制阳，阳亢于上，化风内动，夹痰瘀上犯脑窍，致脑脉不通，神机不用而发病。

2.劳倦内伤，内风动越

一是烦劳过度，易耗伤气阴，致阳气偏亢，从而阳亢于上，气血上逆，脑脉被阻，正如《内经》所云"阳气者，烦劳则张"是也；二是纵欲过度，耗伤肾精，引动心火，从而水不制火，火盛而风动，气血逆乱，上攻脑窍，脑脉闭阻，神机失用而为病。

3.情志过极，气机逆乱

平素暴躁易怒，肝火亢盛或情志抑郁，肝气郁滞，郁而化火，煎津凝痰，引动内风，风痰上攻，致脑脉闭阻，神机不用而发病。

4.饮食不节，痰湿内生

平素嗜食肥甘厚味或饮酒无度，致脾胃受损，失于运化，聚湿生痰，上扰脑窍，致脑脉不通、神机蒙蔽而为病。

以上诸因，均致脏腑虚衰，从而痰瘀内结，伏于体内。一遇诱因则应时而发，上阻脑窍，气血逆乱，经络闭塞，以致中风。

（二）病机

1.发病

气血亏虚是中风发病的根本内在原因，若遇劳倦、恼怒、房劳、饮食不节等诱因，则发为中风病。本病一般在安静或睡眠之时发病，起病急骤，渐进加重，轻者仅半身不遂，言语不利；重者则昏仆，不省人事。在中风发病之前，部分患者会出现一侧肢体发麻、晕厥发作等缺血先兆症状。

2.病位病性

本病病位在脑，与肝、肾、脾、心密切相关；病性为本虚标实，脏腑功能失调，气血亏虚为本，痰浊瘀血为标，急性期以痰瘀等标实证候为主，恢复期及后遗症期则以虚实夹杂之证为表现。

3.病势

本病有中经络及中脏腑之分。患者初起一般症状较轻，仅有半身不遂、偏身麻木、口舌㖞斜、言语不利等中经络表现，可逐渐发展至神昏、不省人事等中脏腑表现，部分患者可起病即为中脏腑表现。

4.病机转化

中风病的病机转化迅速，取决于机体正气与痰浊、瘀血等病理因素的斗争变化。急性期中经络，邪气轻浅，正气不虚者易康复；若中脏腑者，痰热得化，内风得熄，瘀血祛除，神志减清者，尚有转机之势；若邪盛正衰或失治误治，出现呃逆、呕血、抽搐、高热者，则病势凶险，救治困难。及至恢复期及后遗症期，常遗留半身不遂、偏身麻木、言语不利等症状，难以恢复。

综上所述，中风之病机复杂多变，归纳起来不外风（肝风）、火（肝火、心火）、痰（风痰、热痰、湿痰）、虚（血虚、气虚、阴虚、阳虚）、气（气郁、气逆）、血（血瘀）、毒（外感六淫过盛和内伤痰、瘀、郁、火过盛为毒）七端，其中气血亏虚是根本。此七端在一定条件下可相互影响，共同致病，如年老体衰，正气不足，饮食不节、情志过极、气候骤变等，导致脏腑气血失调，内风动越，夹痰夹瘀化毒，闭阻脑脉，神机失用而引起病变的发生。

三、诊断与鉴别诊断

(一)诊断

1.中医诊断标准

(1)主症：偏瘫，偏身感觉异常，口舌㖞斜，言语謇涩，言语不清或神识昏蒙。

(2)次症：头痛，眩晕，瞳神变化，饮水发呛，目偏不瞬，共济失调。

(3)急性起病，发病前多有诱因，常有先兆症状。发病年龄多在 40 岁以上。

具备 2 个主症以上或 1 个主症、2 个次症，结合起病、诱因、先兆症状、年龄即可确诊；不具备上述条件，结合影像学检查结果亦可诊断。

2.西医诊断标准

(1)急性起病。

(2)局灶性神经功能缺损，少数为全面神经功能缺损。

(3)症状和体征持续数小时以上。

(4)脑 CT 或 MRI 排除脑出血和其他病变。

(5)脑 CT 或 MRI 有责任梗死病灶。

具备以上五点可诊断为急性缺血性脑卒中。

3.疾病分期

(1)急性期：发病 2 周以内。

(2)恢复期：发病 2 周至 6 个月。

(3)后遗症期：发病 6 个月以后。

4.病类诊断

(1)中经络：中风无意识障碍者。

(2)中脏腑：中风有意识障碍者。

(二)鉴别诊断

1.厥证

以突然神昏，四肢逆冷为主要表现，而醒后无半身不遂等中风症状。劳累及紧张可诱发本病。而中风病常遗留后遗症，如半身不遂、言语不利等。

2.痫病

以发作性神昏、肢体抽搐、醒后如常为主要表现。中风则常遗留后遗症状。中风急性期可有痫性发作，后遗症期可继发痫病，但均有中风的相应表现，可资鉴别。

3.口僻

以口眼㖞斜、额纹消失、闭目不能、鼓腮漏气、鼻唇沟变浅等为主要表现，部分患者可有同侧耳后疼痛；而中风虽可表现为口眼㖞斜、鼻唇沟变浅等口僻症状，但无额纹消失，并常伴有半身不遂、偏身麻木、言语謇涩等症状，故可鉴别。

四、辨证论治

（一）辨证要点

1.辨诱因及先兆症状

本病发病多有气候骤变、烦劳过度、情志相激、跌仆努力等诱因。先兆症状如素有眩晕、头痛、耳鸣，突然出现一过性言语不利或肢体麻木，视物昏花，甚则晕厥，一日内发作数次或几日内多次复发。

2.辨中经络与中脏腑

按脑髓神机受损的程度与有无神识昏蒙分为中经络与中脏腑两大类型。中经络一般无神志改变，表现为不经昏仆而突然发生口眼㖞斜、言语不利、半身不遂；中脏腑则出现突然昏仆，不省人事，半身不遂，口舌㖞斜，舌强言謇或不语，偏身麻木，神识恍惚或迷蒙，并常遗留后遗症。中经络者，病位较浅，病情较轻；中脏腑者，病位较深，病情较重。

3.辨闭证、脱证

闭证，因邪气内闭清窍，症见神昏，牙关紧闭，口噤不开，肢体痉强。闭证属实证，根据有无热象，又有阳闭、阴闭之分。阳闭为瘀热痰火闭阻清窍，症见面赤身热，气粗鼻鼾，躁扰不宁，便秘溲黄，舌绛干，舌苔黄腻，脉象弦滑而数；阴闭为寒湿痰浊内闭清窍，症见面白唇暗，四肢不温，痰涎壅盛，静卧不烦，舌淡胖，舌苔白腻，脉象沉滑或缓。脱证属虚证，是五脏真阳散脱于外，阴阳即将离决之候。症见昏愦无知，目合口开，四肢松懈瘫软，手撒肢冷，汗多，二便自遗，鼻息低微，为中风危候。另外，临床上尚有内闭清窍未开而外脱虚象已露，即所谓"内闭外脱"者，亦为重症。

4.辨火、风、痰、瘀、气、虚的不同

平素性情急躁易怒，面红目赤，口干口苦，发病后躁扰不宁，大便秘结，小便黄赤，舌红苔黄则多属火热为患；若素有头痛、眩晕，突然出现半身不遂，甚或神昏、肢体抽搐、痉强拘急，属内风动越；素来形肥体丰，病后神昏，喉中痰鸣，舌苔白腻，属痰浊壅盛为患；若素有头痛，痛势较剧，舌质紫暗，多属瘀血为患。恢复期及后遗症期，多表现为气阴不足，阳气虚衰。如肢体瘫痪，手足肿胀，口角流涎，气短自汗，多属气虚；若兼有畏寒肢冷，为阳气虚衰的表现；若兼心烦少寐，口干咽干，手足心热，舌红少苔，多属阴虚内热。

5.辨"神"以察病势顺逆

重点观察神志和瞳孔的变化。中脏腑者，起病即现昏愦无知，如出现瞳孔变化，甚则呕吐、头痛、项强者，说明邪气日盛，病势逆重。先中脏腑，如神志逐渐转清，则病由重转轻，病势为顺，预后多好。若目不能视或瞳孔大小不等，手足厥逆或见戴阳及呕血症，均属病势逆转，难以挽救。

（二）治疗原则

中风病急性期标实症状突出，急则治其标，治疗当以祛邪为主，常用平肝熄风、降火化痰、通腑祛瘀、活血通络、醒神开窍等治疗方法。闭证治当熄风清火，豁痰开窍通腑；脱证治当扶正固脱，救阴回阳；内闭外脱则须开窍醒神与扶正固本兼用。中风病恢复期及后遗症期，多为虚

实夹杂,邪实未清而正虚已现,治宜扶正祛邪,标本兼顾,常用育阴熄风、益气活血等法。

(三)分证治疗

1.中风急性期

(1)中经络

①风火上扰证

证候:眩晕头痛,面红耳赤,口苦咽干,心烦易怒,尿赤便干。舌质红绛,舌苔黄腻而干,脉弦数。

治法:清热平肝,潜阳熄风。

方药:天麻钩藤饮加减,此方平肝熄风,清热活血,补益肝肾。主治肝阳偏亢,肝风上扰证。

常用药:天麻、钩藤、生石决明、川牛膝、黄芩、栀子、夏枯草。

加减:兼有头晕、头痛明显者加菊花、桑叶清热平肝;心烦易怒加牡丹皮、郁金清热养心;便干便秘加生大黄通腑。若症见神识恍惚者,为风火上扰清窍,由中经络向中脏腑转化,可配合灌服牛黄清心丸或安宫牛黄丸以开窍醒神。

②风痰阻络证

证候:头晕目眩,痰多而黏。舌质暗淡,舌苔薄白或白腻,脉弦滑。

治法:熄风化痰通络。

方药:化痰通络方,此方豁痰开窍,熄风通络。主治风痰瘀血,闭阻脉络证。

常用药:法半夏、生白术、天麻、紫丹参、香附、酒大黄、胆南星。

加减:瘀血症状突出,舌质紫暗或有瘀斑,可加桃仁、红花活血化瘀;舌苔黄腻,烦躁不安等有热象者,加黄芩、栀子清热除烦;头晕、头痛,加菊花、夏枯草平肝清热。

③痰热腑实证

证候:腹胀便秘便干,头痛目眩,咯痰或痰多黄稠。舌质暗红,苔黄腻,脉弦滑或偏瘫侧弦滑而大。

治法:化痰通腑。

方药:大承气汤加减,此方峻下热结,通腑导滞。用于阳明腑实证之痞、满、燥、实四症及脉实者等。

常用药:生大黄、芒硝、枳实、厚朴。

加减:热象明显者,可加栀子、黄芩增清热之力;年老体弱津亏者,可加生地黄、麦冬、玄参滋阴生津。

④阴虚风动证

证候:眩晕耳鸣,手足心热,咽干口燥。舌质红而体瘦,少苔或无苔,脉弦细数。

治法:滋阴熄风。

方药:镇肝熄风汤加减,此方镇肝熄风,滋阴潜阳。主治类中风,阴虚阳亢,肝风内动证。

常用药:生龙骨、生牡蛎、代赭石、龟甲、白芍、玄参、天冬、川牛膝、川楝子、茵陈、麦芽、川芎。

加减:夹有痰热者,加天竺黄、竹沥、川贝母清热化痰;心烦失眠者,加黄芩、栀子、夜交藤、珍珠母清热除烦;头痛重者,加生石决明、夏枯草平肝。

⑤气虚血瘀证

证候：面色㿠白，气短乏力，口角流涎，自汗出，心悸便溏，手足肿胀。舌质暗淡，舌苔白腻，有齿痕，脉沉细。

治法：益气活血。

方药：补阳还五汤加减，此方补气，活血，通络。主治中风之气虚血瘀证。

常用药：生黄芪、全当归、桃仁、红花、赤芍、川芎、地龙。

加减：气虚明显者，倍黄芪，加党参、太子参以益气；言语不利，加远志、石菖蒲、郁金化痰祛浊；心悸、喘息，加桂枝、炙甘草温阳利水；肢体麻木加木瓜、伸筋草、防己舒经活络；上肢偏废者，加桂枝温经通脉；下肢瘫软无力者，加川续断、桑寄生、杜仲、牛膝补肾强腰膝；小便失禁加桑螵蛸、益智仁温肾收涩；血瘀重者，加莪术、水蛭、鸡血藤破血逐瘀。

(2)中脏腑

①痰蒙清窍证

证候：神志不清、半身不遂，口舌歪斜，言语謇涩或不语，痰鸣漉漉，面白唇暗，肢体瘫软，手足不温，静卧不烦，二便自遗。舌质紫暗，苔白腻，脉沉滑缓。

治法：温阳化痰，醒神开窍。

方药：涤痰汤灌服或鼻饲苏合香丸。前方豁痰开窍，主治中风痰迷心窍证；后方芳香开窍，行气止痛，主治痰迷心窍之痰厥昏迷中风偏瘫肢体不利。

常用药：茯苓、人参、甘草、橘红、胆南星、半夏、竹茹、枳实、石菖蒲。

加减：若兼有风象者，加天麻、钩藤平肝熄风；若寒象明显，加桂枝温阳化饮；若兼有血瘀，加水蛭、地龙祛瘀活血。

②痰热内闭证

证候：神志不清，半身不遂，口舌歪斜，言语謇涩或不语，鼻鼾痰鸣或肢体拘急或躁扰不宁或身热或口臭或抽搐或呕血。舌质红，舌苔黄腻，脉弦滑数。

治法：燥湿化痰，醒神开窍。

方药：羚角钩藤汤配合灌服或鼻饲安宫牛黄丸。前方平肝熄风，清热化痰，主治肝经热盛，热极动风证；后方清热解毒，镇惊开窍，主治中风昏迷，热病，邪入心包，高热惊厥，神昏谵语等。

常用药：羚羊角、桑叶、钩藤、菊花、生地黄、白芍、川贝母、竹茹、茯神、甘草。

加减：若痰热内盛者可加天竺黄、胆南星，另服竹沥水或猴枣散清热化痰；若肝火旺盛，面红目赤，脉弦而有力者，可加龙胆草、茵陈、栀子以清肝泻火；若腑实热结，腹胀便秘，苔黄厚者，加生大黄、芒硝、枳实以清热通腑。

③元气败脱证

证候：昏愦不知，目合口开，四肢松懈瘫软，肢冷汗多，二便自遗。舌卷缩，舌质紫暗，苔白腻，脉微欲绝。

治法：益气回阳固脱。

方药：参附汤加减频频服用，此方回阳救逆。主治阳衰至极，元气大亏所致的脱证。

常用药：人参、附子。

加减：汗出不止加山茱萸、五味子、黄芪、龙骨、牡蛎以敛汗固脱；兼有瘀象者，加丹参、三七活血化瘀。

2.中风恢复期

(1)风火上扰证

证候:眩晕头痛,面红耳赤,口苦咽干,心烦易怒,尿赤便干。舌质红绛,舌苔黄腻而干,脉弦数。

治法:清热平肝,潜阳熄风。

方药:羚角钩藤汤加减,此方凉肝熄风,增液舒筋。主治肝经热盛,热极动风证。

常用药:羚羊角粉、生地黄、钩藤、菊花、茯苓、白芍、赤芍、竹茹、川牛膝、丹参。

加减:头晕、头痛,加夏枯草、桑叶等平肝;肝火旺盛,面红目赤者,可加龙胆草、栀子清泻肝火。

(2)痰瘀阻络证

证候:头晕目眩,痰多而黏。舌质暗淡,舌苔薄白或白腻,脉弦滑。

治法:化痰通络。

方药:半夏白术天麻汤合桃红四物汤加减,前方熄风化痰,主治风痰上扰证;后方祛瘀通络,主治血虚兼血瘀证。

常用药:半夏、天麻、茯苓、橘红、丹参、当归、桃仁、红花、川芎。

加减:瘀血重者,加用水蛭、地龙活血祛瘀;痰盛者,加胆南星、瓜蒌清热化痰。

(3)痰热腑实证

证候:腹胀,便干便秘,头痛目眩,咯痰或痰多。舌质暗红,苔黄腻,脉弦滑或偏瘫侧弦滑而大。

治法:化痰通腑。

方药:星蒌承气汤加减,此方清热化痰,通腑导滞。主治痰热腑实,风痰上扰型急性缺血性中风。

常用药:生大黄、芒硝、胆南星、瓜蒌。

加减:痰多者,加青礞石祛痰;热象明显者,加黄芩清热;气滞者,加厚朴、枳实理气。

(4)阴虚风动证

证候:半身不遂,口舌歪斜,言语謇涩或不语,感觉减退或消失,眩晕,耳鸣,手足心热,咽干口燥。舌质红而体瘦,少苔或无苔,脉弦细数。

治法:滋阴熄风。

方药:育阴通络汤,此方滋阴熄风,活血通络。主治中风恢复期之阴虚血瘀证。

常用药:生地黄、山茱萸、钩藤(后下)、天麻、丹参、白芍。

加减:心烦失眠者,加丹参、夜交藤、珍珠母清热安神;头痛重者,加生石决明、夏枯草以清肝熄风。

(5)气虚血瘀证

证候:半身不遂,口舌歪斜,言语謇涩或不语,面色㿠白,气短乏力,口角流涎,自汗出,心悸便溏,手足肿胀。舌质暗淡,舌苔白腻,有齿痕,脉沉细。

治法:益气活血。

方药:补阳还五汤加减,此方补气,活血,通络。主治中风之气虚血瘀证。

常用药:生黄芪、全当归、桃仁、红花、赤芍、川芎、地龙。

加减:汗出明显者,加生牡蛎敛汗;言语不利,加远志、石菖蒲、木蝴蝶化痰利咽;肢体麻木加豨莶草、伸筋草、防己舒经活络;肢体偏废者,加全蝎、乌梢蛇、川牛膝、桑枝、地鳖虫活血通络。

3.中风常见后遗症

(1)半身不遂

①气虚血瘀,脉络痹阻证

证候:半身不遂,肢软无力,患侧手足浮肿,语言謇涩,口眼歪斜,面色萎黄或暗淡无华。舌淡紫或舌体不正,苔薄白,脉细涩无力等。

治法:益气活血,通经活络。

方药:补阳还五汤。

常用药及加减参见恢复期气虚血瘀证。

②肝阳上亢,脉络痹阻证

证候:半身不遂,患侧僵硬拘挛,头痛头晕,面赤耳鸣。舌红绛,苔薄黄,脉弦硬有力。

治法:平肝潜阳,熄风通络。

方药:镇肝熄风汤加减。

常用药及加减参见恢复期阴虚风动证。

(2)语言不利

①风痰阻络证

证候:舌强语謇,肢体麻木。舌苔薄白或白腻,脉弦滑。

治法:祛风除痰,宣窍通络。

方药:解语丹,此方熄风,化痰,开窍。主治中风不语。

常用药:白附子、石菖蒲、远志肉、天麻、全蝎、羌活、僵蚕、木香、胆南星。

加减:头晕、头痛,加菊花、桑叶等清热平肝;痰多者加用陈皮、半夏化痰;兼瘀血者加用水蛭、地鳖虫破血逐瘀。

②肾虚精亏证

证候:音喑失语,心悸、气短及腰膝酸软。舌红,苔少,脉细弱。

治法:滋阴补肾利窍。

方药:地黄饮子加减,此方滋肾阴,补肾阳,开窍化痰。主治下元虚衰,痰浊上泛之喑痱证。

常用药:熟生地黄、巴戟天、山茱萸、石斛、肉苁蓉、附子、五味子、官桂、白茯苓、麦冬、石菖蒲、远志。

加减:兼有痰湿者,加用杏仁、桔梗、木蝴蝶化痰利咽;阴虚者,去附子、肉桂大辛大热之品。

③肝阳上亢,痰邪阻窍证

证候:言语謇涩,头痛头晕,面赤耳鸣。舌红,苔薄黄或腻,脉弦滑有力。

治法:平肝潜阳,化痰开窍。

方药:天麻钩藤饮。

常用药、加减参见中经络之风火上扰证。

（3）口眼歪斜

风痰阻络证

证候：口眼歪斜，肢体麻木。舌淡，苔白腻，脉弦滑。

治法：祛风，除痰，通络。

方药：牵正散，此方祛风化痰，通络止痉。主治中风口眼歪斜，半身不遂。

常用药：白附子、僵蚕、全蝎、川芎、防风等。

加减：口眼瞤动者，加天麻、钩藤、石决明平肝；头晕、头痛加菊花、桑叶清利头目。

五、其他疗法

（一）单方、验方

1.水蛭：研粉，1次3g，温水冲服，每日3次。

2.大川乌头、穿山甲、红海蛤各100g，捣为末，1次用15～20g，另将葱白捣汁和上药成饼，直径5cm，外敷左右脚心，再令其坐于密室，两脚置于热水盆中，使其出汗，感下肢发麻后停止。1周2次。治疗半身不遂。

3.桑枝、柳枝、苏木、艾叶、鸡血藤各50g，煎水3桶，浸泡手足至腕踝以上，1次15～20分钟，每日1次。治疗手足挛缩。

（二）中成药

1.醒脑静脉注射射液：麝香、郁金、冰片、栀子。具有清热解毒、凉血活血、开窍醒脑的功效。肌内注射，1次2～4mL，每日1～2次。静脉滴注，1次10～20mL，用5%～10%葡萄糖注射液或氯化钠注射液250～500mL稀释后滴注或遵医嘱。用于气血逆乱，脑脉瘀阻所致中风昏迷。

2.清开灵注射液：由胆酸、水牛角、珍珠母、栀子、板蓝根、金银花、黄芩等组成，具有清热解毒、镇静安神的功效。用于火毒内盛所致的热病，神昏，中风偏瘫，神志不清，烦躁不安。肌内注射，每日2～4mL。重症患者静脉滴注，每日20～40mL，以10%葡萄糖注射液200mL或氯化钠注射液100mL稀释后使用。

3.川芎嗪注射液：主要成分为盐酸川芎嗪，2,3,5,6-四甲基吡嗪盐酸盐，用于闭塞性脑血管疾病如脑供血不全、脑血栓形成、脑栓塞等。缺血性脑血管病急性期及其他缺血性血管疾病，以本品注射液40～80mg（1～2支），稀释于5%葡萄糖注射液或氯化钠注射液250～500mL中静脉滴注。速度不宜过快，每日1次。

4.血塞通注射液：主要成分为三七总皂苷。具有活血祛瘀、通脉活络的功效。用于中风偏瘫，瘀血阻络证。1次100mg，每日1～2次，肌内注射；1次200～400mg，用5%～10%葡萄糖注射液250～500mL稀释后缓缓静脉滴注，每日1次。

5.中风回春丸：由红花、川芎、丹参、土鳖虫、牛膝、桃仁、鸡血藤、茺蔚子、白花蛇、地龙、威灵仙、木瓜、忍冬藤、络石藤、伸筋草、当归、全蝎、蜈蚣、僵蚕等组成。具有活血化瘀、祛风通络的功效。用于痰瘀阻络所致的中风，症见半身不遂，肢体麻木，言语謇涩，口舌歪斜。1次1.2～1.8g，每日3次，口服；或遵医嘱。

6.华佗再造丸：主要成分为川芎、吴茱萸、冰片等。具有活血化瘀、化痰通络、行气止痛的功效。用于痰瘀阻络之中风恢复期和后遗症，症见半身不遂，拘挛麻木，口眼歪斜，言语不清。1 次 4～8g，每日 2～3 次；重症 1 次 8～16g，口服；或遵医嘱。

7.银杏叶片：主要成分为银杏叶提取物。具有活血化瘀、通络的功效，用于瘀血阻络所致的中风，症见半身不遂，舌强语謇。口服，1 次 2 片，每日 3 次；或遵医嘱。

（三）针灸治疗

针灸在病情平稳后即可进行。针灸治疗原则：按照经络理论，可根据不同分期、不同证候选择合理的穴位配伍和适宜的手法进行治疗。治疗方法包括体针、头针、电针、耳针、腕踝针、眼针、腹针、梅花针、耳穴敷贴、灸法和拔罐等。

临床可分为中脏腑、中经络，采用传统针刺方法辨证取穴和循经取穴。主穴：肩髃、极泉、曲池、手三里、外关、合谷、环跳、阳陵泉、足三里、丰隆、解溪、昆仑、太冲、太溪；闭证加十二井穴、合谷、太冲；脱证加关元、气海、神阙。在选择治疗方案的同时，根据中风病（脑梗死）急性期常见症状，如吞咽困难、便秘、尿失禁、尿潴留、复视、语言障碍等加减穴位。如吞咽困难可加翳风等或采用咽后壁点刺等；尿失禁或尿潴留可加针中极、曲骨、关元等，局部施灸、按摩或热敷。

（四）推拿治疗

依据辨证论治原则，根据肢体功能缺损程度和状态进行中医按摩循经治疗，可使用不同手法以增加全身关节活动度、缓解疼痛、抑制痉挛和被动运动等。避免对痉挛组肌肉群的强刺激，是偏瘫按摩中应注意的问题。按摩手法常用揉法、捏法，亦可配合其他手法如弹拨法、叩击法、擦法等。

（五）食疗

脑梗死的发病与患者的生活习惯息息相关，饮食方面患者要做到定时、定量、定质进餐，摄入高不饱和脂肪酸、高纤维、优质蛋白，低脂肪、低盐饮食。

1.黑木耳 6g，用水泡发，加入菜肴或蒸食。

2.吃鲜山楂或用山楂泡开水（胃酸过多者不宜）。

3.饭后饮食醋 5～10mL（消化性溃疡和胃酸过多者不宜）。

4.天麻焖鸡块：母鸡 1 只（约重 1500g），天麻 15g，调料适量。将天麻洗净，切薄片，放碗内，蒸 10 分钟取出；鸡去骨，切成 3cm 左右的块状，用油余后，捞出备用。将葱、姜用油煸出香味，加入鸡汤和调料，倒入鸡块，天麻片，文火焖 40 分钟。功效平肝熄风，养血安神。

第四节　脑出血

一、病因病机

（一）病因

1.精气亏虚

中年以后或大病久病气血亏损，脑脉失养，气虚则运血无力，血流不畅，而致脑脉瘀滞不通;阴血亏虚,阴不制阳,内风上扰清窍,突然发病。

2.情志失调

多因五志过极,肝失条达,气机郁滞,血行不畅,瘀结脑脉;暴怒,肝阳暴涨或长期烦劳过度,精神紧张,心火暴盛,风火相煽,血随气逆,上冲犯脑。均易引起气血逆行,上扰脑窍而发为中风。临床以暴怒伤肝为多见。

3.饮食不节

过食肥甘醇酒,脾失健运,脾湿内聚,聚湿生痰,痰浊内生,郁久内热,痰热互结,壅滞经脉,上蒙清窍;或体肥气虚,内生痰浊;或肝郁化火,烁津生痰,痰郁互结,心肝阳亢,肝风内动,窜扰脑窍发病。

4.劳欲过度

劳累过度,形神失养,阴血暗耗或纵欲伤精,引动心火,损伤肾水,水不制火,则阳亢风动。因肝阳暴涨,血气上涌骤然发病。

本病诱因常因气候骤变、劳累过度、情志失调、五志过极等造成气血失调,往往是骤然发生,变化剧烈,其来也速。而肝肾阴虚,气血失调是出血性中风发病基础,而诸诱因则在此基础上造成"血之与气并志于上,则为大厥"的结局,导致气血逆乱,血压骤升。

(二)病机

1.病理变化

出血性中风基本病机为脏腑阴阳失调,气机逆乱,直冲犯脑。轻者中经络,重者中脏腑。

病理性质,多属本虚标实,肝肾阴虚是致病之本,风、火、痰、瘀是发病之标,两者互为因果或互相兼夹。

病位在脑,与肝肾密切相关。脑为元神之府(《本草纲目》),病理基础为肝肾阴虚。因肝肾阴虚,则心肝阳亢,复加诱因,气血上冲于脑,神窍闭阻,故猝然昏仆,不省人事。

由于病位浅深、病情轻重的不同,又有中经络和中脏腑不同。若肝风夹痰,横窜经络,血脉瘀阻,气血不能濡养机体,则见中经络之轻症,表现为半身不遂,口舌歪斜,不伴神志障碍。若风阳痰火蒙蔽神窍,气血逆乱,上冲于脑,则见中脏腑之重症,络损血溢,瘀阻脑络,而致猝然昏厥仆倒,不省人事。因邪正虚实不同,有闭脱之分,及由闭转脱的演变。中腑则因肝阳暴亢或痰热腑实,风痰上扰,蒙蔽清窍,故神志时明时昧,似清似糊,病势处于轻重进退转化之间;中脏则风阳痰火内闭神窍,脑络瘀阻,邪实窍闭,故见昏仆,不省人事,面赤,息粗,肢体拘急等闭证证候,病势由闭转脱,内闭外脱演变过程。如风阳痰火炽盛,进一步耗灼阴精,阴虚及阳,阴竭阳亡,阴阳离决,则出现脱证,表现为口开且合,手撒汗出,肢冷,气息微弱等虚脱证候。

2.病理因素

病理因素主要为风、火、痰、瘀、虚,与脏腑功能失调有关。如肝脏阴虚,心肝阳亢化火生风或五志过极,化火生风,导致络热血瘀;脾失健运,痰浊内生或火热炼液成痰,痰郁化热;暴怒伤肝,气郁化火,上冲脑窍或气虚无力推动,皆可致气滞血瘀。瘀热胶结,搏结不解,则热愈炽,瘀益甚,气机愈壅,进而化火、生风、成痰(水),造成恶性循环,四者之间可互为因果,相互兼夹。如"火动风生""风助火势""痰因火动""痰郁化火""风动痰升""气滞津停""血不利则为水""气虚血瘀"等病理变化,终致风火相煽,痰瘀闭阻,提示瘀热是出血性中风急性期的重要病理因素。

3.病理转归

急性期若出血量多或延误治疗,迅速出现阴阳离决危重候,常常导致死亡。中脏腑病情虽危重,若抢救治疗及时,可使患者脱离危险,神志渐趋清醒。但因肝肾阴虚,气血亏损未复,风、火、痰、瘀之邪留滞经络,气血运行不畅,仍留有半身不遂、口歪或不语等后遗症,一般恢复较慢。

二、诊断依据

1.多数为50岁以上的高血压患者。

2.常于用力过度或情绪激动时突然发病,发作时常有头痛、血压升高、呕吐等。

3.病情发展迅速,常在数分钟至数十分钟到达高峰,出现意识障碍,偏瘫和其他神经系统局灶症状。

4.腰穿脑脊液压力增高,多呈血性(其中20%左右可不含血)。

5.眼底检查发现乳头水肿、视网膜出血。

6.CT检查:起病初期可见在病灶处出现高密度阴影,对脑出血有确诊意义。

7.MRI检查:对脑出血的部位、范围确诊率比CT更高。

符合1、2、3项者即可临床诊断为脑出血,有4项时即可进一步证实诊断,有6、7项可确诊脑出血。

三、中医治疗

(一)辨证论治

本病的发生,病情有轻重缓急的差别。辨证时注意确定属于中经络或中脏腑,根据不同病期兼顾标本缓急分别进行论治和坚持"急则治其标,缓则治其本"的原则,采用扶正祛邪的方法,急性期常以清热化痰、通腑泄热、镇肝息风、活血化瘀等方法,对清窍闭塞者,以开窍为先,对元气脱衰者,以温阳固气为主,对后遗症及恢复期患者,则需标本兼顾。

(二)中药治疗

1.中脏腑

窍闭神逆,神不导气。

(1)阳闭。神志恍惚,迷蒙,口眼歪斜,语言不利,偏身麻木,甚至昏迷,不省人事,声粗息涌,喉中痰鸣,牙关紧闭,牙噤不开,两手握固,手足厥冷,肢体强痉,面赤身热,口臭气粗,二便秘塞,躁扰不宁,舌缩,苔黄腻,脉结代欲绝。

治法:平肝息风,豁痰开窍。

方药:先用安宫牛黄丸或至宝丹灌服或鼻饲,并用羚羊角汤加减。羚羊角平肝息风,清热,解毒;龟板滋阴潜阳,补肾;生地黄清热凉血;牡丹皮清虚热;夏枯草清肝火。强痉,抽搐者加僵蚕、全蝎、蜈蚣;痰多者,加胆南星、天竺黄、竹沥;痰热阻于气道,喉中痰鸣加竹沥水,胆南星;二便闭结者,加大黄、芒硝;高热者,加赤芍、生地、连翘;肝火旺盛加龙胆草、山栀子、夏枯草、代赭石;痰热腑实,腹胀便秘加生大黄、枳实;痰热伤津加麦门冬、生地黄、玄参、石斛等。

常用药:羚羊角、龟板、生地黄、牡丹皮、白芍、夏枯草、蝉蜕、菊花、石决明。

临证事宜:若患者服药困难,可用鼻饲法;病情危重者,宜中西医结合治疗。

(2)阴闭。神志恍惚,迷蒙,口眼歪斜,语言不利,偏身麻木,甚至昏迷,不省人事,面白唇暗,静卧不烦,四肢逆冷,肢体松懈,痰涎壅盛,汗出如油,苔白腻,舌缩,脉结代欲绝。

治法:化痰息风,辛温开窍。

方药:先用苏合香丸灌服或鼻饲,并以涤痰汤加减。方中半夏、橘红化湿祛痰;茯苓健脾燥湿;竹茹清痰热;石菖蒲化痰开窍;枳实破气,涤痰;胆南星清热化痰,息风定惊。若痰涎壅盛,可加蛇胆陈皮末,皂荚炭以加强化痰之力;若见风动者,可加天麻、钩藤、僵蚕以平肝息风;出现热象,加黄芩、黄连;见戴阳者是病情恶化的表现,宜急进参附汤。

常用药:半夏、橘红、茯苓、竹茹、石菖蒲、胆南星、枳实、生姜、甘草。

临证事宜:本型病因是痰浊蒙蔽清窍,故重在豁痰以治其本,临证时可酌配健脾药。

(3)脱证。神志恍惚,迷蒙,口眼歪斜,语言不利,偏身麻木,甚至昏迷,不省人事,面色苍白,气息微弱,目合口张,手撒,四肢厥冷,遗尿,鼻鼾息微,甚则冷汗如油,舌痿,脉微欲绝。

治法:益气回阳,扶正固脱。

方药:参附汤加减。方中人参大补元气;附子温壮元阳,二药相配共奏回阳固脱之效。汗多不止加黄芪、山茱萸、龙骨、牡蛎;冷汗如油加麦门冬、五味子;见血瘀症状加丹参、三七。

常用药:人参、制附子、干姜、大枣。

临证事宜:脱证出现后宜分清是阳脱,还是阴竭,还是阴阳俱脱。阳脱以参附汤为主,阴竭以地黄饮子滋养真阴为主。阴阳俱脱则以参附汤酌配生脉饮为主。

2.中经络

脑络阻滞,神失其用。

(1)中风先兆。突然昏仆,眩晕,头目胀痛,一侧肢体麻木,活动不利,半身不遂,舌强语謇,口角歪斜,口角流涎,面红目赤,心烦急躁易怒,健忘,舌红或绛,苔黄,脉弦滑。

治法:滋水涵木,息风潜阳。

方药:镇肝息风汤加减。方中牛膝重用以引血下行,并有补肝肾之效;代赭石镇肝息风;龙骨、牡蛎、龟板、白芍益阴潜阳,镇肝息风;玄参、天冬滋阴清热,壮水涵木;茵陈、川楝子、生麦芽清泄肝热,疏肝理气;甘草调和诸药,与麦芽相配和胃调中,防金石类药物碍胃之弊。出现肝火上炎症状,心烦易怒,口苦加白芍、丹皮、夏枯草;便秘加生大黄;痰多加胆南星、瓜蒌;肝肾阴虚较甚,出现腰膝酸软、耳鸣等可加何首乌、生地黄、玄参;见手足麻木,肢麻震颤加水蛭、蜈蚣、羚羊角等。

常用药:牛膝、代赭石、生龙骨、生牡蛎、龟板、生杭芍、玄参、天冬、川楝子、生麦芽、茵陈、甘草。

临证事宜:本证多为高血压患者发展而来,故极易生风转危,除了合理的药物治疗外,还需慎起居,避免情绪刺激,饮食适当,避免过度劳累。

(2)肝阳上亢证。突然昏仆,眩晕,头目胀痛,肢体麻木,半身不遂,舌强语謇,口角歪斜,面红目赤,心烦急躁易怒,口干口苦,便干尿黄,舌红或绛,苔黄,脉弦或数。

治法:平肝潜阳,滋水涵木。

方药:天麻钩藤饮加减。天麻、钩藤、石决明平肝潜阳,息风降火;杜仲、牛膝、桑寄生滋补肝肾;黄芩、栀子清肝泻火;茯神、夜交藤养心安神;益母草清热活血。加减:出现肝火上炎症状,心烦易怒,口苦加白芍、丹皮、夏枯草。便秘加生大黄;痰多加胆南星、瓜蒌;肝肾阴虚较甚,出现腰膝酸软,耳鸣等可加何首乌、生地黄、玄参;见手足麻木,肢麻震颤加水蛭、蜈蚣、羚羊角、龙骨、牡蛎等。

常用药:天麻、钩藤、石决明、杜仲、黄芩、栀子、益母草、茯神、川牛膝、夜交藤。

临证事宜:本证多为高血压患者发展而来,故极易生风转危,除了合理的药物治疗外,还需慎起居,避免情绪刺激。

(3)风痰阻络证。突然昏仆,头重昏蒙,半身不遂,口角歪斜,舌强语謇,肢体麻木或手足拘挛,头晕目眩,舌暗淡苔白腻,脉弦滑。

治法:化痰通络,祛风活血。

方药:化痰通络汤加减。方中半夏、橘红、茯苓、枳实化痰祛湿;丹参、川芎、红花活血化瘀;石菖蒲、远志交通心肾;党参、甘草补气健脾以助化运之力,有助祛除痰湿之邪。舌质紫暗或瘀点加桃仁、红花、赤芍;舌苔黄,烦躁者加黄芩、栀子;头痛加夏枯草、菊花。

常用药:法半夏、白术、天麻、胆南星、香附、茯苓、酒大黄、天竺黄、秦艽、葛根。

临证事宜:本证治疗以化痰为主,辅以活血通络,在祛痰药的运用中当以祛风痰为主,酌用全蝎、僵蚕等搜剔药物。

(4)痰热腑实证。突然昏仆,头晕目眩,半身不遂,舌强语謇或失语,口舌歪斜,偏身麻木,口黏痰多,腹胀便秘,头晕目眩,舌红苔黄腻,脉滑数。

治法:清热化痰,活血通络。

方药:星蒌承气汤加减。热象明显加黄芩、栀子;津液大伤加生地、玄参、麦门冬;舌强语謇加郁金、石菖蒲。

常用药:瓜蒌、胆南星、大黄、芒硝、丹参、天竺黄、鸡血藤、地龙。

临证事宜:本证运用承气汤通腑泻下,宜中病即止,不可久服,以免伤正。

(5)气虚血瘀证。突然昏仆,头晕目眩,半身不遂,口舌歪斜,言语謇涩或不语,偏身麻木,面色淡白,气短乏力,心悸自汗,手足无力,舌淡,苔薄白或白腻,脉细涩。

治法:益气活血。

方药:补阳还五汤加减。本方重用生黄芪,补益元气,意在气旺则血行,瘀去络通,为君药。当归尾活血通络而不伤血,用为臣药。赤芍、川芎、桃仁、红花协同当归尾以活血祛瘀;地龙通经活络,力专善走,周行全身,以行药力,亦为佐药。患肢软弱加桑寄生、牛膝等,言语不利加石菖蒲、远志;肢体拘挛加杜仲、川断、怀牛膝;便秘加肉苁蓉、何首乌。

常用药:黄芪、红花、桃仁、当归、赤芍、川芎、地龙、乌梢蛇、太子参。

临证事宜:补阳还五汤中重用黄芪为主药,其用量由小渐大,且补气药量宜大,活血药量宜小。

(6)阴虚风动证。突然昏仆,半身不遂,口舌歪斜,舌强语謇或不语,偏身麻木,五心烦热,失眠多梦,眩晕耳鸣,手足拘挛或蠕动,舌红,苔少,脉弦细数。

治法:滋阴潜阳,息风通络。

方药:大定风珠加减。方用血肉有情之品鸡子黄、阿胶为君,吴鞠通自释鸡子黄"为血肉有情,生生不已,乃奠安中焦之圣品,……能上通心气,下达肾气……其气焦臭,故上补心,其味咸寒,故下补肾",阿胶甘平滋润,入肝补血,入肾滋阴。二药合用,为滋阴息风的主要配伍。臣以麦门冬、生地、白芍滋阴增液,养血柔肝。生龟板、生鳖甲、生牡蛎益阴潜阳,平肝息风,六者共助君药滋阴息风之效。佐以麻子仁养阴润燥,五味子酸收,收敛欲脱之阴。甘草调和诸药。虚热较甚加地骨皮、胡黄连;兼气虚者加太子参;心中烦热加栀子、莲子心、黄芩;舌质紫暗加川牛膝、川芎;舌强不语加石菖蒲、远志。

常用药:生鸡子黄、生白芍、干地黄、麦门冬、麻仁、五味子、生龟板、生牡蛎、炙甘草、鳖甲、阿胶。

临证事宜:本证主要因肝肾不足,真阴亏耗而致,故治用味厚滋补之品以滋补肝肾,摄敛浮阳,但应注意补阴药物往往腻胃,有碍饮食,可酌加理气消导药。

(7)中风后遗症。中风患者经临床救治,病程超过 6 个月,仍遗留部分临床症状和体征,则为中风后遗症。

①语言不利

a.痰瘀阻络证。舌强语謇或失语,舌体不灵,肢体麻木,口舌歪斜,舌暗淡,苔白腻,脉弦或滑。

治法:祛风除痰,宣窍通络。

方药:解语丹加减。天麻,全蝎,胆南星平肝熄风祛痰;白附子祛风化痰,善治头面之风;远志,石菖蒲,木香宣窍化痰,行气通络;羌活祛风;甘草调和诸药。

常用药:白附子、石菖蒲、远志、天麻、全蝎、木香、甘草、胆南星。

b.肾精亏损证。暗哑失语,心悸气短,腰膝酸软,失眠多梦,舌体痿软短缩,脉细数或沉细。

治法:滋补肾精,开窍启语。

方药:地黄饮子加减。方用熟地黄、山茱萸滋补肾阴,肉苁蓉、巴戟天温壮肾阳,四味共为君药。配伍附子、肉桂之辛热,以助温养下元,摄纳浮阳,引火归原;石斛、麦门冬、五味子滋养肺肾,金水相生,壮水以济火,均为臣药。石菖蒲与远志、茯苓合用,是开窍化痰,交通心肾的常用组合,是为佐药。姜、枣和中调药,功兼佐使。

常用药:熟地、肉苁蓉、山茱萸、麦门冬、石斛、五味子、远志、巴戟天、附子、白茯苓、菖蒲、官桂。

临证事宜:语言不利一证,当分清虚实,虚则滋阴,实则除痰。

②口眼歪斜。口眼歪斜,面肌麻痹。

治法:活血祛风,通络除痰。

方药:牵正散加减。方中白附子辛温燥烈,入阳明经而走头面,以祛风化痰,尤其善散头面之风为君。全蝎、僵蚕均能祛风止痉,其中全蝎长于通络,僵蚕且能化痰,合用既助君药祛风化痰之力,又能通络止痉,共为臣药。用热酒调服,以助宣通血脉,并能引药入络,直达病所,以为佐使。气虚者加人参、茯苓、白术等;血虚者加生地、白芍、当归;阴虚者加制首乌、麦门冬、女贞子、旱莲草;痰涎壅盛者加陈皮、半夏、茯苓;热盛者加胆南星、瓜蒌;日久不愈者加水蛭、蜈蚣等虫类搜风通络。

常用药：白附子、白僵蚕、全蝎、鸡血藤、天麻。

临证事宜：中风后遗症某一症状可单一出现，亦能合并发生，临床可以根据情况参考各证型合并或组合用药。

（三）中成药

1.安宫牛黄丸

由牛黄、犀角、黄连、黄芩、生栀子、朱砂、珍珠、麝香、冰片等组成。具有清热开窍、镇心安神的作用，口服每服 1 丸，温开水送下，日服 2 次。

2.至宝丹

由牛黄、犀角、玳瑁、麝香、安息香、冰片、雄黄粉、朱砂粉、琥珀粉组成，有清热解毒、开窍镇惊的作用。口服每次 1 丸，日服 2 次。

3.紫雪丹

由生寒水石、生石膏、生磁石、滑石、羚羊角、犀角、麝香、青木香、沉香等组成。具有清热解毒、开窍镇惊作用。口服每服 1.5～3.0g，温开水冲服，每日 1 次。

4.通心络胶囊

具有益气活血，通络止痛的功效。药物组成有：人参、水蛭、全蝎、赤芍、蝉蜕、土鳖虫、蜈蚣、檀香、降香、乳香(制)、酸枣仁(炒)、冰片，口服 1 次 2～4 粒，每日 3 次。

5.苏合香丸

由苏合香、安息香、麝香、檀香、木香、沉香、丁香、犀角等组成。每丸重 3g，每服 1 丸，姜汤或温开水送下，每日 2 次。具有温通行气，开脑醒神的作用。

（四）针灸治疗

1.中脏腑基本处方：水沟、百会、内关、足三里。

①闭证：加十宣、合谷、太冲、丰隆、十二井穴，毫针泻法。

②脱证：关元、神阙、气海、关元、太冲、涌泉，艾灸法。

2.中经络基本处方

①肝阳暴亢：行间、侠溪、太阳、风池。

②风痰阻络：风池、丰隆、内关。

③痰热腑实：丰隆、阴陵泉、天枢、中脘、行间。

④气虚血瘀：关元、足三里、脾俞、胃俞、血海、三阴交、合谷、一太冲。

⑤阴虚风动：照海、太溪、三阴交。

⑥舌强语謇：廉泉、金津、玉液。

⑦面肌麻痹：颊车、地仓、水沟、颧髎、牵正、翳风、禾髎、鱼腰、丝竹空。

⑧手拘挛不开：合谷透后溪、三间透后溪、后溪透合谷、太溪透劳宫。

⑨拇指无力：阳溪。

⑩手指麻木肿胀：八邪。

⑪上肢麻木不遂：天鼎、肩髃、臂臑、手五里、曲池、手三里、上廉、下廉、偏历、小海、外关、合谷。

⑫下肢麻木不遂：秩边、环跳、髀关、伏兔、梁丘、风市、阳陵泉、条口、悬钟、昆仑。

⑬足下垂：解溪。

⑭足内外翻：商丘、丘墟。

目前有些医院针灸科用"醒脑开窍"针法，以泻人中、双侧内关，补双侧三阴交为主，辅以泻极泉、委中、尺泽；吞咽困难加风池、翳风、完骨；手指握固加合谷；语言謇涩在金津、玉液点刺放血。

第五节　癫痫

一、中医病因病机

（一）病因

本病的发生与多种因素有关，分为先天和后天两方面，且强调大多以"七情"为患。先天因素包括遗传、妊娠失调或胎儿禀赋不足等，后天因素则包括六淫邪毒、情志因素、饮食失调、外伤、脑内虫证等，也有患中风等疾病后引发者。

（二）病机

痫病以头颅神机受损为本，脏腑功能失调为标。而先天遗传与后天所伤是其为两大致病因素，概由痰、火、瘀为内风触动，致气血逆乱，清窍蒙蔽故而发病。其脏气不平，阴阳偏盛，神机受累，元神失控是病机的关键所在，肝、肾、脾亏虚是本病的主要病理基础。根据癫痫的病程阶段，可从发作、休止与恢复三个时期分析其病机。

1.发作期

癫痫发作期的病机以"脏气不平""营卫逆乱""逆气所生"为主，是由气机紊乱所致。多因先天或后天各致病因素引发气机逆乱，上巅犯脑，迷闭脑窍，引动肝风。脑为逆气所犯，则必生眩晕或跌仆；脑受迷闭则神昏目瞑，引动肝风则发抽搐，是以痫证作矣。

2.休止期

癫痫休止期是指癫痫停止发作阶段，可因病情轻重而异。轻者休止期数月甚至逾年，重者休止期数日甚至以时、分计算。休止期仅仅是逆气暂时消散，但由于痰、热、积、瘀、虫、惊等病因未除，而脏腑、经络、气血的功能未恢复，随时有再次发作的可能。

3.恢复期

也称缓解期，此期指癫痫停止发作达三年以上，可有三种情况：一为致病因素已去除，脏腑、经络、气血功能正常，逆气不再出现，病可痊愈。一为病因已除，但脏腑、经络、气血功能尚处于恢复之中，此期若调养得当，则痫证可不再发；若又因精神刺激、感染时疫、饮食不节或劳累过度等因素破坏体内气机平衡，致使气机逆乱，则可使癫痫复发。第三种情况为经治疗后病因虽除，但脏腑、经络、气血功能已严重受损，主要为脑神受蒙，脾肾两亏等。

二、诊断与鉴别诊断

(一)诊断

1.诊断依据

(1)证候：猝然仆倒，不省人事；四肢抽搐，项背强直；口吐涎沫，牙关紧闭；目睛上视；瞳仁散大，对光反射迟钝或消失。

(2)反复发作，可自行缓解。

(3)急性起病，经救治多可恢复，若日久频发，则可并发健忘、痴呆等症。

(4)病发前常有先兆症状，发病可有诱因。

(5)脑电图表现异常。

2.四诊要点

(1)望诊：包括望神情、面色、唇舌、形态等，尤其是在患者发作时，应注意观察其抽搐的表现形式，发作持续时间及发作后表现等，对于正确诊断及辨证均有重要意义。

(2)闻诊：包括听语言及发作时喉中痰鸣，闻二便、口气、痰浊及带下等方面。

(3)问诊：重点在于询问患者病史，包括：首次发作的年龄、季节及具体发作时间、频率等，发病前是否有相关病史，有无颅脑外伤、高热惊风及瘟疫发痉等情况；其次应询问发作过程表现，包括总病程时间、发作间隔时间、有否诱因、发作前是否有先兆、发作间期是否存在神志丧失、抽搐的形式及程度、发作持续时间、发作后情况等，重点应了解发作时的状态。此外，问诊还包括问睡眠、二便及精神状态等。

(4)切诊：一般说来，滑脉主痰盛，脉弦为肝风，数脉主里热，细、沉、弱、缓等，脉象为脾虚、肾气不足及血虚之表现。尚需注意，服用西药抗癫痫治疗者与未服药前的脉象可有不同程度之变化，临床应仔细辨别。

3.分型诊断

(1)发作期诊断

①阳痫：猝然仆倒，不省人事，四肢强痉拘挛，口中有声，口吐白沫，烦躁不安，气高息粗，痰鸣漉漉，口臭便干，舌质红或暗红，苔黄腻，脉弦滑。

②阴痫：猝然仆倒，不省人事，四肢抽搐无力，手足蠕动，四肢不温，二便自遗，口吐涎沫，舌质淡，少苔，脉细弱。

③脱证：猝然仆倒，频频抽搐，持续不省人事，发作间期仍不能唤醒，呼之不应。偏阳衰者，多伴面色苍白，汗出肢冷，鼻鼾息微，脉微欲绝；偏阴竭者，多伴面红身热，躁动不安，息粗痰鸣，呕吐频频等。

(2)休止期诊断

①肝风型：猝然昏仆，四肢抽搐有力或有吼叫，气高息粗，狂躁不安，便秘尿赤，舌红苔黄腻，脉滑数。

②痰热型：猝然昏仆，目睛上视，口吐白沫，手足抽搐，喉中痰鸣，舌质淡红，苔白腻，脉滑。

③食滞型：猝然昏仆，四肢抽搐，伴口吐白沫，喉中痰鸣，舌质红，苔厚腻，脉滑有力。此型

常见于儿童,平素多伴有胃肠道症状,如反复发作呕吐或腹痛,面色萎黄,可伴见食欲缺乏,也可为食量过大,大便或干结或时有泄泻等。

④瘀血型:猝然昏仆,瘛疭抽搐,颜面口唇青紫,舌质紫暗或有瘀点,脉弦或涩。

（3）恢复期诊断

①心脾两虚:久痫不愈,猝然昏仆,神昏,面色苍白,口吐白沫,四肢抽搐无力,口噤目闭,二便自遗,舌质淡,苔白,脉沉弱。

②肝肾阴虚:猝然昏仆,四肢逆冷,肢搐无力,手足蠕动,舌质红绛,少苔或无苔,脉弦细。

（二）鉴别诊断

1.癫狂

在中医学中,癫证以精神抑郁、表情淡漠、沉默呆钝、语无伦次、静而少动为特征;狂证以精神亢奋、狂躁刚暴、喧扰不宁、毁物打骂、动而多怒为特征。《医学入门》有云:"痫与癫狂相似,但痫病时发时止,邪流五脏,癫狂经久不愈。"《医宗金鉴》记载:"癫疾始发,意不乐,甚则神痴,言语不论……狂疾始发,多怒不卧,其甚则凶狂欲杀,目视,骂詈不识亲疏……痫疾发则吐涎,神昏猝倒,无知,口噤牙紧,抽搐时之多少不等。而省后起居饮食,皆若平人为别也。"

2.痉症

中医所谓痉症,常出现意识障碍、脑膜刺激征、肌张力升高等症状体征,颇似现代医学的各型脑炎、脑膜炎及传染性脑病、中毒性脑病等疾病。如《婴童百问》中记载:"其候,神气怫郁,瞪眼直视,面目牵引,口噤流涎,腹肚膨紧,手足抽掣,似生似死或声或默或项背反张或腰脊强直,但四体柔软,发而时醒者为痫,若一身强硬,终日不醒者则为痉症矣……"

3.中风

可出现意识障碍,也可有肢体抽搐发作,但病情预后与痫病不同,一般短时间内不会出现反复发作。痫病与中风虽都有昏仆,但痫病突发性跌倒发作时有其独特症状,而且分期明确,每次发作持续数分钟,醒后如正常人,有反复发作的倾向,间歇期正常。中风病突发时跌倒多无声且无刻板性,意识障碍持续时间较长,经抢救治疗后可逐渐清醒,常遗留有半身不遂、言语不清、偏身麻木等。

4.惊风

分为急惊风与慢惊风两种,急惊风多伴有高热,慢惊风则多发于脾虚久泻之后。而痫证发作一般无高热,也少见腹泻等诱因。急惊风在退热后,抽搐便不再发生;慢惊风经健脾止泻治疗后,症状也不再发,而痫证多为反复发作。

三、辨证论治

（一）辨证要点

1.辨中心证候

卒然仆倒伴尖叫声,昏不知人,口吐涎沫,两目上视,肢体抽搐,移时苏醒并反复发作为本病的特征。其轻者发作次数少,瞬间即过,间歇期一如常人;重者发作次数多,持续时间长,间歇期常有精神不振、思维迟钝等。

2.辨病位

卒然昏仆倒地，四肢抽搐，牙关紧闭或有尖叫声如猪羊，醒后如常人，病变部位在心与肝，以心为主；若四肢抽搐不止，眼睑上翻，两目上视或一侧肢体抽搐，继则延及对侧，而意识尚清醒或平素或醒后有痰多、善欠伸症状，病变部位在心与肝，以肝为主；若口吐白沫或喉中痰鸣如拽锯，平素体胖或醒后多痰，病位在心与脾，以脾为主；若突然神志不清，少倾即醒，醒后如常人，而无四肢抽搐，发作时可有两目直视，似痫似呆，频频翻眼，时时低头或有上肢瘈疭或有口角抽搐或见神志障碍突然发作，弃衣高歌，登高跳楼，醒后如常人，全然不知发作情况或有无节律、不协调等怪异诸症，如吮吸、咀嚼、寻找、叫喊、奔跑、挣扎等，病变部位在心与脾，以心为主；若发作时小便失禁，平素或醒后有腰酸腰痛，背项疼痛，病位在心和肾，以肾为主。

3.辨病性

凡来势急骤，神昏卒倒，不省人事，口噤牙紧，颈项强直，四肢抽搐者，病性属风；凡发作时口吐涎沫，气粗痰鸣，发作后或有情志错乱、幻听、错觉或有梦游者，病性属痰；凡发作时呆木无知，呼之不应，扎之不知痛，平素或发作后有神疲胸闷、纳呆、身重者，病性属湿；凡卒倒啼叫，面赤身热，口流血沫，平素或发作后有大便秘结，口臭苔黄者，病性属热；凡发作时面色潮红、紫红，继则青紫，口唇发绀或有脑外伤、产伤等病史者，病性属瘀。凡病之初起多属实证，日久多虚实夹杂。凡发作时见面色潮红，手足温，舌红脉弦滑者，属阳痫。凡发作时见面色苍白，唇色青黯，手足清冷，舌淡苔白，脉沉迟或沉细者，属阴痫。

（二）治疗原则

痫证治疗宜分标本虚实，频繁发作时以治标为主，着重豁痰顺气，息风开窍定痫。平时以治本为重，宜健脾化痰、补益肝肾、养心安神等以调理脏腑，平顺气机，杜其生痰动风之源。

（三）应急措施

1.控制发作

是针对痫病发作时而言，以开窍复苏与息风定痫为重点。

（1）开窍复苏

①通关开窍：以通关散少许，吹入鼻内，取喷嚏而开窍。此散用于昏仆抽搐之实证者。脱证者禁用，孕妇慎用。

②取嚏开窍：若无通关散，可用棉签、鹅毛或消毒导管等，徐徐插入患者鼻孔内，令其取嚏复苏。

③针刺开窍：取人中、风池、内关、照海等穴，强刺激以复苏。

④药物复苏

定痫丸，每次1～3丸，化后吞服或鼻饲。此为清化热痰，息风定痫的有效成药。

痫证镇心丹，每次1粒，化后吞服或鼻饲。此为祛痰开窍，清心安神之验方。

（2）息风解痉

①医痫丸：1次6g，化后吞服或鼻饲。此丸对痫病昏仆抽搐者有效。

②紫雪散、至宝丹：化后鼻饲或冲服，每次各1丸。

2.救治变证

痫病发作，常见多种变证，对此类患者应积极救治处理。

(1)昏仆跌伤:痫发昏仆者,常有跌伤,故应详察跌伤部位,记录脉息的强弱与节律,观察意识和活动有无异常。凡出现头部或孔窍出血、神识昏蒙、呕吐痉挛、运动障碍等症者,应请有关科室会诊,协同救治,必要时行头颅 CT 检查。

(2)痰阻气道:痫病发作,痰涎壅塞,反入气道,气道不通,致气息异常,唇指发绀,此为痰阻气道的证候,应使患者仰卧,吸出痰涎以保持气道通畅。

(3)并发厥脱:痫发日久不得解或因跌伤或因大吐大汗之后,常可见厥脱之变证。此时当以益气固脱、回阳救逆为原则,选用独参汤、参附汤、生脉散等,口服或鼻饲,以防其变。

(四)分证论治

1.肝风痰浊证

症舌脉:发则卒然昏仆,目睛上视,口吐白沫,手足抽搐,喉中痰鸣;也有仅为短暂精神恍惚而无抽搐者。发作前常有眩晕、胸闷等症。舌质淡红,苔白腻,脉弦滑。

病机分析:素有痰浊内蕴,深伏于脑,复因肝气郁结,肝阳暴涨,阳亢化风,风阳夹痰浊上蒙清窍则卒然昏仆。肝风内动则见目睛上视,手足抽搐;痰湿内盛则口吐白沫,喉中痰鸣,苔白腻,脉滑;病起肝气郁结则发作前常有眩晕、胸闷之象。

治法:涤痰息风,开窍定痫。

方药运用:

(1)常用方:定痫丸加减。药用竹沥、石菖蒲、胆南星、清半夏、天麻、全蝎、僵蚕、琥珀、辰砂、茯神、远志、炙甘草。

病由痰浊素盛,肝阳化风,痰随风动,上蒙清窍所致,故宜涤除顽痰以开窍,平息肝风以解痉。方中竹沥、石菖蒲、胆南星、半夏豁痰开窍,天麻、全蝎、僵蚕平肝息风镇痉,共奏涤痰息风开窍之功是为主药;再辅以琥珀、辰砂、茯神、远志镇心定神;炙甘草调和诸药为使药。

(2)加减:胁胀嗳气者,加柴胡、枳壳、青皮、陈皮疏肝理气;眩晕、目斜风动者,加龙骨、牡蛎、磁石、珍珠母重镇息风。

(3)临证参考:基本方中全蝎、僵蚕等虫类搜剔药可研粉吞服,但因其有一定的毒性,宜从小量开始,逐渐增量,切不可骤用重剂。

2.肝火痰热证

症舌脉:卒然仆倒,不省人事,四肢强痉拘挛,口中叫吼,口吐白沫,烦躁不安,气高息粗,痰鸣漉漉,口臭。平素情绪急躁,心烦失眠,咯痰不爽,口苦而干,便秘便干,舌质红,苔黄腻,脉弦滑数。

病机分析:素有痰浊内蕴,深伏于脑,肝火偏旺,复因将息失宜则气机逆乱,肝火夹痰热上蒙清窍,流窜经络而成卒然仆倒,不省人事,口中叫吼;肝火内盛,热盛风动,肝风内动则四肢强痉拘挛;痰火互结,上扰神明,则烦躁不安;热盛于内则气高息粗,口臭;痰浊内盛则口吐白沫,痰鸣漉漉;平素肝火旺则见情绪急躁,心烦失眠,口苦而干,便干便秘;痰浊素蕴则咯痰不爽;舌质红、苔黄腻、脉弦滑数皆为一派肝火痰热互结之象。

治法:清肝泻火,化痰开窍。

方药运用:

(1)常用方:龙胆泻肝汤合涤痰汤加减。药用龙胆草、石菖蒲、黄芩、栀子、橘红、清半夏、茯苓、胆南星、炙甘草。

肝气久郁则化火,痰浊长蕴则化热,肝火夹痰热上蒙清窍而成本证,故宜清热以泄火,化痰以开窍。方中龙胆草苦寒清泄肝胆实火,石菖蒲化痰开窍,共为君药;栀子、黄芩助龙胆草清肝泻火之功,半夏、橘红、茯苓、胆南星助石菖蒲化浊涤痰之力,共为臣佐药;炙甘草调和诸药,是为使药。

(2)加减:火盛伤津出现口干欲饮,舌红少苔者,宜加麦冬、南沙参养阴生津;便秘不通者,宜加生大黄通腑泄热。

(3)临证参考:本证往往由邪滞体内,久郁化热或火热炽盛所引发,故治以清郁热,泻肝火,清郁热尚可予丹皮、赤芍、柴胡、大黄等,泻肝火尚可予黛蛤散。

3.瘀血内阻证

症舌脉:发则卒然昏仆,瘛疭抽搐或仅有口角、眼角、肢体抽搐,颜面口唇青紫。平素多有头晕头痛,痛有定处。多继发于颅脑外伤、产伤、颅内感染性疾患后遗症等。舌质暗红或有瘀斑,苔薄白,脉涩。

病机分析:因颅脑外伤、产伤或久患者络,瘀血内阻,深伏于脑,遇将息失宜,气机逆乱,则蒙闭清窍,故卒然昏仆;瘀血阻滞,气血运行不畅,经络失养则瘛疭抽搐或仅有口角、眼角、肢体抽搐;脑窍失养,脑神受损,故平素头晕头痛,痛有定处;颜面口唇青紫,舌质黯红或有瘀斑,脉涩,均为瘀血内阻之象。

治法:活血化瘀,息风通络

方药运用:

(1)常用方:血府逐瘀汤加减。药用桃仁、红花、当归、川芎、赤芍、川牛膝、桔梗、柴胡、枳壳、生地黄、甘草。

瘀血阻窍,脑络闭塞,脑失所养,脑神受损而成本证,治当活血化瘀通络治其本。方中当归、桃仁、红花活血祛瘀通络为君药。川芎为血中之气药,助君药行气活血化瘀以通络,赤芍凉血活血以通络,共为臣药。生地清热凉血,配当归养血润燥,使瘀去而阴血不伤;牛膝祛瘀而通血脉,又能补肾生精;柴胡舒肝散肝解郁,调畅气机;桔梗、枳壳一升一降,开胸行气,可使气机条达,气行则血行,取气为血帅之意,共为佐药。甘草调和药性,是为使药。

(2)加减:夹痰者,加半夏、胆南星、竹茹;伴抽搐重者,加钩藤、地龙、全蝎;瘀血重者,可加水蛭、虻虫等虫类药。

(3)临证参考:本证由外伤或久病所致,若遇劳累、情绪波动及气候变化等常易诱发。故患者应避免过度劳累及精神紧张等,遇气候突变宜在家静养。

4.脾虚痰盛证

症舌脉:痫病发作日久,神疲乏力,食欲不佳,面色不华,大便溏薄或有恶心呕吐,舌质淡,苔薄腻,脉濡弱。

病机分析:痫病发作日久,损伤正气,脾胃运化失司,痰浊内生;或素有伏痰,复加饮食所伤,故发作日久,神疲乏力,食欲不佳,面色不华,大便溏薄或有恶心呕吐;舌质淡、苔薄腻、脉濡弱亦为脾虚痰湿内盛之征。

治法:健脾和胃,化痰降逆。

方药运用：

（1）常用方：六君子汤加味。药用党参、生白术、茯苓、陈皮、姜半夏、姜竹茹、炙甘草。

脾虚则水湿不化，酿湿生痰，痰浊上蒙清窍，形成本证，治当补益脾胃以运化水湿为主，佐以化痰降逆开窍。方中党参、白术健脾益气，治其本，故为君药；茯苓、陈皮健脾理气化湿，助君药调和脾胃，以运化水湿，为臣药；半夏、竹茹和胃化痰降逆以开窍，是为佐药；炙甘草和中缓急，调和诸药为使药。

（2）加减：痰浊盛而恶心呕吐痰涎者，可加胆南星、瓜蒌、菖蒲、旋覆花等加强化痰降逆之力；便溏者，加薏苡仁、炒扁豆、炮姜等健脾止泻。

（3）临证参考：补气健脾，可杜绝生痰之源，故本证患者平时宜常服六君子汤、参苓白术散等方药以调理，并注意药物、饮食、劳逸等结合调治。

5.心血不足证

症舌脉：平素失眠多梦，心悸气短，头晕健忘，发时则突然从工作或睡眠状态中站起徘徊或出走，舌质淡，苔薄白，脉细或细数。

病机分析：忧思伤脾，气血生化乏源，心血不足，神无所附，故突然从工作或睡眠中站起徘徊或出走或意识混乱，精神失常，表现出怪异诸症；心血不足，心神失养则失眠多梦，心悸气短，头晕健忘；舌质淡，脉细或细数亦为血虚之象。

治法：益气养血，宁心安神。

方药运用：

（1）常用方：酸枣仁汤加减。药用酸枣仁、川芎、当归、生地黄、知母、党参、茯神、远志、甘草。

方中重用酸枣仁养肝益心，补血安神为君药；臣以川芎、当归、生地养血活血，补而不滞；知母清热滋阴除烦，且可制川芎之辛燥，党参益气生血，茯神、远志宁心安神，共为佐药；炙甘草调和诸药为使药。

（2）加减：经常夜游者，加生龙骨、生牡蛎、生铁落镇心安神；头晕健忘较甚者，加胡桃仁、胡麻仁、制何首乌、紫河车补养精血。

（3）临证参考：本证常由后天之本失于调养所致，故平时应重视健脾益气生血，可常服八珍汤、归脾汤等方药。

6.肝肾阴虚证

症舌脉：痫病频发，神思恍惚，头晕目眩，两目干涩，面色晦暗，耳轮焦枯不泽，健忘失眠，腰膝酸软，大便干燥，舌质红，脉细数。

病机分析：痫病反复发作或肝火亢盛，必然耗伤肝肾阴液，以致全身失于濡养，心神失养，故神思恍惚，失眠健忘；精血衰耗，气血亏虚则面色晦暗，头晕目眩，两目干涩，耳轮焦枯不泽；肾精不足，腰府失充，则腰膝酸软；血亏肠燥则大便干燥；舌质红，脉细数亦为肝肾阴虚，虚热内扰之象。

治法：滋补肝肾，潜阳安神。

方药运用：

（1）常用方：左归丸加减。药用熟地黄、山药、山萸肉、枸杞子、鹿角胶、龟甲胶、菟丝子、牛膝、远志、炙甘草。

方中熟地、山药、山萸肉、枸杞子补益肝肾,滋阴填精,龟甲胶、鹿角胶为血肉有情之品,龟甲胶补阴,鹿角胶养阳,两药协力峻补精血,共为主药;菟丝子配鹿角胶温柔养阳,助阳生阴,体现了"阳中求阴"的理论法则,牛膝补益肝肾,强壮筋骨,活血祛瘀,引血下行,以潜亢阳,远志宁心安神,共为辅药;炙甘草调和诸药,为使药。

(2)加减:神思恍惚,持续时间长者,可选用生牡蛎、鳖甲滋阴潜阳,柏子仁、磁石、辰砂宁心安神,贝母、天竺黄、竹茹清热除痰。心中烦热者,可加焦山栀、莲子心清心除烦;大便干燥者,可加玄参、天花粉、火麻仁、郁李仁养阴润肠通便。

(3)临证参考:本证患者常因反复发作,久病伤肾,故须处处顾护肾脏精血,不可过分应用刚燥之品,并需因势利导,以柔克刚。若神疲面㿠,久而不复,为阴精气血俱虚,当大补精血,宜常服河车大造丸。

(五)其他疗法

1.中成药

(1)安宫牛黄丸:每次 1 丸研服。适用于阳痫急性发作期见有神志障碍者。

(2)紫雪散:每次 1.5g,口服或鼻饲。适用于痫病急性发作期有四肢抽搐者。

(3)苏合香丸:每次 1 丸,研服或鼻饲。适用于阴痫急性发作期有神志障碍者。

(4)人参归脾丸:每次 1 丸,每日 2 次,可长服。适用于痫病缓解期以脾虚为主者。

(5)六味地黄丸:每次 6g,每日 2 次。可长服。适用于痫病缓解期以肾虚为主者。

2.单验方

(1)惊痫汤:丹参 30g,赤芍 12g,红花 4.5g,夜交藤 30g,酸枣仁 15g,地龙 9g,珍珠母 30g,水煎服。治疗瘀血阻滞,心神不宁之惊痫。

(2)气痫汤:丹参 30g,赤芍 12g,红花 4.5g,川楝子 9g,青、陈皮各 9g,白芷 6g,合欢皮 30g,水煎服。治疗气滞血瘀之痫病。

(3)风痫汤:丹参 30g,赤芍 12g,红花 4.5g,葛根 9g,薄荷 3g,大青叶 30g,地龙 9g,珍珠母 30g,水煎服。治疗肝阳化风,瘀血阻络之痫病。

(4)痰痫汤:丹参 30g,川芎 9g,红花 4.5g,半夏 9g,胆南星 6g,地龙 9g,僵蚕 9g,夜交藤 30g,珍珠母 30g,水煎服。治疗痰瘀交阻,肝风内动之痫病。

3.针灸

(1)肝风痰浊证者,针刺心俞、肝俞、鸠尾、间使、丰隆、神门。

(2)肝风痰热证者,针刺风池、太冲、曲池、足三里。

(3)癫痫反复频发者针印堂、人中,灸中脘,也可针会阴、长强。

参考文献

[1]孙伟正,孙凤,孙岸弢.中医血液病学[M].北京:人民卫生出版社,2017.

[2]程志,姚宇红,石琳,韦润红.现代中西医血液病学[M].郑州:郑州大学出版社,2020.

[3]李仝,宋凤丽,康宁.中医血液病学[M].北京:科学出版社,2018.

[4]肖泓,韦衮政.中医肺病学[M].北京:科学出版社,2018.

[5]金远林,傅诗书,周鹏.实用中医特色疗法大全[M].北京:中国科学技术出版社,2018.

[6]李斯文.中医肿瘤病学[M].北京:科学出版社,2019.

[7]陈志强,杨关林.中西医结合内科学[M].北京:中国中医药出版社,2016.

[8]姚希贤.衷中笃西消化病治疗学[M].北京:中国中医药出版社,2016.

[9]李顺民,彭立生.呼吸系统疾病中医特色疗法[M].北京:人民卫生出版社,2016.

[10]林亚朋,陈维,胡璘媛.中医脑病学[M].北京:科学出版社,2018.

[11]金妙文,方祝元.中医辨治心脑血管疾病[M].上海:上海科学技术出版社,2017.

[12]范恒.中医学(第3版)[M].北京:科学出版社,2017.

[13]杨旸.实用中医诊疗手册(第3版)[M].郑州:河南科学技术出版社,2017.

[14]李琦,吉勤,张春艳.中医肾病学[M].北京:科学出版社,2017.

[15]罗仁,曹文富.中医内科学[M].北京:科学出版社,2016.

[16]温伟波,张超.中医肝胆病学[M].昆明:云南大学出版社,2016.

[17]吴勉华,王新月.中医内科学[M].北京:中国中医药出版社,2012.

[18]徐新献,王志坦.中西医结合内科手册[M].成都:四川科学技术出版社,2014.

[19]梁健.中西医结合临床内科学[M].上海:第二军医大学出版社,2013.

[20]江杨清.中西医结合临床内科学[M].北京:人民卫生出版社,2012.

[21]王松龄,张社峰,李彦生.中风相关病证中西医结合特色治疗[M].北京:人民卫生出版社,2015.

[22]阎小萍,张焜,翁习生.常见风湿病及相关骨科疾病中西医结合诊治[M].北京:人民卫生出版社,2015.